针灸特定穴临床实用精解

杨朝义◎编著

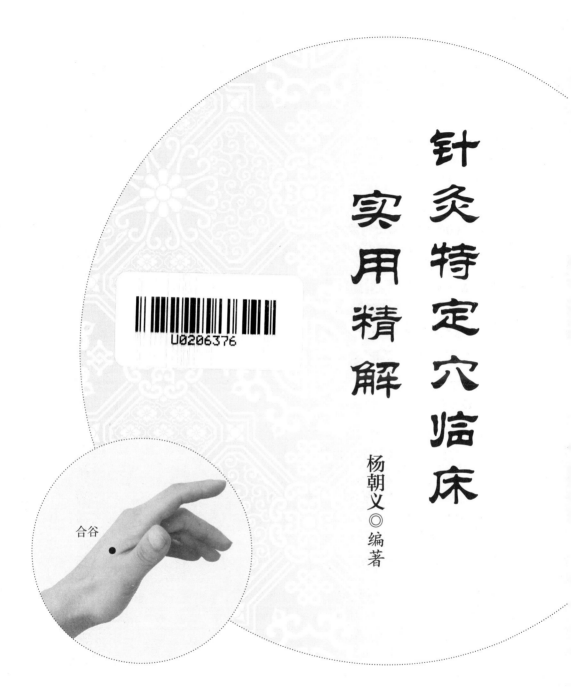

合谷

中国医药科技出版社

内 容 提 要

特定穴的数量不但在针灸腧穴中占有一定的比例，更是穴位之精华部分，用好特定穴，是掌握好穴位之关键，也是精穴疏针，提高治疗水平的关键。这些穴位在十四经腧穴中具有特定称号、并具有特殊的治疗作用，各类特定穴均有一定的治疗规律。笔者将各类特定穴集合于一起，结合20多年临床实践经验，从理论到临床实践，全面解析，系统总结了各类特定穴的治疗规律，并精析各个特定穴临床具体运用。本书是对特定穴知识较为全面而深入的大总结，对针灸临床有重要的指导作用。

本书理论性、实践性均较强，适合中医针灸在校学生研究学习，以及中医针灸推拿临床工作者和针灸爱好者参考学习。

图书在版编目（CIP）数据

针灸特定穴临床实用精解 / 杨朝义编著 . — 北京：中国医药科技出版社，2017.9

ISBN 978-7-5067-9412-1

Ⅰ . ①针… Ⅱ . ①杨… Ⅲ . ①针灸疗法－穴位 Ⅳ . ① R224.2

中国版本图书馆 CIP 数据核字（2017）第 167867 号

美术编辑 陈君杞
版式设计 也 在

出版　中国医药科技出版社
地址　北京市海淀区文慧园北路甲 22 号
邮编　100082
电话　发行：010－62227427　邮购：010－62236938
网址　www.cmstp.com
规格　710×1000mm $\frac{1}{16}$
印张　20 $\frac{1}{4}$
字数　297 千字
版次　2017 年 9 月第 1 版
印次　2023 年 4 月第 4 次印刷
印刷　三河市万龙印装有限公司
经销　全国各地新华书店
书号　ISBN 978-7-5067-9412-1
定价　39.00 元

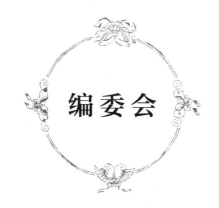

编委会

前　言

　　严格来说，我是一个半路出家的针灸医生，因为当时我是学西医的医生，毕业后分配在基层工作，面对的都是最底层的平民百姓，如何能让这些省吃俭用的百姓患者省钱，还能治好病，一直困扰着我的内心。对此能让我内心有所触动的2个医案对我影响颇深，也是让我从西医转向中医针灸的一个重要原因。第一个医案是24年前的一个患者，是我参加工作的第2年，那是一个三叉神经痛的老患者，三叉神经痛反复发作已有5年之久，每次发作疼痛剧烈，严重时会抱头撞墙，甚是痛苦，也曾多次来诊，当时也给他开了不少西药，服用卡马西平有严重的过敏现象，其他药物几乎无效。后来跑了县级及市级医院，所用药物效果也微乎其微，没有更多的经济来源上大医院就诊，给整个家庭蒙上了一层阴影，对患者和我们这些医生来说都束手无策……但天无绝人之路，患者实在没有办法的情况下，就找了邻村一个能针灸的民间医生，用他的话说，病急了乱投医，没想到针灸几次后就有了效，疼痛次数及疼痛程度均明显得到缓解，又继续针灸了一段时间之后，症状基本消失。在正规医学没有办法的情况下，没花一分钱却被一个民间医生轻松治好了病！我对此既感叹又酸楚！

　　第二个医案是偏头痛的患者，这个患者也是与上个患者在相同的时间段，只不过是这个患者的病程更久，发病已有十余年之久，这个患者偏头痛发作极为频繁，每当劳累、熬夜、感受风寒、天气变化、情绪不佳等不良情况下皆会诱发，疼痛非常严重，曾多次想到自杀，每次发作需要注射止痛剂或服用麦角胺咖啡因才能逐渐平息，有时需要四五个小时才能完全平息下来，但是这种方法并不能减少发作的频率。也曾到省级医院就医，但也没有查出具体的病因来，用了一些药也没起到什么明显的作用，所以每次发作还是向医院跑，他已经成了医院的老熟人，在医院只能是解决燃眉之急。这些治疗方法不但解决不了根本的问题，反而其发作频率越来越频繁，程度也越来越重。这种治疗结果是说有效还是无效呢？难以用肯定的结果来回答。这种治疗现在依然是在正规医院没有办法的情况下一种方法，这个患者最后还是找了一个民间老太太用挑刺法给治好了，每5日治疗1次，共治疗了5次就把难倒一大片的正规医生和专家治不好的病给治好了……自此后，我有了2个思想观点：一是高度赞同了高手在民间这一说法；二是相信针灸学必有神奇之处。所以渐渐对中医及针灸有了浓厚的兴趣，开始搜集有关针灸的书籍及资料来研读。当时虽然不能够明白有些内容的真正含义，但是中医却深深吸引了我，就如同欣赏美丽的大自然一样愉悦。

虽然爱好针灸，痴迷于针灸，但是自学起来确实难以入手，由于中医内容浩瀚无边，加之早期西医理论之束缚，很难理出头绪来，所以开始奔走全国各地学习针灸知识，而所去的地方都是正规医院针灸科，虽然走了很多地方，实话说真正的收获并不多，依然不得学习要领，脑海里就像一盘散沙一样，对此，内心惶惶不安。这是因为就连最基本的穴位运用也难以掌握，而真正让我能够领悟如何去学习穴位，怎样掌握重要穴位，迈开这第一步还是得益于两本书，一本是针灸先辈承淡安老先生翻译的日本著名针灸家代田文志的《针灸真髓》一书，另一本是台湾中医博士杨伟杰先生写的《针灸五输穴应用》，从中受到了很大的启发，首先让我明白了怎样去学习穴位，如何掌握穴位之精华。从此知道了特定穴的意义，明确了特定穴的重要性。一边通过理论学习这些穴位，一边临床实践，就是这一认识，则使我的临床治疗效果有了巨大的改变，其疗效，有时连我自己都不能相信，那时对我来说是一个飞跃式的发展，比如对一般的落枕、急性腰扭伤、肩痛、腹痛、头痛、牙痛等某些常见病，往往一次就能而愈。而这些病，在我从事西医临床时几乎是没有什么好办法的，暂且不考虑药物的不良反应，仅就针对治疗效果来说，很多病都是束手无策的，不用说一两次能治好。如在那时（这已过去了21年的时间了）有一个妊娠呕吐的患者，症状十分严重，严重时连喝一点水都能吐出来，当时孕妇就想放弃这个孩子，因为自己不敢吃药，医生也不敢给她用药，自己难以坚持下去了，所以就抱着试试的心态来咨询有没有好的办法解决，我问患者敢不敢扎针，患者当时明确的答复是：只要病能好，还有敢不敢之说吗。所以就给他针刺了公孙、内关（八脉交会穴）、足三里（下合穴）3穴，第2日复诊时已明显好转，无论程度上还是频率上都有了改善，经治疗3次，已是偶尔发生，患者异常激动，我也高兴，感觉到了特定穴的神奇性，用穴少，疗效高；在这个时期还记忆犹新的一个患者，女性，50余岁，慢性反复咳嗽已有3年余，曾到了多家医疗机构治疗，不但没有改善，反而有加重的现象，患者对此也失去了治疗的信心，就在这时，被我治疗过的一个脊髓损伤患者推荐其来诊。检查见患者呈阵发性咳嗽、感觉咽部有异物发痒的感觉，时感口燥咽干，干咳或痰少黏稠，每当感冒或食用了咸、辛辣、调料等刺激性食品就会引发或加重。查舌则见舌红少津，脉细数，一切症状表现为阴虚内热的现象。其治疗当时主要以列缺、照海、鱼际、廉泉、行间、太溪为主穴，这些所取之穴均是特定穴。列缺与照海是八脉交会穴的运用，具有滋肾阴泻肺火的作用；鱼际是肺经之荥穴，具有养阴润肺之功，是治疗阴虚肺热或燥热伤肺之要穴；行间是肝经之荥穴，泻其肝火，以解木火刑金；太溪是肾经之原穴，有滋阴降火之效；廉泉为任脉与阴维脉之交会穴，具有生津止渴之功。这个患者隔日治疗1次，共治疗15次即把其困扰3年之久的病给解决了。

就是通过对一个个的患者诊疗，逐渐明确了特定穴的重要性，自此开始逐渐研究各类特定穴的特性、作用及临床运用。当时找一本完整关于特定穴运用的书是找不到的，这些内容都散在于不同的文献及图书中，既不系统又不完整，不利于读者学习。特定穴这么重要，乃是穴位之精华，穴位又是针灸推拿及各种理疗最基本的内容，所以对特定穴的研究就十分必要，临床恰恰又缺少这类书籍，所以在几年前就萌生了写一本关于特定穴的想法，但是时机一直不成熟，平时就累积相关资料，一直拖到了现在。适逢中国医药科技出版社中医药编辑中心范志霞主任提议下，终于开始了本书的写作。本书就是将日积月累的经验整理而成特定穴专著，既有相关理论，又有20多年的临床经验运用，但因笔者水平所限，错误或不当之处，敬请各位同仁指正，本书旨在抛砖引玉，以期各位老师及同仁们关注特定穴的运用，发掘出更实用更为精华的临床实践经验，能为针灸临床更好的服务，以达到精穴疏针的目的，则是吾之所愿。

最后要说明的是，本书的完成与我的学生密不可分，非常感谢他们的付出。在此向付出辛劳的李建新、矫美英、赵金月、赵雪梅、秦华、顾炳辉、李超表示感谢！

杨朝义

2016 年初冬于潍坊

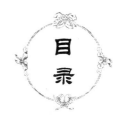

目录

第一章

特定穴介绍

一　引　言

针灸施术、推拿按摩、经络养生等，均离不开穴位，这些治疗措施均是通过穴位发挥作用，因此腧穴是针灸学中最基础、最重要的内容，学习针灸首要的任务是要掌握穴位，仅在传统针灸中，单单经穴就有 360 多个，如果再加经外奇穴、经验穴等则难以计数。如何能较快地掌握最基本、最常用穴位，怎样能够深入掌握穴位，对针灸初学者来说是非常需要的。因为每一个穴位都有好几个方面的治疗作用，和药物一样，非常复杂，要一一记住实属不易。尤其在短时间之内更难做到，既是一些经验丰富的针灸师，也往往难以全面掌握。只有由博返约，抓住要领，掌握原则，执简驭繁，临床使用才能得心应手，左右逢源。

学习穴位如何抓住纲领性的东西是关键，只有提纲挈领，掌握住原则性的东西才能易学易记，灵活运用。对此古人早已为我们留下了丰富的经验，古代医家经过长期的临床实践，加以总结，有了非常精辟的概括。如《灵枢·九针十二原》载："五脏有疾，当取之十二原。"又《灵枢·邪气脏腑病形》载："荥输治外经，合治内腑。"《素问·咳论》也载："治脏者治其俞，治腑者治其合，浮肿者治其经。"《素问·长刺节论》还载："治寒热深专者，刺大脏，迫脏刺背，背俞也。"这些所用的穴位都有一定称谓名称，如原穴、荥输穴、下合穴、背俞穴等，这些穴位就被称为特定穴。并且这些穴位皆有其一定运用规律性，古医家在临床中对此进行系统性经验总结，抓住了各部分穴位特点，冠以系统性理论，就有了这部分特定穴。

各类特定穴出现、发展到完善经过了一个漫长的过程，这个发展过程，也是针灸学的一个基本发展过程。如在《黄帝内经》中五输穴理论开始出现，再到《难经》成书时代对此逐渐完善与发展，临床运用理论才较为完备；再如八会穴是在《难经》成书时代才被提出；八脉交会穴的理论到了金元时期才被正式提出来；背俞穴在《黄帝内经》时代仅提出了五脏之背俞穴的名称，对六腑之背俞未列出穴名，到了晋代王叔和在《脉经》中除了三焦俞和厥阴俞之外，均已明确，之后《针灸甲乙经》补充了三焦俞，《千金要方》中补充了厥阴俞，至此，十二背俞穴经过了一个漫长的过程方为完整……由此可见，这些理论的出现，是古医家经过长期临床实践，潜心研究，系统总结，才有了各类相关的"特定穴"。这些特定穴就是临床所用的重要穴位，实际上这些特定穴就是"特要穴"的意思，是针灸临床中特别重要的穴位。它是腧穴学中最为重要最为核心的内容，也是针灸学理论的重点、难点。因此是学习针灸首要掌握的内容，这是针灸学的根基，工欲善其事，必先利其器，这是精穴疏针，提高临床疗效的关键。只有扎实地掌握，熟记于心，明确其道理，领会其内涵，才能在临床上得心应手，运用自如。

特定穴有其各自的理论，其理论较为深奥，并为古医家之总结，文字古奥难懂，本书就是将各类特定穴之特性从古至今的理论加以分析总结，结合临床实践解析各类特定穴系统理论及具体到各个特定穴的临床具体运用。

二 特定穴的基本内容

穴位就如同药物一样，数不胜数，无论药物再多，但是所有的药物都可以归属到某一类别中，如活血化瘀药、镇静安神药、芳香开窍药等。穴位依然如此，虽然穴位众多，但都可以根据其特性分别归类，并且冠以一定的名称，这类穴位被称为特定穴。特定穴是指在十四经穴中具有特定称号、并具有特殊治疗作用的腧穴。这类腧穴具有一定的治疗规律，主治作用非常广泛，治疗作用非常强，临床使用较多，在定位、作用和分布上明显相关的一些穴位。在针灸学的基本理论和临床应用方面有着特殊治疗作用，占穴位的主体部分。因分布、特性和作用的不同，特定穴各有不同的含义和命名。根据这些特点，可将特定穴分为以下十大类：特定穴包括分布在四肢肘膝以下的五输穴、原穴、络穴、郄穴、八脉交会穴、下合穴；分布在胸腹、背腰部的腹募穴、背俞穴；在四肢躯干部的八会穴以及全身经脉的交会穴十大类。

这十大类特定穴是古代医家经过长期临床实践经验的总结，这些穴位要比一般腧穴作用广，疗效高，并具有一定的特异性，其治疗更具有一定的规律性，这就是特定穴区别于一般的腧穴。灵活应用各类特定穴就如同方剂学活用经方一样，精要而速效，具有取穴少，作用强的特点。各类特定穴有其各自的特殊作用，在针灸学的基本理论和临床应用方面也有着极其重要的意义，在临床运用时，抓住各类特定穴基本属性，有事半功倍之效。

第二章

五输穴

五输穴是十二经脉的特定要穴。《灵枢·九针十二原》言："二十七气所行皆在五输也。"即指十二经脉和十五络脉的作用重点就在五输穴。由此说明了五输穴的重要性。

一　五输穴的内容

　　五输穴是十二经脉分布肘膝以下的五个特定穴，简称五输穴。分别指的是井、荥、输、经、合5个穴，其分布特点是以四肢末端依次按井、荥、输、经、合的次序向肘、膝部位排列。每经5穴，十二经脉共计60穴。因五输穴各有其五行属性，所以又被称为五行穴；又因为它发于四肢末端，也称为本输穴（四肢末为本部、头面躯干为标部，也就是标本的理论），这都是根据其特性给予的特别称号。这是古人用作气血运行盛衰的比喻，因此每个五输穴也就有其各自的特点。

　　关于五输穴最早记述见于《黄帝内经》中，其中在《灵枢·九针十二原》中记载："五脏五腧，五五二十五腧；六腑六腧，六六三十六腧。经脉十二，络脉十五，凡二十七气，以上下，所出为井，所溜为荥，所注为输，所行为经，所入为合。二十七气所行，皆在五腧也。"这是说五脏即心肝脾肺肾，每经各有五个输穴（即井、荥、输、经、合），合计二十五个输穴。但是现代针灸临床五脏五输穴有30个，这是多了心脏之五输穴，在《黄帝内经》时认为，心不受邪，心包代之，所以只有手厥阴心包经的五输穴，而无手少阴的五输穴。到了《难经》时又填补了手少阴之五输穴的空白，自此十二经脉五输穴始为完备。这样由《黄帝内经》时五脏的五输穴25个，变成了今天的六脏五输穴30个。六腑即胆、胃、大肠、小肠、膀胱、三焦，每经6个输穴（即井、荥、输、原、经、合），合计三十六穴（六脏没有单独的原穴，输原同穴，六腑输、原各自分开，所以有三十六穴之言）。真正的五腧穴是60个穴位，不包括六腑单独的原穴，原穴在单独的章节另作论述。

　　古代医家认为，经脉之气的流注运行与自然界水之流动相似，即由小到大，由浅入深，流注于江河，最后汇聚于海洋，借此用来说明经气在流注运行中所过部位的浅深不同，其具有的作用也不同。而由此言明了五输穴的气血特性，即如《灵枢·九针十二原》所言："所出为井，所溜为荥，所注为输，所行为经，所入为合。"五输穴不仅分属于十二经脉，而且具有自身的五行属性。"井"为水之源头，像地下涌出的泉水、井泉之水初出，微小而浅，用以形容脉气浅小，以指四肢各经的末端第一穴，其穴多在四肢末梢爪甲之侧端；"荥"，小水为荥，刚出之水成为微流，脉气稍大，用以形容位于井穴之后的第二穴，其穴在指、趾、掌、跖部位；"输"与腧通用，喻做水流由小变大，由浅往深，是经气渐盛，用以形容位于荥穴之后的第三穴，其穴多在腕、踝关节附近；"经"指水流行经较直、较长，像水在河道中畅行流过一样，脉气流注，用以形容位于输穴后的第四穴，其穴多在腕、踝附近及臂、胫部；"合"为汇合，而深入，如百川之汇海，用以形容位于经穴之后的第五穴，脉气深大，其穴多在肘、膝关节处。但不超过肘膝，其穴位位置是手不过肘，足不过膝的特点。

五输穴各有其特定五行属性，所以又被称为五行穴，其五行属性按"阴经木，阳井金"的阴阳五行学说归类，即阴经的井穴属木，其分属为井（木）、荥（火）、输（土）、经（金）、合（水），阳井的井穴属金，其分属为井（金）、荥（水）、输（木）、经（火）、合（土）。（见表2-1~表2-2）

表2-1　阴经经脉五输穴及五行属性

经脉	井（木）	荥（火）	输（土）	经（金）	合（水）
手太阴肺经	少商	鱼际	太渊	经渠	尺泽
手厥阴心包经	中冲	劳宫	大陵	间使	曲泽
手少阴心经	少冲	少府	神门	灵道	少海
足太阴脾经	隐白	大都	太白	商丘	阴陵泉
足厥阴肝经	大敦	行间	太冲	中封	曲泉
足少阴肾经	涌泉	然谷	太溪	复溜	阴谷

表2-2　阳经经脉五输穴及五行属性

经脉	井（金）	荥（水）	输（木）	经（火）	合（土）
手阳明大肠经	商阳	二间	三间	阳溪	曲池
手少阳三焦经	关冲	液门	中渚	支沟	天井

续 表

经脉	井（金）	荥（水）	输（木）	经（火）	合（土）
手太阳小肠经	少泽	前谷	后溪	阳谷	小海
足阳明胃经	厉兑	内庭	陷谷	解溪	足三里
足少阳胆经	足窍阴	侠溪	足临泣	阳辅	阳陵泉
足太阳膀胱经	至阴	足通谷	束骨	昆仑	委中

附：井荥输原经合歌

少商鱼际与太渊，经渠尺泽肺相连，商阳二三间合谷，阳溪曲池大肠牵。

隐白大都太白脾，商丘阴陵泉要知，厉兑内庭陷谷胃，冲阳解溪三里随。

少冲少府属于心，神门灵道少海寻，少泽前谷后溪腕，阳谷小海小肠经。

涌泉然谷与太溪，复溜阴谷肾所宜，至阴通谷束京骨，昆仑委中膀胱知。

中冲劳宫心包络，大陵间使传曲泽，关冲液门中渚焦，阳池支沟天井要。

大敦行间太冲看，中封曲泉属于肝，窍阴侠溪临泣胆，丘墟阳辅阳陵泉。

二　五输穴的临床运用意义

　　五输穴是古人根据这些穴位所具有的相似特点进行系列归纳总结的理论，这些穴位在临床具体运用时有一定的规律特点，在临床应用抓住其相关理论，便能灵活地运用于临床。临床最早提出之相关理论见于《黄帝内经》中，其后《难经》对此又进一步完善总结，至此较为完备。目前关于五输穴的应用方法虽然很多，但是仍然没有离开《内经》《难经》的基本内容，至今临床运用仍以此两本经典著作为理论指导，下将两书的相关理论从临床运用阐述如下。

（一）《黄帝内经》的用法

关于五腧穴的运用在《黄帝内经》中有诸多篇章对此论述，并提出了系列相关运用理论，其中《灵枢·顺气一日分为四时》《灵枢·邪气脏腑病形》《灵枢·寿夭刚柔》等三个篇章论述最为实用、最为经典，其他各篇章的论述均以此三篇为核心，故对此分别述之。

1.《灵枢·顺气一日分为四时》

"病在脏者，取之井；病变于色者，取之荥；病时间时甚者，取之输；病变于音者，取之经；经满而血者，病在胃，及饮食不节得病者，取之合。"

（1）病在脏者取之井

《灵枢·本脏》言："五脏者，所以藏精神血气魂魄者也。"古人以失神形无知者为病在脏，在《伤寒论》中又说："凡厥者，阴阳气不相顺接，便为厥。"《灵枢·动输》说："夫四末阴阳之会者，此气之大络也。"井穴为十二经交接点，皆是阴阳表里两经交接之处，顺接阴阳之作用。若晕厥、昏迷、休克皆为阴阳不相续接，阴阳离合而致，所以井穴就能续接阴阳，恢复经气运行，故能达到急救之功能。关于"病在脏者取之井"之意就是这个道理。正如《乾坤生意》所言："凡初中风，暴卒昏沉，痰涎壅盛，不省人事，牙关紧闭，药水不下，急以三棱针刺此穴（指少商、中冲、关冲、少泽、商阳），使血气流行，乃起死回生急救之妙穴。"所以井穴就具备醒脑开窍、宁神泻热及泻实祛邪的作用。这一理论的运用一直指导着井穴在临床的实践，具有可靠的实践性。

（2）病变于色者取之荥

"色"指面部之气色，包括神情、神色等面部变化。色是脏腑气血之外荣，故观色可知内脏之疾，内脏疾病尚未引发躯体相关明显症状，即可出现面色的改变，是疾病刚发生之时，正对应荥穴之气血始出而未盛。荥穴原指极小的水流，形容十二经脉在此部位气血微流，故荥穴气血始出而未盛，从阴部渐出阳部，既可以泻热，又可以用于补阳；既可以治疗脏病，又可以治疗外经病。荥穴作用特性与面色的改变病理相符合，用于疾病初、中期患者。在临床实际运用中更指的是因各种热邪所导致的相应脏腑之疾，所以在临床最常用于热性疾病的治疗，故才有后来《难经》"荥主身热"的临床运用经验。这一理论总结更符合荥穴在临床实际运用，具体运用见《难经》章节之分述。

（3）病时间时甚者取之输

时间时甚就是指疾病时重时缓，也就是病情呈发作性，时轻时重的意思。在这里主要指的是痛证，因为痛证更具备时轻时重的这种特性，如风湿、风寒所致的疾病，与天气变化有重要的关系，当天气晴朗时病情多能缓解，阴雨天多能加重，所以输穴多用于肢节酸痛。但是由于阴阳经脉的输穴有所差别，阴经的输穴与原穴相同，阳经是单独的输穴，在阴经中输穴更突出的是原穴的特性，主要用于所属脏器病证，如心包经输穴大陵，一般多用于心悸、心烦等心脏病证；手太阴肺经输穴太渊穴，在临床主要治疗肺气不足及脉管病证为主，较少用于痛证的治疗。因此在这里主要指的是阳经输穴之特性，阳经的输穴特性就突出了"时间时甚"，主要用于相应经脉的痛证，如后溪为手太阳小肠经之输穴，故用后溪可以治疗经脉循行之肩臂痛、背痛、腰痛等诸痛证的治疗；三间为手阳明大肠经之输穴，所以经常会用本穴治疗牙痛、面痛、肩臂痛等手阳明经脉之痛证；足临泣为足少阳之输穴，临床经常以本穴治疗偏头痛、胁肋痛、坐骨神经痛等相关痛证。由此可见，阳明经脉之输穴确实突现了治疗痛证的作用。所以才有了《难经》中的"输主体重节痛"的经典总结。

（4）病变于音者取之经

人的发音则与呼吸系统紧密相关，若风寒侵袭而致呼吸系统疾病，则会导致发音的改变，说明经穴有疏散风寒，利咽强音的作用，对于病变导致声音失常之症状有治疗作用。如肺经经穴经渠治疗声音嘶哑、咳喘，如用心经经穴通里治疗暴喑，用心包经的经穴间使治疗失音、喑哑，用脾经经穴商丘治疗舌本强痛等，就是这一理论具体相关运用。但在实际临床中，这一特性相对运用较少，很少见到相关的报道及病案治疗，笔者在临床经常运用这一理论特性治疗相关疾病，能够获得较为理想的治疗效果，可见用经穴治疗与发音相关之疾这一定律也确有实用价值，值得临床进一步研究和推广运用。

（5）经满而血者，病在胃及饮食不节得病者，取之于合

"经满而血者"取之于合，是指外邪侵犯经脉而使经脉瘀堵的疾病，可取相应的合穴进行治疗，尤其以刺血方法最为适宜，如颈肩腰背腿痛，常在委中点刺放血，可有血出立效的作用，如颈项肩背痛在尺泽点刺放血，也能有立缓之效。委中、曲池、曲泽、尺泽、足三里等合穴是常用的泻其血络之常用穴，对于饮食不节所致之病变具有特效，例如肠胃消化系统疾病等腑证常取足三里、阴陵泉、曲池、委中、尺泽等合穴。这一定律确也有很强的实效性，如发生急性吐泻时立于曲泽（或尺泽）、委中合穴点刺放血，效如桴鼓，这是对这一理论具体运用的体现。本条所指出的取穴原则，对临床有非常实用的指导意义。若能正确地运用到临床，有针到病除之效。

2.《灵枢·邪气脏腑病形》

"荥输治外经，合治内腑。"

本条看似非常简单的一句话，但含义颇深，对我们临床治疗有重要指导作用，如果将此句翻译成现代语大体意思就是说：荥穴、输穴的脉气都浮现在较浅的部位，因此适合于治疗那些显现在体表和经脉上的病变；而合穴的脉气深陷在内里，适合于治疗内腑的疾病。若是具体分析，本条辨不仅仅有上述之含义，另为还有诸多方面的实用价值。

首先看"荥输治外经"的意思，荥输从五行的属性来看，阴经的荥穴属火，阳经的荥穴属水，水火与寒热有关，也即与外感有关，因而外感风寒风热病位表浅的疾病可取荥穴治疗。从古代文献和临床实践来看，都有确切的指导意义。牙痛：下牙痛取用三间、上牙痛取用内庭；口舌生疮可取心包经荥穴劳宫；偏头痛取足临泣；耳鸣、耳聋取液门、中渚；后溪治头项强痛；如用液门治疗感冒；鱼际治疗肺热咳喘等，皆是"荥输治外经"具体体现，也是临床上经常采用、行之有效之法。

"合治内腑"所表达的是非五输穴之合穴，而所谈的是六腑下合穴之治疗原则，另有深意，下合穴则适宜于治疗体内各自所属六腑的疾病。关于这一具体运用内容见下合穴章节。

3.《灵枢·寿夭刚柔》

"病在阴之阴者，刺阴之荣输；病在阳之阳者，刺阳之合；病在阳之阴者，刺阴之经；病在阴之阳者，刺络脉。"

首先我们要弄明白这句话所表达的意思，才能够正确的将这句话运用到临床。那么把这句话翻译成现代文的意思就是：内为阴，体内的五脏亦属阴，如果五脏有病，即所谓的病在阴中之阴，就应当针刺阴经的荣穴和输穴；相应的，外为阳，体表的皮肤亦属阳，如果皮肤有病，即所谓的病在阳中之阳，就应当针刺阳经的合穴；此外，外为阳，体表的筋骨却属阴，如果筋骨有病，即所谓的病在阳中之阴，就应当针刺阴经的经穴；相应的，内为阴，体内的六腑却属阳，如果六腑有病，所谓的病在阴中之阳，就应当针刺阳经的络穴。

我们明白了这句话的其中含义，那么如何具体的运用到临床呢？这里是说当五脏有病时常取用五输穴中的荣穴和输穴来进行治疗，如心经有热，可见舌尖红赤、口燥咽干、心烦易怒，甚则口舌生疮或小便赤热等，此时常可取用心包经的荣穴劳宫或输穴大陵治之；如肾经有热，则见尿频、溲赤、腰痛等相关症状，此时常可取用荣穴然骨、输穴太溪治疗，这就是具体的临床运用。在《灵枢·邪气脏腑》中提到了荣输治外经的运用，和本篇提到的病在阴之阴者，刺阴之荣输是有区别的，前述荣输治外经，主要指的是阳经的荣穴和输穴，而这里所言主要指的是阴经的荣穴和输穴。在阴经中输穴和原穴是同一穴位，所以在阴经中输穴更具备了原穴的特性，故有了这一作用原理。

病在皮肤（阳之阳）取阳经的合穴治疗，如瘙痒、荨麻疹、粉刺、牛皮癣、湿疹等皮肤病，常取用大肠经合穴曲池、足阳明胃经合穴足三里、膀胱经合穴委中治疗，也常在其他合穴刺血治疗上述皮肤病，这就是病在阳之阳的具体运用。

（二）《难经》中五输穴的用法

到了《难经》时代，古医家根据《黄帝内经》提出的上述相关理论，又经长期的临床实践总结，对此理论又进一步完善和发展，因此更具有了通俗性、更加突出了临床实用性、更具有完备性，至今仍是指导我们临床的重要纲领。成为五输穴核心运用理论。

1.《难经·六十八难》

"井主心下满，荥主身热，输主体重节痛，经主咳喘寒热，合主逆气而泄。"

（1）井主心下满

目前针灸临床对"井主心下满"的说法有很多，一般多从井穴之五行来考虑。但笔者认为，此处的心下满是指胸胁腹部闭塞不通，由于气血失和、不相续接，而致气血不能流通升降，而致出现昏迷、休克、晕厥之症状。也就是当晕厥、休克、昏迷这些急证发生时，患者先有胸胁心口部堵塞之感觉症状（心下满之症状），而后迅速进入结果状态，故有"井主心下满"之说。因井穴为四肢之末端，均为阴阳两经之交接处，刺之井穴能够交通阴阳，使气血运行恢复如常，故有急救取之井穴的理论运用。所以井穴均有急救的功效，这是井穴具有的共同基本作用，急救这一理论特性已成为临床之共识。

目前，对井主心下满还有一理解，"心下满"即心下胃脘胀满不适，"井主心下满"强调井穴擅长治疗脘腹胀满疼痛。根据阴经井穴属木之理，对此有许多相关注解，《难经集注》言："井者木，木者肝，肝主满也。"《针灸集成》也载曰："井主心下满，肝邪也。"由此可见，井穴属木与肝相应，故取井穴能疏肝理气，消除胀满，而治疗气机失调的胸腹部疾患，如同中成药木香顺气丸、开胸顺气丸之作用。

（2）荥主身热

"荥主身热"即荥穴能泻本经脉脏腑之火热，凡脏腑及经脉虚实之热皆能治疗，临床具有很强的实效性。如肺热肺卫而致的咽干、咳嗽、黄痰、咽喉肿痛等可用鱼际治疗；液门穴能治疗咽喉肿痛、牙痛三焦火热之病；胃火而致的牙龈肿痛、牙痛、多食、口舌生疮等可用胃经荥穴内庭治疗；肝火上炎而致的面红目赤、口苦咽干等可用肝经荥穴行间治疗；热伤神明而致的心悸、心烦、狂躁不宁、神昏谵语等，可用心经荥穴少府或心包经荥穴劳宫治疗，由此可见诸脏腑所致的热证，皆可取用诸经荥穴清热泻火。这一理论具有很强的实用价值。

（3）输主体重节痛

五输穴这一特性与《内经》中所言的"病时间时甚者取之输"的理论相符合，在临床极为广用，疗效确实，各经脉的输穴可用于相应脏腑及经脉循行之痛证。输穴在阴经中属土，脾亦属土，脾主运化，为气血生化之源，气机升降之枢，主肌肉四肢。"所注为输"，输穴是经气运行的枢纽，所以输穴有较强的通经活络、调节气机的作用，用于治疗肢体、骨节困重疼痛等。如手太阳小肠经脉之肩背痛常取用小肠经输穴后溪来治疗；手阳明大肠经脉之肩臂痛、上牙痛等痛证可用本经脉输穴三间治疗；如后头痛、腰痛、颈项痛常取用足太阳膀胱经脉输穴束骨治疗；足临泣治疗偏头痛；陷谷治疗前头痛、眉棱骨痛等，均是"输主体重节痛"的具体运用。在临床这一运用中，应该要注意一点，就是阴阳两经输穴的不同，这一理论的运用阳经输穴更加突出，这是因为阴经的输穴和原穴为同一穴，阴经的输、原穴其作用更具备原穴的特性，主要偏重于治疗脏病，所以"输主体重节痛"更突出的是各阳经的输穴。如太溪、神门、太渊等这些阴经的输、原穴很少用于具体的痛证，这就是其区别，当应明确，古人对此总结精准而实用。

（4）经主咳喘寒热

"经主咳喘寒热"早在《难经本义》中注释："经主咳喘寒热，肺金病也。"经穴在五脏中归属于金，肺亦属金。肺主气，司呼吸，主宣发肃降。因此在这里则是指的外感病证，系邪袭肺卫、肺失宣降所导致的外感及呼吸系统疾病而言，如恶寒发热、咳嗽气喘、鼻塞不通、咽干咽痒、声音嘶哑等，均可选取相应的经穴来治疗。其所述与《黄帝内经》所言的"病变于音者，取之经"则为相近之意。此处所表达的意思更明确，所指的治疗范围更加广泛，如用肺经的经穴经渠能治疗感冒之咳喘；昆仑穴能治疗风寒感冒及感冒而引起的头痛；肾经经穴则能润肺止咳；心包经经穴能治疗失音等。这些所用均是经穴治疗咳喘寒热的作用原理，但是经穴这一特性一直运用不够广泛，临床运用没有被得到推广，这一临床运用应是较好的方法，没有广泛运用实属可惜，当值得进一步研究探讨。

（5）合主逆气而泄

这一治疗原则临床运用价值非常高，临床运用颇广，效果尤佳。"逆气"是指气机不能正常的运行，反而向相反的方向运行而致的病理现象。如肺气上逆则见咳喘；胃气上逆则见呕吐、嗳气、呃逆；肝气上逆则见肝阳上亢；胆气上逆则见口苦耳鸣；肾气上逆则见小便不通等，皆为逆气所致，这些病证均可取用相应经脉之合穴治疗。

"而泄"则是指如遗尿、泄泻、遗精、阳痿、早泄、崩漏等前后二阴疾病，均可取合穴而治之。阳经合穴为土主后天，阴经合穴为水主先天，故合穴有健脾和胃、扶正培元的作用。凡此诸症，均可选用相应经脉的合穴调理。本条辨若与《内经》"经满而血者病在胃，及饮食不节得病者取之于合"相互理解，相互为用，那么对合穴的运用则能更全面周到。

2.《难经·六十九难》

"虚者补其母，实者泻其子"

子母补泻法是根据五行理论选用五输穴以治疗各经虚证和实证的配穴方法。五输穴的五行属性与脏腑的五行属性相合，五行之间存在"生我"与"我生"的母子关系。"生我"者为母，"我生"者为子，根据"虚者补其母，实者泻其子"的理论取穴。所以称为子母补泻法。它包括本经子母补泻法和异经子母补泻法。临床以本经子母补泻法为常用，作用更突出。

井、荥、输、经、合五输穴各有五行属性：阳经的五输穴，依次为金、水、木、火、土；阴经的五输穴，依次为木、火、土、金、水。阳经五输穴与阴经五输穴之间具有刚柔相济的作用。其五行配合关系如下表2-3。

表2-3　五输穴的五行属性表

五输穴	井	荥	输	经	合
阳经	金	水	木	火	土
阴经	木	火	土	金	水

（1）本经子母补泻取穴法

病在某经，根据其虚实性质在本经选择母穴或子穴。例如，肺在五行中属金，肺实证可取肺经五输穴中属水的合穴尺泽以泻之。因"金"

生"水"，"水"为"金"之子，根据实则泻其子的理论，故取子穴尺泽
用之。如是肺的虚证，则按"虚则补其母"的方法取穴，肺为金，"土"
能生"金"，故"土"为"金"之母，太渊穴属土，故选取太渊穴补之，
这即是本经子母补泻取穴法，以此类推。每条经脉各有一个母穴和子穴，
见表2-4。

表2-4　子母补泻取穴表

经脉	虚实	本经取穴	异经取穴
手太阴肺经	虚	太渊	太白
	实	尺泽	阴谷
手少阴心经	虚	少冲	大敦
	实	神门	太白
手厥阴心包经	虚	中冲	大敦
	实	大陵	太白
手阳明大肠经	虚	曲池	足三里
	实	二间	足通谷
手太阳小肠经	虚	后溪	足临泣
	实	小海	足三里
手少阳三焦经	虚	中渚	足临泣
	实	天井	足三里
足太阴脾经	虚	大都	少府
	实	商丘	经渠
足少阴肾经	虚	复溜	经渠
	实	涌泉	大敦
足厥阴肝经	虚	曲泉	阴谷
	实	行间	少府
足阳明胃经	虚	解溪	阳谷
	实	厉兑	商阳

续 表

经脉	虚实	本经取穴	异经取穴
足太阳膀胱经	虚	至阴	商阳
	实	束骨	足临泣
足少阳胆经	虚	侠溪	足通谷
	实	阳辅	阳谷

在临床运用时这样推理非常麻烦，为了便于临床运用，古代针灸家（来源于《针灸大成》）根据这种补泻之法编成了十二经子母补泻歌赋，以便记忆和运用，其歌赋如下：

十二经子母补泻歌

肺泻尺泽补太渊，大肠二间曲池间，

胃泻厉兑解溪补，脾在商丘大都边，

心先神门后少冲，小肠小海后溪连，

膀胱束骨补至阴，肾泻涌泉复溜焉，

心包大陵中冲补，三焦天井中渚全，

胆泻阳辅侠溪补，肝泻行间补曲泉。

（2）异经子母补泻法

除了本经子母补泻取穴外，还有异经子母补泻取穴法，取穴的方法仍然按照十二经脉之间的五行生克关系，根据"实者泻其子，虚者补其母"的治疗原则，分别在病变经脉母经或子经上选穴。其具体的运用要掌握以下4点。

①在子母经上随意取穴：例如肝经的实证，在其子经（手少阴心经）任取一穴，用泻法；虚证在其母经（足少阴肾经）任取一穴，用补法。

②选用子母经的"本"穴：所谓"本"穴，是指与本经五行属性相同的五输穴。例如肺虚证补足太阴脾经太白（母经本穴），肺实证泻足少阴肾经阴谷（子经本穴）；肝实证选用心经本穴少府（子经本穴），肝虚证选用肾经本穴阴谷（子经本穴）。

③选用子经子穴或母经母穴：例如肝实证选用手少阴心经子穴神门（属土），肝虚证选用足少阴肾经母穴复溜（属金）。

④选用相表里经脉的子母穴：这属于一种变法，如肝实证选取胆经的阳辅（子穴），肝虚证选取胆经的侠溪（母穴）。

（3）子母补泻法的临床运用注意事项

若能正确的用好子母补泻法，对一些疾病的治疗确能起到事半功倍之效。但是应当正确合理的运用，必须要结合中医理论，综合分析，应针对具体患者的病情全面考虑。用好子母补泻法必须明确以下几个方面，方能正确灵活运用。

井穴补泻之变通。《难经·七十三难》说："诸井者，肌肉浅薄，气少，不足使也（井穴都位于四肢的末端，肌肉浅薄，气血微少，作用低，尚达不到补泻的功效）。刺之奈何？然：诸井者木也（指阴经而言），荥者火也。火者木之子，当刺井者，以荥泻之。故经言补者不可以为泻，泻者不可以为补，此之谓也。"在这里指出了要"泻井当泻荥"的变通方法。到了明代汪机根据《难经》这一特性又补充了"补井当补合"的变通法，以使这一理论得以完善。在十二经中应用井穴变通补泻的有心、心包、肾、膀胱、胃五经。如当牙痛时常泻内庭代替厉兑，如用补少海、曲泽而代少冲或中冲治疗心气虚损。由此可见，"泻井当泻荥，补井当补合"的变通补泻法是行之有效的。临床运用时应当切合实际变通而用。

子母补泻法临床具体运用应遵循中医的基本理论。五脏病变应用子母补泻，必须结合中医的具体理论，如阴谷既是肝虚证时的异经补母穴，又是肺实证时的异经泻子穴，但根据中医"肾多虚证"的理论，所以实际临床中一般不会通过泻肾的方法来治疗肺金实证。故通过"泻阴谷而疗肺实证"并不符合临床实际，与此相似的还有心火虚而补肝经大敦穴（木穴）、脾土虚而补心经少府穴（火穴）或心包经劳宫穴（火穴）、心火实而泻脾经太白穴（土穴）等。这一些临床运用均不符合中医的基本理论。针灸从属于中医的一部分内容，所以具体运用不能违背中医的最基本理论为前提。

子母补泻法仅适用于五脏病，而不适宜于六腑病的治疗。中医学强调以五脏为中心的整体观念，五脏之间存在生克制化关系，而六腑之间并不存在类似的关系。如肝为心之母，肝火旺就可导致心火旺，从而出现心肝火旺之证；若从推理来看，胆与小肠之间也为相同的关系（胆为小肠之母），但在实际临床中没有胆火旺导致小肠火旺之说。所以，临床中也就没有六腑病应用"补母泻子法"的实际应用。故子母补泻法仅用于五脏病，不适宜于六腑病。

子母补泻法在经脉病中的运用。本经病变：《黄帝内经》言："不盛不虚，以经取之。"无论阴经或阳经本经病变，皆可循经取穴以治之。如阳明经盛，可泻本经金穴厉兑。"本经补母泻子法"广泛运用于本经自病。母子经同病：多见于阴经之间，则可以选用"异经补母泻子法"，其理由及运用，与五输穴"补母泻子法"治疗五脏病类似。

3.《难经·七十四难》

"春刺井，夏刺荥，季夏刺输，秋刺经，冬刺合。"

这种用法在临床中被称为时间用法，是因时而用，根据时令使用五输穴。这早在《黄帝内经》中已提出了相关的运用，如《灵枢·顺气一日分为四时》中的记载："脏主冬，冬刺井；色主春，春刺荥；时主夏，夏刺输；音主长夏，长夏轻刺经；味主秋，秋刺合。"这个次序的实用意义，主要在于《难经·七十四难》所言的"春夏刺浅，秋冬刺深"的运用。因为井荥所在的部位肌肉浅薄，经合所在的部位肌肉肥厚，输在二者之间。又春夏之季，阳气在上，人体之气也行于浅表，故应浅刺井荥；秋冬之季，阳气在下，人体之气也深伏于里，故宜深刺经合。到了《难经》对此进一步总结，归纳出了如此的相关运用，结合四季应用五输穴的方法。例如春天患感冒可取少商、商阳，秋冬患感冒宜取经渠、尺泽、曲池、阳溪；春夏患腹泻可取商阳、内庭，秋冬患腹泻宜取足三里、曲池。

以上这些都是较为简便的用法，在临床还有较为复杂的时间用法，是十二经纳子法（按地支时辰的子午流注针法），被称为子午流注针法。是以十二经脉肘膝关节以下的66个五输穴、原穴为用，把经脉穴位与阴阳五行、日时干支结合在一起，以阴阳五行的生克变化来推算人体气血的开阖和所相应的经脉穴位，把握时间按时开穴，随其气血开阖而施以治疗方法。因为运用较为复杂，并成为一种独立的时间用法，是临床用之较少的一种方法，故在这里从略了，感兴趣者可见相关专著。

（三）现代针灸临床五输穴具体运用

目前针灸临床对五输穴的具体运用仍然以《黄帝内经》和《难经》为基本纲要，临床通过对《内经》《难经》理论之总结，结合临床实践，将现代五输应用要点进一步总结，更加直白、条例化，更符合临床实际运用。

1.井穴的运用

（1）首先应用于各种急症的治疗。 如昏迷、休克、晕厥、中暑等急性病证。中冲、关冲善治中风昏迷、晕厥猝倒；涌泉善治痫证、惊风等。

（2）其次可用于本经脉及本脏腑的热病。 各经脉的井穴作用与相应的经脉一致，如少商、商阳可治疗感冒发热、初期的咽喉肿痛；隐白、大敦治疗各种崩漏证。

（3）井穴还可用于胃脘胀满不适。 因肝郁气滞型疾病而致的胸腹部满门胀痛可选择相关的井穴来治疗。通过这一理论的进一步运用，现代井穴还可用于多疑善虑、急躁易怒、郁郁不乐、头痛头胀、呃逆、嗳气等症状。

井穴临床所用最适宜于点刺出血，是井穴一大特性，是常用刺血重要穴位，刺血以微出血即可，不必大量出血。也可以针刺，个别穴位也非常适宜灸法，如隐白穴治疗崩漏证，至阴穴治疗胎位不正主要以灸法为主。在临床运用时首先掌握这一类穴位基本规律，再掌握个别穴位的特殊运用即可。

2.荥穴的运用

（1）荥穴主要用于相应经脉及脏腑各种热病的治疗。 这是荥穴所具有共同特性，也是最基本的作用。这是因为五输穴中阴经的荥穴属火，五脏中心亦属火，邪气伤心，易于化热化火，所以针刺荥穴就能清热泻火，治疗热病。如鱼际可泻肺热而致的咳嗽、咳吐黄痰；胃火牙痛可选取足阳明胃经的荥穴内庭来清泻胃火；二间可用来泻大肠之热盛而致的牙痛；液门可用来治疗三焦火盛而致的咽喉肿痛、耳鸣、牙痛等；行间、侠溪可用于肝胆火旺而致的头晕、口苦、耳鸣等，以上所用均是这一理论的具体运用。以此类推，各经荥穴均具有相关的作用。

（2）荥穴还能治疗血脉病证。 心主血脉，当热伤血络可致吐血、衄血以及热壅气滞、血脉瘀阻所致疮肿热痛、心胸痹痛可取相关的荥穴来治疗。如在历代古籍中有相关运用：然谷主咳唾有血，心痛如锥刺；二间主鼻衄赤多血；劳宫主大便血，衄不止，呕吐血，舌中烂；鱼际主数唾血下，主心痹悲恐等，均是这一理论的具体运用。

各经荥穴以泻热、主血脉或治疗外感病为主，所以临床运用以针刺或点刺出血为主。

3. 输穴的运用

（1）以治疗疼痛病证为主。 输穴比较特殊，因为在阴经中输穴与原穴为同一穴位，所以阴经的输穴与阳经的输穴运用有不同。阳经的五输穴为单独的输穴，主要用于相应经脉循行的痛证，如手太阳小肠经脉的肩痛可用后溪治疗，三焦经的肩痛可取用本经腧穴中渚治疗，太阳经后头痛可选用足太阳经脉的腧穴束骨来治疗，偏头痛可取胆经的输穴足临泣治疗等。阴经的输穴与原穴同属于一个穴位，因此阴经的输穴同时具备原穴的特性，临床多用于五脏的疼痛及五脏之相关病证。如肺脏病可取手太阴肺经的输穴太渊穴，再如所有肾气亏虚的病证皆可取用肾的原穴太溪治疗。在这里所谈及的输穴治疗痛证运用，主要指的是各阳经之输穴，阴经的输穴主要以原穴理论为主，以相应的脏病为主。

（2）输穴可用于脾胃病的治疗。 五脏之输属于土，内应于脾，因此脾胃病可适合用输穴来治疗。这一方面的应用在古医家可有诸多相关之记载：如太渊主善哕呕饮食；三间主多卧嗜睡，胸满肠鸣；太冲主溏泄；太白主腹胀食不化、呕吐、泄泻脓血……霍乱、腹中切痛、肠鸣等。以上这些所用均为输穴在脾胃病的具体治疗，所以输穴对脾胃病有着特殊的作用。

输穴以治疗痛证或调脏腑为主，所以临床运用主要以针刺为主，并多以透刺法为常用，如后溪透劳宫、三间透后溪等运用。

4. 经穴的运用

（1）用于咳喘寒热疾病的治疗。 阴经经穴属金，肺亦属金。肺主气，司呼吸，主宣发肃降，肺宣发卫气于皮毛，以防病邪入侵。所以取其经穴能宣降肺气，疏风散寒，能治疗咳喘及寒热病。如外感咳嗽可选用肺经经穴经渠来治疗；咳嗽痰多时可选用脾经经穴商丘为主穴治疗；肾不纳气之咳喘，可以选用肾经经穴复溜为主穴治疗，这均是咳喘寒热的具体运用。这一运用法在古代医籍中早有记载，如《针灸甲乙经》卷七有言："热病汗不出，胸痛，不可息，颔肿寒热，耳鸣聋无所闻，阳谷主之。"阳谷就是手太阳小肠经之经穴。《针灸大成》中也有相关记载："阳溪主寒热疟疾，寒嗽呕沫。""昆仑主咳喘满"等，均为经穴治疗咳喘寒热的实际运用。临床主要一般作为远道取穴时的配穴，由此以上治疗运用可明确的体现这一理论。

（2）用于失音疾病的治疗。如失音可取心包经经穴间使、心经的经穴灵道，也可以取脾经的经穴商丘来治疗，这就是"经主发音"的具体运用。

（3）经穴可用于浮肿病的治疗。肺为华盖，主宣发，当肺气失宣，水不得布散，三焦不通，则会产生水肿。经穴属金，取之可起到宣发肃降的作用。早在《黄帝内经》中已有相关之论述，如《灵枢·咳论》言："浮肿者，治其经。"也就很明确的说明了经穴能治疗浮肿病。继后在《针灸甲乙经》《针灸大成》等多部针灸专著中也有相关之运用。如"解溪主风水面肿"，"商丘主厥头痛，面肿起"，"复溜主风逆四肢肿"，"阳辅主腰溶溶如坐水中，膝下浮肿"，"阳谷主头面项肿"。这些所用均为经穴，并且均为水肿之疾，可见经穴对水肿治疗也有确实的作用。

经穴所处的位置肌肉较为肥厚，一般针刺较为深，并且也非常适宜用灸法治疗。

5. 合穴的运用

合穴以降逆清热为主，尤其以各种气逆性疾病最具特效。如恶心、嗳气、呃逆、胃脘痛可用胃经的合穴足三里针刺；阳陵泉可治疗胆气不降而致的胆囊炎、胆石症；急性呕吐可用肺经的合穴尺泽或心包经的曲泽刺血；肺气上逆引起的咳嗽、气喘用肺经的合穴尺泽针刺治疗；曲池可用于外感发热、感冒头痛；脾气不健，不能升清，而致下泄，可用合穴阴陵泉治疗；肝气上逆引起的头晕、头痛、目赤肿痛可用肝经的合穴曲泉治疗。通过以上例举可明确一个规律，手足阴阳经脉之合穴各有特点，手三阳经的合穴多用于外经病变，手足阴经的合穴主要用于腹部和胸部病证，足阳经的合穴主要用于相关腑病。

合穴也是刺血常用穴位，如委中、尺泽、曲泽、少海等。合穴临床所用主要以针刺和点刺出血为常用，一般需要针刺较深，是刺血常用重要穴位，其刺血量一般要多，和井穴刺血有别，井穴出血量少，合穴要出血量较多，并点刺后多加拔罐。

6. 五输穴优势特点

五输穴之穴位手不过肘，足不过膝，因此具有取穴方便的特点；因在四肢部远离人体五脏六腑，所以具有取穴安全的特点；四肢部穴位不仅治疗局部的病，而且还能治疗全身疾病，具有作用广、疗效高的特点。这就是五输穴所具有的优势特点。所以五输穴在临床中运用多、疗效广，是临床极为重要的穴位，因此用好五输穴是掌握腧穴之核心。

三 十二经脉五输穴运用经验集结

（一）手太阴肺经五输穴临床运用集验

1. 少商（别名鬼信）

井穴

定 位

在手指，拇指末节桡侧，指甲根角侧上方 0.1 寸（见图 2-1）。

主 治

（1）部位主治（近治作用）：指肿麻木疼痛。

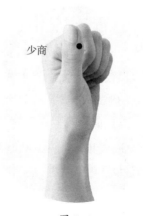

少商

图 2-1

（2）脏腑主治（远治作用）：咽喉肿痛，失音，鼻衄，咳嗽等肺系实热证。

（3）穴性主治（特殊作用）：高热、昏迷、癫狂（井穴基本作用）。

操 作

浅刺0.1寸，临床以泻法为常用；或点刺出血。不宜灸。

临床运用及发挥

肺居胸中，司呼吸，主一身之气，外与皮毛相合，上与喉鼻相通。故外邪最易通过喉鼻伤及肺，临床往往相互影响。少商为手太阴肺经井穴，"所出为井"，少商为手太阴肺经经气生发之处，刺之少商具有泻热解毒之效。关于这方面的文献记载颇多，如《针灸大成》中言："乳蛾之症少人医，必用金针疾始初，如若少商出血后，即时安稳免灾危。"《外台秘要》载曰："备急疗急喉咽舌病者方：随病所进左右，以刀锋裁刺手大指甲后爪中，令出血即愈。"《铜人腧穴针灸图经》也有载："少商……以三棱针刺之微出血，泄诸脏热，不宜灸。"这些记载均为少商穴点刺放血治疗咽喉部急性病证，可见本穴治疗咽喉部疾病疗效是确实的。并是历代医家公认治疗咽喉疾患的特效穴。临床均为刺血所用，治疗急性咽喉部疾病效如桴鼓。《内经》言："火郁发之。"发谓发汗，然咽喉中岂能发汗，故出血者乃发汗之一端也。张氏又言"出血之与发汗，名虽异而实同"。故喉痹之证采用少商出血则有良效。笔者每遇这类疾病，必先在此处刺血，具有血出立效之神速，多数患者血出而痛止，临床无不效者，是值得推广运用的简单好方法。如所治患者，中年男性，咽喉肿痛2天，口服抗生素及清热解毒中成药，未效，故来诊，查体见体温38.4度，咽喉红肿，自觉肿痛明显，立于少商穴刺血，血出立感喉部舒适，并针刺合谷、曲池、鱼际，针刺完毕症状明显缓解，经2次治疗而愈。

少商穴能清肺热、利咽喉，是咽喉部疾病之特效穴，可用于西医学中的急慢性咽炎、急慢性扁桃体炎、急慢性喉炎及肺热所致的鼻出血及发热性疾病。

本穴临床所用主要抓住其井穴的特性，以点刺出血为常用，刺血时出血量也不需要太多，一般 3~5 滴就足够。本穴因是清热泻火之穴，故不宜用灸法。

2. 鱼际

❀ 荥穴

图 2-2

【 定 位 】

在手的外侧，第 1 掌骨桡侧中点赤白肉际处（见图 2-2）。

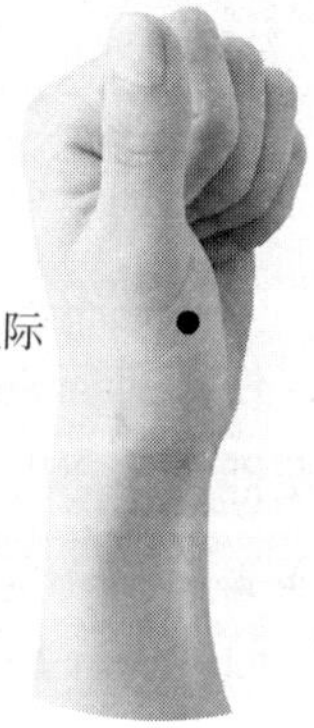

【 主 治 】

（1）脏腑主治：咳嗽，咯血，哮喘等肺系病证。

（2）穴性主治（特效作用）：发热，咽干，咽喉肿痛，失音，小儿疳积，乳痈，掌中热（为本经之荥穴，荥穴泻本经及本脏腑之热）。

【 操 作 】

直刺 0.5~1 寸，临床以泻法为常用。不宜灸。

【 临床运用及发挥 】

在临床中常见到这么一类病患，干咳少痰而黏，口燥咽干，五心烦热或午后潮热，舌红苔少，脉细数。这类患者来诊时多数都经过了较长时间的治疗，西医治疗无效而来诊。这说明西医治疗这类疾患疗效很差，但是针灸对这类疾患有着极佳的疗效，属于中医学中之肺阴虚，辨证要点在阴虚上，肺阴虚是指津液不足不能通过肺经上输于肺脏，而致这一病证的出现。如治一病患，因感冒后出现了声音嘶哑，无法发音，每到夜晚嘶哑加重。曾到某医院就诊检查，未见异常情况，口服药物无效来诊。检查见：声音嘶哑，咽干，轻微咳嗽，舌红苔少，脉细数。诊为肺阴虚证，针刺鱼际穴配肺俞、三阴交、照海，治疗 5 次而愈。鱼际穴是手太阴肺经之荥穴，五行属火，而肺为金脏，火克金。配肺俞、三阴交滋补三阴，以金水相生，培土生金；加补照海，滋阴润燥、利咽止痒。《难经》言"荥主身热"，咽喉是肺之门户，故能清泻肺火，以清泄上焦而利咽喉。

本穴是手太阴所溜之荥穴，"荥穴"喻泉水尚未成大流，而易消枯，如邪伤肺阴，阻碍气血润泽经脉，内则喉燥口干、外则动热面赤之症宜用之。

《外台秘要》记载："鱼际：虚极洒洒毛起，恶风寒……咳嗽喘。"本穴具有很好的平喘功效，尤其对急性发作性哮喘具有特效，泻之则有清肺利气的功效，使肃肺宁金，因此在临床中有平喘"效穴"之称。如笔者所治一患者，女性，33岁，哮喘病史4年余，每当感冒、感受风寒及接触应激性物而致哮喘发作，平时用雾化喷雾剂及平喘药物，本次因感冒而致发作2天，服用平时药物（具体药物不详）未缓解来诊，查体见舌淡红，苔薄白，脉浮紧，听诊并闻及广泛哮鸣音。针鱼际、天突、膻中、肺俞，经针刺10分钟后症状明显缓解，30分钟后起针已无明显感觉。

通过在本穴处还能察知胃病寒热情况，也能治疗某些胃病，这与经络循行有关系，"手太阴肺经起于中焦，下络大肠，还循胃口"，早在《灵枢·经脉》中有相关记载："胃中寒，手鱼之络多青矣；胃中有热，则鱼际络赤。"临床具有很高的实用价值，对胃病的寒热诊断确具特效。

本穴与尺泽穴有相近的功效，但是同中有异，尺泽偏于清泻肺之实热，鱼际偏于清肺之虚热，清肺中含有养阴润肺之功。临床常与太溪、照海相配，母子同用，金水相生，使水火济济，阴阳协调，滋阴液以润燥金，补阴火以清肺火，是养阴清肺的有效组合。

本穴针刺较敏感，当针刺时要注意，速度宜快，手法要轻。临床一般不用灸法，在《医学入门》《针灸大成》等书中均言禁灸。临床运用时应当注意。

3. 太渊（别名太泉、大泉、鬼心）

⚙ 输穴，原穴，八会之脉会

定 位

在腕前区，桡骨茎突与舟状骨之间，拇长展肌腱尺侧凹陷中（见图2-3）。

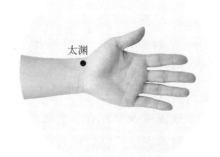

图 2-3

主 治

（1）部位主治（近治作用）：腕臂痛。

（2）脏腑主治（远治作用）：咳嗽，气喘，咯血，胸痛，咽喉肿痛。

（3）穴性主治（特效作用）：无脉证（八会之脉会）。

操 作

避开桡动脉，直刺 0.3~0.5 寸，临床以补法为常用。不宜灸。

临床运用及发挥

《素问·五脏生成》言："诸气者，皆属于肺。"肺通过宣发和肃降作用而主管呼吸和一身之气的生成和运行。当肺气不足时，就可以选用肺之原穴太渊穴治疗。"太渊"之意言明了其功用，"太"是大、极的意思，"渊"是深涧的意思，同时太渊穴也是手太阴的原穴。因此太渊就像一条很深的山涧一样，肺经的气源源不断地从这里涌出来。在临床中，我们就常针刺本穴来以达补肺气的目的。有些人体质虚弱，稍遇风寒外邪就会感冒，就是平常所说的虚人感冒。肺卫之气有防御外邪的作用。当肺卫气虚，防御功能低下时，就容易感冒，这是肺气虚的一种特殊表现，玉屏风散就是治疗这种情况之有效方剂。在针灸中就常选用太渊穴治疗，行补法。无论是咳还是喘，只要肺气不足的患者皆可以取本穴治疗。

本穴为八会之脉会,《针灸资生经》言:"脉会太渊,脉病治此。"无脉证就属于这一病证。中医学认为本病的发生乃是正气的不足,难以运行气血,则脉动无力;或阴血不足,脉中空虚亦可致脉动无力;或平素气血虚弱,一遇寒邪,则寒凝气滞,致脉络不通而出现无脉证。这与《内经》中所说的"臂厥""骭厥"相类似。无脉证在西医学上主要是指手部桡动脉无搏动或搏动减弱,不能触及,手掌部有动脉供血不足,一般无缺血坏死,严重的有皮肤发凉、指端发绀及坏死。其原因是桡动脉无血流或血流缓慢,血流量极小,发生的原因是因为心脏栓子脱下或大动脉炎造成近心端动脉阻塞或重度狭窄,心脏血流搏出的震动不能通过动脉壁传到桡动脉部位,所以就不能触及桡动脉的波动。这时选用太渊穴治疗是最对症的选穴。临床应用也是行之有效的穴位。

"肺朝百脉",百脉中之气血需经过肺的吐故纳新变换,然后再通过肺气的推动和调节,赖经脉运行宣发营血,散布濡润人体各组织器官。所以十二经脉循行,唯有手太阴肺经担当首起之"站",升发气血朝百脉。凡气不足之症皆可取用本穴用之,所以有"脉会太渊"之称,故临床疗效非常满意,针刺时用补法。

其穴下面有桡动脉,针刺时应避开桡动脉。当用灸法时,勿行瘢痕灸,以避免损伤桡动脉。

4. 经渠

经穴

定 位

在前臂前区,腕掌侧远端横纹上1寸,桡骨茎突与桡动脉之间(见图2-4)。

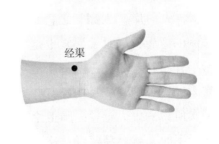

图2-4

主 治

(1)部位主治(近治作用):手腕痛。

（2）脏腑主治（远治作用）：咳嗽，气喘，胸痛，咽喉肿痛等肺系病证。

操 作

避开桡动脉，直刺 0.3~0.5 寸，本穴以平补平泻法为常用。不宜灸。

临床运用及发挥

本穴临床运用较少，主要用于平喘。属于肺经之经穴，在五行中属金，为金中之金，所以收敛的作用较强，以平喘降逆为要，故主要用于肺气上逆所致的咳喘。根据"经主咳喘寒热"的理论，本穴也常用于外感病的治疗，这是本穴在临床用之最多的一个方面。在治疗呼吸系统疾病方面以喘憋用之最多，因"经主发音"，所以常用于感冒后声音嘶哑及外感风寒之表证，其功效较为满意。

在现代文献中有用本穴治疗呃逆的相关报道，针刺本穴治疗呃逆效果满意，笔者对此尚无验证，感兴趣者可验证其疗效。

因本穴处有桡动脉，在针刺时应避开桡动脉，也不能在此处施以灸法。

5.尺泽（别名鬼受、鬼堂）

合穴

定 位

在肘区，肘横纹上，肱二头肌腱桡侧凹陷中（见图 2-5）。

主 治

（1）部位主治（近治作用）：肘臂挛痛。

（2）脏腑主治（远治作用）：肺部胀满，咳嗽，气喘，咳血，咽喉肿痛

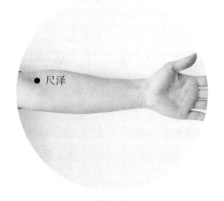

图 2-5

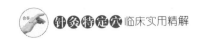

等肺系实热性疾病。

（3）穴性主治（特殊作用）：急性吐泻，中暑，小儿惊风等急性病证。（本穴为合穴，"合主逆气而泄"。）

操 作

直刺 0.5~0.8 寸，临床以泻法为常用；或点刺出血。不宜灸。

临床运用及发挥

尺泽为肺经之合穴，正处于肘弯之中，象征着手太阴肺经之气如水一样在此处汇合。本穴承以前各穴之意，以"泽"而命名。犹如甘霖普泽，万物滋生。所以治病甚广，大有普及全身之意，是临床极重要的穴位之一。

肺经为金，本穴在五行中属水，故是肺经之子穴。根据《难经》中的"实则泻其子"的理论，可用于肺经实热之咳喘。一般外感初期所致的咳嗽都是适应证，笔者在临床每遇这类病患，常以本穴为主穴而用。

尺泽治疗筋骨病方面也具特效，已被历代针灸家所验证，早在《玉龙歌》中就有载："筋急不开手难伸，尺泽从来要认真。"《针灸聚英》也有载："更有手臂拘挛急，尺泽刺深去不仁。"《天元太乙歌》说："五般肘痛针尺泽，冷渊一刺有神功。"临床可用于手臂疼痛、手指拘挛不伸以及膝痛等运动系统疾病。既可以毫针刺，也可以刺血治疗。本穴刺血，可立疏筋之效。

我自小对针灸的崇拜就源于此穴。在我还不到十岁的时候，家父就有一个病，经常突发上吐下泻之疾（中医学中被称为霍乱，当时在民间被称为是一种疹气），时有发生，当时西医的治疗很难对此处理，看到父亲当时的痛苦，内心只有一种恐惧与忐忑。每当此时就会请本村的一个民间大夫，他一来，就是救星。只见他从一块手绢当中拿出一个三棱针（当时听大人讲，后学医就知道了），在火上烧一烧，等凉了后，就会在肘弯处刺血（有时还会在腿弯处刺血，就是委中穴的位置，这是学医之后所知），有时会直接喷血，几针下去，黑血涌出之后，几分钟就能好。当时经历之后感觉非常神奇，所以记忆特别深刻。后来也入了这一行，时时还会记起，这是对我学习针灸影响很深的一件事。临床也常遇到这类病患，我也是如此解决。如治疗一患者，突发急性呕吐来诊，来诊后呕吐十分严重，频繁发作，经检查，排除器质性疾病，就在尺泽位置找瘀络点刺，5分钟左右明显缓解，10余分钟左右完全停止。笔者以此穴治疗数例相关患者，确实效如桴鼓。

临床文献用尺泽穴治疗呕吐记载甚早，《针灸大成》记载："吐血尺泽功无比。"《针灸资生经》也说："尺泽主呕泻上下出，胁下痛。"治疗时用三棱针于尺泽穴处取明显暴露的血络，快速点刺出血。这一作用原理是根据"合主逆气而泻"而运用。呕吐所产生的原因就是因胃气上逆，肺主气，以泻尺泽而降逆气。

本穴不仅可以毫针刺，还常用于点刺放血，一般不宜用灸法，因本穴是泻穴，若是灸之，则往往会导致肺热而生，又因其穴处于关节部位，所以也应慎灸，临床应当注意。本穴毫针针刺时不宜过深，一般不超过1寸。

（二）手阳明大肠经五输穴临床运用集验

1. 商阳（别名绝阳、而明）

❀ 井穴

【定 位】

在手指，食指末节桡侧，指甲根角侧上方 0.1 寸（见图 2-6）。

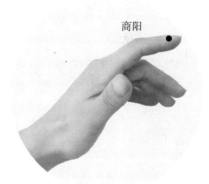

商阳

图 2-6

【主 治】

（1）部位主治（近治作用）：手指麻木。

（2）经脉主治（经络循行）：齿痛，咽喉肿痛，耳鸣，耳聋（大肠经入下齿中，大肠经络脉入耳合于宗脉）。

（3）穴性主治（特殊作用）：热病，昏迷，急救（井穴的基本特性）。

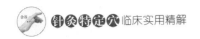

操　作

浅刺 0.1~0.2 寸，临床以泻法为常用；或点刺出血。不宜灸。

临床运用及发挥

　　商阳为手阳明之井穴，五行中属金，其功善疏泄阳明热邪。大肠经脉从"缺盆上颈，贯颊，入下齿中，还出挟口，交人中，左之右，右之左，上挟鼻"。大肠经经别循行过咽喉。经脉病候言"口干，衄盭，喉痹……"之用，故用本穴能治疗咽喉、牙齿、颈项部疾病。在临床实际运用中，本穴主要治疗咽喉肿痛、发热、下牙痛。这类病证主要因邪客于咽喉部而致，由风热、痰火引起，以致火热上炎，蕴结咽喉，灼于咽喉，脉络阻滞为病，相当于西医学的急慢性咽炎、扁桃体炎、喉炎等。在此处点刺放血清热利咽效果尤佳。临床常和少商穴一起合用。

　　《灵枢·小针解》云："夫气之在脉也，邪气在上者，言邪气之中人也高，故邪气在上也。"所以邪热之气开始先在头部发病，出现热病汗不出而昏迷之症，点刺井穴能解热、能启闭开窍。"病在脏者，取之井"，这是井穴的基本作用，本穴故也有其效。可用于中风、中暑、昏迷、昏厥等证。

2.二间（别名间谷）

❀ 荥穴

定　位

　　在手指，第 2 掌指关节桡侧远端赤白肉际处（见图 2-7）。

主　治

　　（1）经脉主治（经脉循行）：鼻衄，齿痛，咽喉肿痛，目痛，口眼歪斜（贯颊，入下齿中，还出夹口，交人中）。

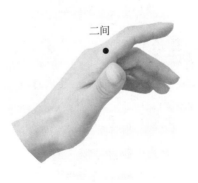

二间

图 2-7

（2）穴性主治（特殊作用）：热病（荥穴基本特性）。

⚜ **操 作** ⚜

直刺 0.2~0.3 寸，临床以泻法为常用。可灸。

⚜ **临床运用及发挥** ⚜

二间是手阳明之荥穴，在五行中属水，为本经之子穴，根据"荥泻本经之热"，实则"泻其子"的理论，用之可泻本经之实热，清热消肿，尤对阳明之邪热所致的齿龈肿痛、鼻出血、目赤肿痛等五官诸窍所致的热性病证有良好的作用。早在《天元太乙歌》中言："牙风头痛孰能调，二间妙穴莫能逃。"《医宗金鉴》载曰："三里三间并二间，主治牙疼食物难；兼治偏风眼目疾，针灸三穴莫教偏。"皆是关于二间穴清热祛风的实际运用。

定穴时应在掌指关节的前缘、紧贴骨缘凹陷处，本穴宜泻不宜补，所以一般不用灸法。

3. 三间（别名小谷、少谷）

❀ 输穴

⚜ **定 位** ⚜

在手背，第 2 掌指关节桡侧近端凹陷中（见图 2-8）。

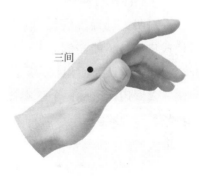

三间

图 2-8

⚜ **主 治** ⚜

（1）部位主治（近治作用）：手背肿痛。

（2）经脉主治与输穴特性（经脉循行）：齿痛，咽喉肿痛。

（3）脏腑主治（远治作用）：腹胀，肠鸣。

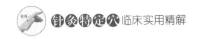

（4）其他主治（特殊作用）：嗜睡。

操 作

直刺0.2~0.5寸，临床以泻法为常用。可灸。

临床运用及发挥

手阳明大肠经脉在古代称之为齿脉，从长沙马王堆出土的帛书《阴阳十一脉灸经》和江陵张家山出土的竹简《脉书》上来看，都称之为齿脉。这一名称言简意赅的明确了手阳明经脉的主治，提示了本经脉与牙齿直接的关系。手阳明经脉多数穴位都能治疗牙齿的病，尤其是腕关节附近之穴位，都有治疗牙齿疾病之作用，如商阳、二间、三间、合谷、阳溪、偏历、温溜、手三里、曲池均有这一功效。尤其是本穴作用更加突出，因为三间乃是手阳明之输穴，"输主体重节痛"。故对牙痛作用特效。

根据经脉所过主治所及的理论，本穴还可以治疗三叉神经痛、肩痛、落枕等，效果也非常确定。在临床每遇手阳明经脉这些痛证，常取用本穴而获得疗效。如笔者所治一三叉神经痛患者，女性，72岁，左侧面部反复发作神经痛5年余，曾行多种方法治疗，不见好转，遂来就诊。检查见患者此病病位在阳明，属于中医之面痛。《黄帝内经》云："邪中于面，则下阳明。"故三叉神经痛患者并有大便秘结者，取三间针之，既能通大便，又能止痛，从而面痛可速愈。

手阳明大肠经脉病候言"肩前臑痛，大指次指痛不用"。当阳明气血亏耗或瘀滞，不能濡润关节、肌肉组织，就会致上述病证，笔者在临床治疗肩前痛或肩臂痛面积较为广泛的患者，波及多经脉时，常以本穴与后溪、中渚三穴同用，组成一个基本处方，称之为"肩三针"，用之多能获得显著的疗效。

取穴时宜微握拳为佳，紧贴骨缘直刺，多向后溪方向透刺（用于肩周炎、落枕、颈椎病、急性腰扭伤等多种痛证及痫证、嗜睡等精神疾患），一般不用灸法。

4. 阳溪（别名中魁）

经穴

定 位

在腕区，腕背侧远端横纹桡侧，桡骨茎突远端，手拇指向上跷起时，当拇短伸肌腱与拇长伸肌腱之间的凹陷中（见图2-9）。

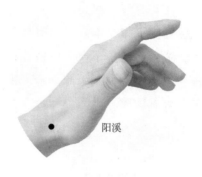

阳溪

图 2-9

主 治

（1）部位主治（近治作用）：手腕痛。

（2）经脉主治（经脉循行）：头痛，目赤，齿痛，咽喉肿痛，耳鸣，耳聋。

操 作

直刺0.5~0.8寸，多施以泻法为用。可灸。

临床运用及发挥

本穴位于手腕部，根据腧穴所在，主治所在的理论，可用于手腕痛、手腕无力及拇指疼痛，是局部疾病常用之穴。

阳溪是阳明经脉之经穴，经穴皆具有疏通本经经气的作用。在五行中属火，具有清热散风的作用。若邪热壅阻于经脉，气血运行失调，瘀而生热，热盛则津亏，易发生孔窍红肿。本穴属于大肠之腧穴，所以在临床可用于痔疮，尤其对于急性疼痛发作患者疗效满意，笔者在临床每遇痔疾急性病患皆取用本穴，曾以本穴为主穴治疗数例相关患者，作用确实，值得重视本穴在痔疾方面的运用。

高树中老师在《一针疗法》中有阳溪穴贴大蒜可治牙痛的方法，疗效确实，笔者曾亲试过，也有数名学生亲试这一方法，其言不虚。阳溪治疗牙痛是阳明大肠经脉主要的功效，不需多赘述，其方法简便实效。

长期喝酒的人，若突然禁酒，往往会出现震颤、谵妄抽搐、意识混乱及自主神经过度兴奋等一系列症状和体征，属于西医学中戒酒综合征，一般治疗多乏效，本穴可以有效地改善。如笔者于几年前曾见一陈姓中年患者，戒酒后出现了严重的戒酒综合征，于某晚突然出现胸闷、心悸、四肢颤抖、烦躁、大喊大叫之症，即到当地卫生院治疗，未见其效，第2日来诊，针刺阳溪、内关、合谷、太冲，治疗30分钟症状明显缓解，共治疗5日症状全部消失。

5. 曲池（别名鬼臣、阳泽）

合穴

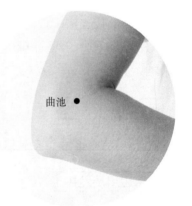

图 2-10

定位

在肘区，屈肘成直角，在肘横纹外侧端与肱骨外上髁连线中点处（见图2-10）。

主治

（1）局部主治（近治作用）：肘痛。

（2）经脉主治（经脉循行）：手臂痹痛，上肢不遂，咽喉肿痛，目赤痛。

（3）脏腑主治：腹痛，吐泻，痢疾。

（4）其他主治（特效作用）：热病，头痛（高血压），眩晕（高血压），癫狂，瘾疹，湿疹，瘰疬。

操作

直刺1~1.5寸，临床以泻法或平补平泻法为常用。可灸。

临床运用及发挥

曲池穴作用广泛，疗效肯定，涉及多系统疾病，是全身要穴之一。

曲池穴为手阳明经之合穴，大肠与肺相表里，肺主皮毛，阳明多气多血，故本穴具有清热解毒、凉血祛风、解肌透表、调和气血的作用。临床常用于各种皮肤疾患，尤其辨证属于热性疾患者，最为适合，如西医学中的荨麻疹、湿疹、银屑病、疥疮、带状疱疹、麦粒肿、水痘、各种皮肤脓肿、网状淋巴管急性炎、乳腺炎、淋巴结炎等，曲池穴皆是所用主穴。对皮肤病十分特效，故在临床有"皮肤病第一穴"之称。《太平圣惠方》记载："曲池：秦丞祖明堂云，主大小人偏身风疹，皮肤痂疥。"《针灸大全》也有"曲池：遍身风疙瘩，针后即时瘥"的相关记载，由此可见，曲池穴治疗皮肤病由来已久，是临床要穴之一。笔者临床每遇皮肤疾患，常以本穴为主穴，配血海、合谷、三阴交、膈俞、风市等穴，可获得显著疗效。皮肤病是历来治疗较为棘手的疾病，所以在民间有"内不治喘，外不治癣"之说。现代临床所用药物不良反应大，并无特效之法，易于复发，难以根治。而针灸治疗这类疾病疗效多能获效满意，值得临床推广运用，其中本穴就是具有特异性治疗作用的穴位。

曲池穴是历代治疗筋骨病之常用效穴，在古代医籍中多有相关记载，如《肘后歌》言："腰背若患挛急风，曲池一寸五分攻。""鹤膝肿老难移步，尺泽能舒筋骨痛，更有一穴曲池妙，根寻源流可调停"《马丹阳天星十二穴杂病歌》云："曲池拱手取，屈肘骨边求，善治肘肿痛，偏风手不收，挽弓开不得，筋缓莫梳头。"这些内容均是治疗筋骨病的记载，可见此穴是古往今来治疗这类疾患的要穴。曲池属于手阳明，阳明行气于三阳，四肢为阳，故本穴能宣通经气、舒筋活络，既可治疗肘部拘挛疼痛，又能治疗上肢痿痹和全身关节的肿痛，是中风偏瘫后遗症之常用主穴。

在针灸临床常常会见到肘劳（网球肘）疾病，每遇这类疾病，笔者多是取用本穴治疗而获痊愈。如治一患者，厨师，因有肘劳4个月余来诊，经针刺曲池透少海，治疗5次而获痊愈。笔者在既往临床中，用本穴透少海曾治愈数例疾患，现在多用火针在此穴点刺，配用浮针治疗，一般1~3次即愈。仅用曲池还可以治疗膝痛，也具特效。正如《治病十一证录》载："肘膝疼时刺曲池，进针一寸是相宜，左病针右右针左，依此三分泻气奇。"由此可见，曲池穴行气活血、舒筋利节的作用非常确实。但是治疗肘膝痛时一般采用健侧取穴法治疗，属于古代之"巨刺"法。"巨刺者，左取右，右取左"。这就是左病针右右针左之用。这样避免了对局部病灶的刺激，减少了局部的水肿、渗出和软组织的损伤，调整了经络的左右平衡。尤其治疗肘关节痛的时候，更适合"巨刺"法。在针刺健侧曲池穴的同时，一定活动患侧的关节，这样能有效地改善局部微循环，促进经络气血畅通，而达到活血止痛的目的。

高血压病已成为时下常见病，是众多疾病之罪魁祸首，在西医临床中一般属于终生用药性疾病。但在中医学中无高血压之病名，归属于头痛、眩晕等疾病范畴。以中医理论而言，本穴具有良好的清头明目之功效，对肝火、痰湿所致的头晕目眩有非常好的改善作用，多能针之即效。通过西医学研究发现，针刺曲池穴调节颈动脉窦和主动脉弓的压力感受器，使其传入冲动降低，使交感神经活动下降而迷走神经张力上升，从而使血压下降。

曲池为手阳明经合穴，具有散风清热、调和营卫的作用，是全身祛风退热的要穴，无论热邪在表，还是热入阳明或热在半表半里，本穴均能有效，是历代临床退热之要穴。如《难经》记载"主泄热气"。《针灸甲乙经》记载"伤寒余热不尽，曲池主之""身热……曲池主之"。即使内伤发热，本穴也能有效，因为曲池具有调理胃肠的功能，也能鼓舞正气以达退热的目的。外感表证常与合谷、大椎、风池合用；内伤发热多与足三里合用。从而发挥有效的治疗作用。

（三）足阳明胃经五输穴临床运用集验

1. 厉兑

❀ 井穴

❀ 定 位 ❀

在足趾，第2趾末节外侧，指甲根角侧后方0.1寸（见图2-11）。

《主 治》

（1）穴性主治：面肿，鼻衄，齿痛，咽喉肿痛；热病（井穴能泻热）。

（2）其他主治（特殊作用）：多梦，癫狂。

《操 作》

直刺 0.1~0.2 寸，临床以泻法为常用；也常以点刺放血为用。不宜灸。

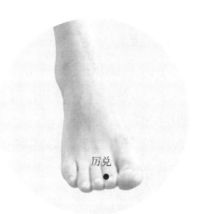

图 2-11

《临床运用及发挥》

本穴为井穴，经穴的共同特性具有醒神开窍作用，本穴也具有这一基本特性，能治疗胃火上攻所致的清窍心神疾患，如癫狂，心神不安，精神分裂症，多梦等，如《医宗金鉴》言："合隐白同针，治梦魇不宁。""梦魇"则指噩梦连连，一般治疗对此尚无效法，这一对穴合用，临床确有实效。

厉兑为足阳明之井金穴，根据五行子母生克补泻法，厉兑是本经之子穴，根据实则泻其子的理论，用本穴清泻胃火。其功效和内庭基本相近，两穴常同时运用，治疗胃火上攻所致的目赤肿痛、口舌生疮、牙龈肿痛等证，临床常以点刺放血为用。

本穴以刺血、泻法常用，故一般不用灸法。

2. 内庭

❀ 荥穴

《定 位》

在足背，第 2、3 趾间，趾蹼缘后方赤白肉际处（见图 2-12）。

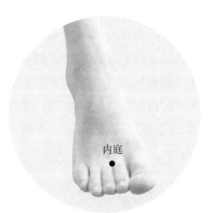

图 2-12

主 治

（1）部位主治（近治作用）：跖趾关节痛，足背肿痛。

（2）穴性主治（特殊作用）：齿痛，咽喉肿痛，鼻衄；热病（荥主身热的特性）。

（3）脏腑主治（远治作用）：胃病吐酸，腹泻，痢疾，便秘。

操 作

直刺或斜刺 0.3~0.5 寸，临床以泻法为常用。不宜灸。

临床运用及发挥

本穴名取用是据临床所用而言，"庭"，指堂前空地。本穴的主治多不在穴位之近处，而在头脑心腹者居多，是其功用关于内也。于体则庭，于用则内，故名为内庭。

内庭为足阳明胃经之荥水穴，《难经·六十八难》言："荥主身热。"荥穴能泻本经之热，本穴五行中属水，克火的作用更强，所以有较强的清泻胃火之效。根据补母泻子法的运用，"泻井当泻荥"的运用原理，胃经的子穴则为厉兑，所以根据其变换理论，胃经泻当取内庭，故内庭最主要的特点是清胃泻火，既可以清阳明经之热，又能泄阳明腑热，一切胃火上炎之疾皆能用本穴清之。如胃肠积热所致的风疹，常配曲池、血海治疗；鼻衄牙龈出血常配上星；配中脘、足三里治疗口臭；湿热痢疾、便秘常配天枢、上巨虚、曲池；齿龈肿痛常配合谷、下关。中医认为齿为骨之余，牙龈为胃之络，所以牙龈出血、肿痛首选本穴。足阳明胃经入上齿中，故对上牙痛最具特效。尤其对胃火循经而致的牙痛疗效颇佳。《铜人腧穴针灸图经》就有"内庭：口歪齿龋痛"的记载。

《灵枢·经脉》言："气盛，则身以前皆热，气有余于胃，则消谷善饥，溺色黄。"这所描写的是关于胃热而出现的相关症状，会表现为身体前面发热，消化强而容易饥饿，小便颜色黄等症状表现，这些症状均是内庭的适应证。如一些肥胖患者，就是特别的能吃，善食易饥，此时非内庭而不能解。临床每用非常灵验，如笔者所治疗一患者，善食易饥的症状非常明显，治疗 1 次后，第 2 日复诊时食欲亢进的症状即已明显缓解，饮食量已减，患者从此对针灸深信不疑。由此可见，本穴所用主要抓住以清阳明之热为核心即能达到灵活运用。

本穴是清胃火之穴，胃多实、多热，宜泻不宜补，故一般不用灸法。本穴以刺血、泻法常用。

3. 陷谷（别名陷骨）

🏵 输穴

定 位

在足背，第 2、3 跖骨间，第 2 跖趾关节近端凹陷中（见图 2-13）。

主 治

（1）部位主治（近治作用）：足背肿痛。

（2）脏腑主治（远治作用）：肠鸣腹痛。

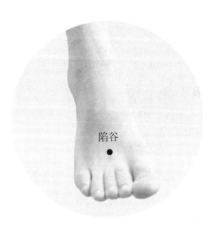

陷谷

图 2-13

（3）穴性主治：牙痛，目赤肿痛，眉棱骨痛，前头痛（输主体重节痛）。

（4）其他主治（特殊作用）：面肿，水肿，热病，目赤肿痛，糖尿病坏疽、脉管炎。

操 作

直刺 0.3~0.5 寸，临床以平补平泻法为常用。可灸。

临床运用及发挥

陷谷为足阳明经气所注之输穴，《难经·六十八难》言："输主体重节痛。"故用之能治疗经脉循行及脏腑相关痛证。足阳明胃经循行于下肢的前侧，内属于胃络于脾，起于鼻，与头面部鼻、眼、牙齿、口腔有联系。本经营气初行，若部分受阻于上，则发生头面疾患，可刺本穴，以疏调胃经之经气，迫使头面营气舒散，向下畅行，"故头有病取之足之用"，所以用本穴可以治疗阳明经头痛（前头痛）、眉棱骨痛、牙痛、胃痛，以及足阳明胃经循行线上诸多痛证。

输穴有益气化湿、健脾和胃之效，本穴归属胃经，用之健脾化湿、和胃降逆之功更强，因此对夏季暑湿所致的急性胃肠炎而具特效，肠胃炎上吐下泻伴有腹痛时，本穴对此是首选穴，既能止痛又能和胃降逆，常配足三里、天枢、公孙、上巨虚、中脘合用。

4. 解溪（别名鞋带）

🌼 经穴

定 位

在踝区，踝关节前面中央凹陷处，拇长伸肌腱与趾长伸肌腱之间（见图2-14）。

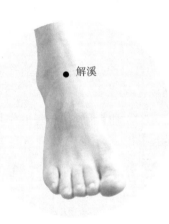

图 2-14

主 治

（1）部位主治（近治作用）：下肢痿痹，足背肿痛，踝关节病。

（2）经脉主治（经脉循行）：头痛，眩晕。

（3）脏腑主治（远治作用）：腹胀，便秘。

（4）其他主治（特殊作用）：癫狂。

操 作

直刺0.5~1寸，临床以泻法为常用。可灸。

临床运用及发挥

解溪是足阳明之经穴，在五行中属火，泻之，既可清阳明经之邪热，又可泻阳明之胃火。火乃木之子，用之还能清肝火，所以解溪穴可用于肝胃之火上扰所致的头痛、头晕、目赤等症，也可用于心火炽盛和肝风内动引起的癫疾。《针灸大成》记载："头风，面赤，目赤，眉钻痛不可忍。"

在高树中老师所写的《一针疗法》中，就记载了本穴所治疗眉棱骨痛的病案，将其摘录于下，品味针术之妙。

一中年男性患者，右侧眉棱骨痛 1 周，每天早饭后疼痛加重，平日嗜食辛辣厚味，舌红苔黄腻，小便黄，脉滑，右关上尤甚。辨证属胃热循经上攻所致，便取其右解溪穴，先以指代针按压 1 分钟左右，同时令患者做皱眉等动作，继用 1 寸毫针刺之，泻法，疼痛明显减轻，留针 30 分钟，期间每隔 5~10 分钟行针 1 次，起针后疼痛若失，继针 2 次，并嘱其少食辛辣油腻之品，则愈。

应用时应辨证论治与辨经选穴相结合，主要用于阳明头痛、眉棱骨痛和胃热炽盛型头痛。足阳明经筋起于"足趾，结于踝、膝、和髀枢，在额部合于太阳"，太阳布于额眉部，是经脉选穴的依据；临床表现伴有口臭咽干、大便干结、舌红苔黄，脉数或洪数，是典型的胃热征象，是辨证选穴的依据。若此时出现头痛、眉棱骨痛、目赤的病证，解溪穴均是对症治疗。

其穴处于足背两筋之中，故能舒调本经之经气，舒筋活络。配阳陵泉、足三里、悬钟治疗下肢痿痹证；配昆仑、申脉、商丘、丘墟治疗足踝疾病；配中封、承山、阳陵泉治疗足背下垂。尤其治疗足痿下垂，本穴在临床用之最多，常是首选主穴。

5. 足三里（别名三里、下陵、鬼邪）

合穴、胃之下合穴

定 位

在小腿外侧，犊鼻下 3 寸，胫骨前嵴外 1 横指，犊鼻与解溪连线上（见图 2-15）。

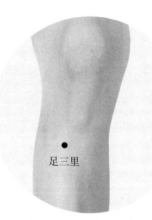

足三里

图 2-15

主 治

（1）部位主治（近治作用）：下肢痿痹。

（2）脏腑主治（远治作用）：胃痛，呕吐，呃逆，嗳气，腹胀，腹泻，消化不良，疳积，痢疾，泄泻，便秘等胃肠诸疾（也是合穴与下合穴原理）。

（3）经脉主治（经脉循行）：乳痈（足阳明胃经，从缺盆下乳内廉）。

（4）其他主治（特殊作用）：中风，心悸，高血压，癫狂，痿证，水肿，消渴，虚劳诸症（为强壮保健要穴）。

操 作

直刺 1~2 寸，临床以平补平泻或补法为常用。宜灸。

临床运用及发挥

足三里为足阳明胃经之合穴，胃腑之下合穴。《黄帝内经》言："合治内腑。"针灸治疗原则中言："六腑有病首取其下合穴。"故足三里为治疗脾胃病的常用主穴。《四总穴歌》言："肚腹三里留。"是指消化系统疾患均可取用足三里治疗。无论虚实皆能调整，既可以补虚又能泻实。《灵枢·五邪》："邪在脾胃，则病肌肉痛，阳气有余，阴气不足，则热中善饥；阳气不足，阴气有余，则寒中肠鸣腹痛；阴阳俱有余，若俱不足，则有寒有热，皆调于三里。"补之则能益胃健脾，泻之能升清降浊。临床常与中脘、内关合用，组成固定配方，谓曰"胃三针"，是治疗各种胃病的基础方，正如《循经》所言"一切脾胃之疾，无所不疗"。通过临床观察发现，针刺足三里可对西医化疗而致的副反应及胃镜检查而带来的不良反应皆有良好的改善作用。以现代针刺实验研究发现针刺足三里能有效地调节胃动力，胃动力低者能够迅速提高，胃动力强者能够降低，具有良好的双向调节作用，用于各种胃病。针刺足三里治疗消化系统疾病有理有据，既符合中医基本理论又符合西医学科学实验，更有临床治疗实际意义。

足三里是补虚疗损的重要穴位，古代有"若要安，三里常不干"之用，而今有"百病莫忘足三里"之说，可见本穴是古今临床补虚之要穴。《通玄指要赋》载曰："三里却五劳之羸瘦；痹肾败，取足阳明之上。"脾胃为后天之本，气血生化之源，"胃者，水谷之海，其输在气结，下至三里。"由此可见，足三里不仅作用于脾胃，还影响到全身，内及五脏六腑，外达四肢百骸。足三里有较强的补益气血之功，用之能增强人体气血，扶助正气，增强机体抵抗力，从而防御外邪的入侵，达到延年益寿的作用。尤其是用灸法，更有保健的功效，长期艾灸本穴，能益后天而养先天之气，可使元气不衰，胃气不败。古有常灸足三里，能活二百岁之记载，民间有"常灸足三里，胜吃老母鸡"之说。虽然不能活二百岁之现实，但却有强身健体实际功效。平时也可以经常按揉，也能起到保健的功效。

《黄帝内经》言："阳明者，五脏六腑之海，主润宗筋，宗筋主束骨而利机关也。"又言"治痿独取阳明"。足三里是阳明之合，足阳明气血充盛，合穴气血隆盛处。故足三里是治疗面瘫、肢体痿痹等症常用要穴。

足三里治病范围甚广，正如临床所言"百病可用之穴"，五脏六腑四肢百骸之疾，及气血之病或疾病后期，皆可取之，上述所言，仅是举其大概耳，临床当应细思辨用之。

临床根据患者的疾病决定针刺深度，治疗面部疾病和心脏疾病要针刺深，一般可针刺到 2~3 寸深，治疗肺部和胸部疾病要中刺深，治疗下肢疾患针刺最浅，一般为 1 寸左右即可。根据病变的部位决定针刺方向有助于疗效的提高，如果是胃脘中心部位的病变，施以直刺即可；如果病变偏于上腹以上，此时针尖宜向上疗效为佳；如果病变偏于下腹以下，则针尖向下疗效更好。本穴最适宜用灸法，慢性病、虚证、保健时均以灸法为主。

（四）足太阴脾经五输穴临床运用集验

1. 隐白（别名电垒、鬼眼、阴白）

井穴

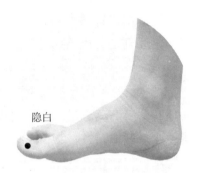

图 2-16

【定位】

在足趾，大趾末节内侧，趾甲根角侧后方 0.1 寸（见图 2-16）。

【主治】

（1）脏腑主治（远治作用）：腹满，暴泻。

（2）其他主治（特殊作用）：月经过多，崩漏，便血，尿血等慢性出血；昏厥，癫狂，多梦，惊风（井穴的特性）。

【操作】

直刺 0.1~0.2 寸，临床以平补平泻法为常用；也常以点刺放血。宜用灸法。

【临床运用及发挥】

隐白归属足太阴脾经之井穴，"井主病在脏"。脾有统摄血液的功能，气血生化之源，若中气不足、脾虚不能统血，则血不归经，在妇女则出现月经过多。隐白是足太阴脾经的井穴，具有扶脾摄血、调和气血、升举下陷、收敛止血的作用。对于激发足太阴脾经经气，统摄血液有确实的功效，故本穴可用于血液失调诸症，如月经过多、崩漏、尿血、便血等，尤对崩漏之症作用最效，是临床经验之效穴。正如《针灸大成》中言："隐白穴，能治妇人月事过时不止。"是崩漏证之首选穴。崩证多用灸法，漏证多用针法，常配大敦运用，隐白和大敦治疗崩漏已成为针灸临床常规治疗方法。大敦是肝经之井穴，用之大敦使肝藏血，用之隐白能统血，引血归经，故达到统与藏之协调，出血而自止。下将所治一病案摘录如下，供读者参考。

3 年前治一患者，是中学时的同学，远在异乡，突患下血不止，经当地医院检查及治疗，未见器质性疾病，但治疗乏效，故来电咨询，便教其自己艾灸隐白和大敦二穴试用，一次灸后，血量明显减少，经 3 次艾灸，痊愈，电话中连连感叹之神奇。后经常以此法教于身边所认识的患者，也治愈了数名相关患者，经常来电贺喜其功。可见本穴治疗本病具有简、便、廉、验的优势特点。

本穴为脾经之井穴，因此具有井穴的基本特性，具有开窍醒神、急救的作用，是孙真人的十三鬼穴之鬼垒穴，因此具有安神定志功效，可用于晕厥、癫狂、失眠、多梦、昏迷等神志性疾病，临床主要用于梦魇的治疗。正如《百症赋》中言"梦魇不宁，厉兑相谐于隐白"，在厉兑穴中已述及。

脾主运化，调节水液的代谢。脾虚就可以导致体内水液停聚而产生病理性产物痰湿。痰湿为阴邪，遇寒则凝，得阳则化，选择井穴隐白治疗，井穴具有开窍祛寒之效，并以艾灸温之，借助艾火温通经脉，旺盛阳气，可蒸化水饮，使水饮不至于蓄留体内，从而发挥疗效。

目前有人通过指掐本穴来判断偏瘫预后的情况获得了有价值的信息。用针刺或用大拇指指掐患侧的隐白穴，如患者下肢能抬起并可屈膝，肌力为 0 级（一般将肌力分为 0~5 级，0 级为完全瘫痪，不能做任何自主运动）的病人肌肉出现抽动，则表示预后良好。如无抽动，则预后较差。通过长期的临床观察，具有较为可靠的指导价值，尚需要进一步大量的临床观察研究及总结。

孕妇慎针慎灸。昏迷急救多点刺放血。针刺隐白能调其升降，艾灸能固摄血液。

2. 大都（别名太都）

🏵 荥穴

❖ 定 位

在足趾，第1跖趾关节远端赤白肉
际凹陷中（见图2-17）。

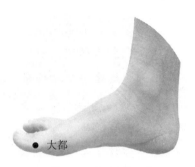

❖ 主 治

（1）脏腑主治（远治作用）：腹胀，
胃痛，呕吐，腹泻，便秘。

（2）穴性主治（荥穴的作用）：热
病，无汗，体重肢肿。

图 2-17

（3）其他作用（特殊作用）：心痛，心烦。

❖ 操 作

直刺 0.3~0.5 寸，临床以补法为常用。可灸，孕妇禁灸。

❖ 临床运用及发挥

大都为脾经之荥穴，在五行中属火，为脾经之母穴，"虚则补其母"，所
以当脾虚时可用此穴来补之。脾多虚，一般无实火，所以脾经容易出现虚
热之状，"荥主身热"，用之既可以补虚，又能清退虚热。常用于泄泻、完谷
不化、热病汗不出、身重不卧、烦呕、腹满、表里寒热等症。对此早在《扁
鹊神应针灸玉龙经》有载："热病遗热不解，足心发热，脾胃不和，胸膈痞
满，腹痛，吐逆。"《百症赋》中言"热病汗不出，大都更接于经渠"。

本穴局部治疗常用于足趾肿痛，《针灸学简编》言："趾间节红肿疼痛。"
尤其痛风患者常用，常配行间、太冲针刺。在此穴处火针治疗痛风作用
特效。

《类经图翼》载曰："凡妇人孕，不论月数及生产后未满百日，俱不宜

灸。"临床当注意。

3. 太白（别名大白）

🌸 输穴、原穴

定 位

在趾区，第1跖趾关节近端赤白肉
际凹陷中（见图2-18）。

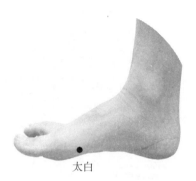
太白

图2-18

主 治

（1）脏腑主治（远治作用）：肠
鸣，腹胀，腹泻，呕吐，胃痛，痢疾，
便秘。

（2）穴性主治（输穴特性）：体重节痛。

（3）特殊作用（原穴特性）：下肢痿软无力，全身乏力，虚劳，消瘦。

操 作

直刺0.5~0.8寸，临床以补法最为常用。可灸。

临床运用及发挥

脾为后天之本，太白是脾经之原穴。《难经·六十六难》中言："脐下
肾间动气者，人之生命也，十二经之根本也，故名曰原。三焦者，原气之
别使也，主通行三气，经历五脏六腑，原者，三焦之尊号也，故所止辄为
原，五脏六腑之有病者，皆取其原也。"太白是输土之穴，是土中之土，
"坤土"之资生万物的功效，所以本穴具有作用强、起效速、疗效广的特
点，对诸虚百损、五劳七伤均有很好的治疗功效。翻看临床病案，较少
用本穴补虚疗损的治疗，实属可惜，笔者经常用本穴调整诸虚百损的患
者，临床疗效非常满意。如脾虚水湿不化，湿困脾土所致的腹胀、呕吐；
脾虚水谷不化、食滞伤脾的胃痛；脾失健运、气血生化不足所致气血亏

虚的全身倦怠；脾气亏虚统摄无权的失血证，皆能用本穴有效的治疗。《古法新解会元针灸学》记载："肺胃气虚，脾虚失运，吐脓血，绕腹痛，脾脉缓。"

本穴为原穴，原穴是原气留止之处，也是经脉气血充盛之处。脾主升清，脾气不升而致诸疾，则可针刺本穴，能使营血升发，发挥濡养之功。

太白又是脾经之输穴、原穴，脾主运化，脾的运化失调，则见关节沉重疼痛，"输主体重节痛"，故能用于治疗身体关节诸痛。

4.商丘

❀ 经穴

定 位

在踝区，在内踝前下方，舟骨粗隆与内踝尖连线的中点处凹陷中（见图2-19）。

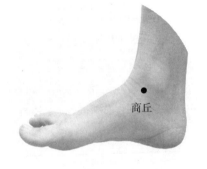

商丘

图 2-19

主 治

（1）部位主治（近治作用）：足踝痛。

（2）脏腑主治（远治作用）：腹胀，腹泻，便秘。

（3）其他主治（特殊作用）：黄疸，癫狂，怠惰嗜卧。

操 作

直刺0.3~0.5寸，临床以泻法最为常用。可灸。

临床运用及发挥

商丘为脾经之经金穴，按五行生克子母补泻法来看，归属于本经之子穴，根据"实则泻其子"的理论，可用于湿邪困脾之实证，常与阴陵泉、公孙、足三里等穴合用利湿健脾。

脾经"挟咽，连舌本，散舌下"。与舌紧密相连。《灵枢·顺气一日分为四时》中言："病变于音者，取之经。"因此商丘对失音、发音困难、舌本强痛、咽干咽痛有特殊的疗效。笔者在临床经常以本穴配用相关穴位治疗言语障碍性疾病，获效明显，值得临床进一步研究。

经穴多位于腕、踝关节以上，喻做水流变大，畅通无阻，是经气正盛而运行经过的部位，是通行经气的作用。若本经在体内、体表路线的气血发生不和之症，如脾胃湿热熏肌，营养失畅之黄疸、食不化，营血反下大肠、滞而不畅的痔疮、泻血后重，取之本穴能使营气疏通。

本穴也常用于足部疾病的治疗，查看目前针灸临床医案，是本穴在现代针灸临床用之最多的方面，有较好的功效。早在《胜玉歌》有"脚背痛时商丘刺"之用，是属于局部取穴之用。如用于内踝痛、足内翻、足痿下垂、足背痛、不安腿综合征等病，尤其是踝关节损伤最具特效。

5. 阴陵泉（别名阴陵、阴之陵泉）

 合穴

定 位

在小腿内侧，胫骨内侧髁下缘与胫骨内侧缘之间的凹陷中（见图 2-20）。

主 治

（1）部位主治（近治作用）：膝痛。

（2）脏腑主治及穴性主治（合主逆气而泄）：腹胀，腹泻，水肿，黄疸，小便不利。

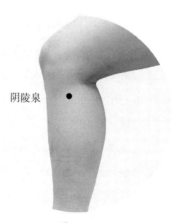

阴陵泉

图 2-20

操 作

直刺 1~2 寸，临床以泻法为常用。宜灸。

临床运用及发挥

阴陵泉乃脾经之合穴，在五行中属水，与肾五行相应，功善健脾补肾，利水渗湿。脾有运化水湿的功能，肾主水。水肿的形成与脾肾的功能失常有重要的关系。张景岳云："凡水肿等证，乃肺脾肾三脏相干之病。盖水为至阴，故其本在肾；水化于气，故其标在肺；水惟畏土，故其治在脾。"取用本穴则能健脾利水，主治一切水湿泛滥之症，在临床有健脾祛湿"第一穴"之称。早在《杂病穴法歌》中云"心胸痞满阴陵泉，小便不通阴陵泉"之记载，本穴是历代利水通淋的要穴。临床常配中极、三阴交健脾利湿，开通水道，治疗小便不利；配丰隆、中脘、脾俞、足三里，治疗痰湿之证所致的头痛、头晕；配三阴交、带脉、太白治疗湿邪下注的白带；配水分、足三里、气海治疗水湿停聚、泛溢于躯体之水肿。

如笔者于1年前治一中年女性患者，尿失禁3年余。曾于年前来诊，因惧怕针，迟迟不敢行刺，后曾中西医治疗，一直未果，故又来诊。即温针灸阴陵泉与气海、三阴交三穴，一次治疗后即有改善，连续治疗1周而愈。患者连连称针灸之神奇，后悔3年所走之弯路。阴陵泉与气海二穴所用早在《古今医统大全》中有明确记载："小便不禁，阴陵泉、气海，并灸宜。"三阴交为足之三阴之交会，有健脾补肾疏肝气的作用，三穴组合，温阳化气、健脾化湿，使膀胱气化复常而收放自如矣。阴陵泉对各种小便不利有较好的治疗作用，配三阴交、列缺、太冲治疗前列腺增生症和术后所致的尿潴留；配关元、中极、三阴交、太溪治疗乳糜尿。对此《杂病穴法歌》早有记载"小便不通阴陵泉，三里泻下溺如注。"

可见本穴有双向调节的作用，既可以治疗癃闭，又能治疗小便不禁，这说明本穴对膀胱有调整的作用，因膀胱气化失司可致此症的出现。《素问·宣明五气》中说："膀胱不利为癃，不约为遗溺。"本穴能助膀胱之气化，气化复常，不利者利也，不约者约也。

本穴为脾经之合穴，故有健脾胃的作用，"合主逆气而泄"，主"病在胃饮食不节而得病者"。所以可用于腹胀、腹痛、泄泻等脾失健运所致诸证。

阴陵泉处于下肢膝部，所以还能治疗膝、踝、足内侧肿痛，使营气布散，濡养四末。根据"腧穴所在，主治所在"的原理，尤其用于治疗膝关节周围的疾病，并是临床常用的主穴，对膝关节肿痛、膝关节腔积液有较好的治疗作用，临床多透刺阳陵泉而用，一般配用膝关节局部其他穴位并用。

阴陵泉为脾经之合，利湿作用强，脾乃气血生化之源，主四肢肌肉，故本穴对中焦虚弱、脾胃失运或湿邪所致的各种肩臂疼痛有较好的治疗功效，这与调节脾脏的功能、濡养四肢肌肉、除寒湿等多种作用有关。尤其与阴雨天气变化有关的肢体疼痛是首选穴，有立起沉疴之效。

（五）手少阴心经五输穴临床运用集验

1. 少冲（别名经始）

❀ 井穴

〔 定 位 〕

在手小指的末节桡侧，指甲根角侧上方 0.1 寸（见图 2-21）。

〔 主 治 〕

（1）经络主治（经脉循行）：胸胁痛。

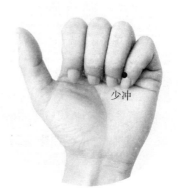

少冲

图 2-21

（2）脏腑主治（远治作用）：心悸，怔忡，心痛，癫狂，脏躁。

（3）穴性主治（井穴的基本作用）：昏迷，热病。

〔 操 作 〕

浅刺 0.1~0.2 寸，临床以泻法为常用，或点刺出血。不宜灸。

〔 临床运用及发挥 〕

本穴为少阴之井穴，井穴善用于各种急救。《灵枢·顺气一日分为四时》中言："病在脏者，取之井。"《难经·六十六难》又言："井主心下满。"

急救的治疗是所有井穴的最基本特性。少冲是心经之井穴，急救作用更强大，具有极强的开窍醒神功效，是临床常用急救穴位，尤其中风昏迷最具特效。

泻热又是少冲所具有的又一个基本特性，《针灸大成》中有"主热病烦满，上气嗌干咳，目黄"之用。《类经图翼》言："主心火炎上，眼赤"。《百症赋》："发热仗少冲、曲池之津。"所用均是清心火之用。临床还常见于口中热、口舌生疮、眼赤眼痛、心烦不安等心火而致的症状，多以点刺放血为用。临床常与劳宫、少府等穴配用。

本穴虽然是心经之母穴，但临床一般不用补法，根据补井当补合的理论，故用少海穴代之。由此可知，本穴一般也不宜用灸法，而是常以刺血为用。

2. 少府（别名兑骨）

荥穴

定位

在手掌，横平第 5 掌指关节近端，第 4、5 掌骨之间（见图 2-22）。

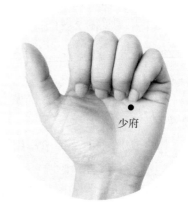

图 2-22

主治

（1）部位主治（近治作用）：小指挛痛，掌中热。

（2）脏腑主治（远治作用）：心悸，胸痹。

（3）其他主治（荥穴特性）：小便不利，遗尿，阴痒，阴痛，痈疡。

操作

直刺 0.3~0.5 寸，临床以泻法为常用。不宜灸。

临床运用及发挥

少府是心经之荥穴，五行中属火，是清心火之要穴。《难经》言"荥主身热"，用之则能清泻心经之热，心多实多热，故本穴在临床常用之。常用于心火亢盛所致的口舌生疮，皮肤溃疡，心烦心痛，心悸不安，失眠多梦的症状。

心与小肠相表里，故心火常移于下焦之小肠，常致湿热下注，如小便赤热灼痛、尿频尿急、湿热带下、白带异味、阴部瘙痒等心火移于小肠之证，所以泻之本穴可治疗上述小肠溲疾之诸证。

本穴宜泻不宜补，所以一般不用灸法。

3. 神门（别名兑冲、中都、兑骨、锐中、兑后）

⌘ 输穴、原穴

定 位

在腕前区，腕掌侧远端横纹尺侧端，尺侧腕屈肌腱的桡侧缘（见图2-23）。

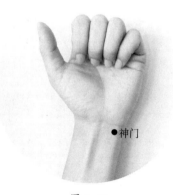

●神门

图2-23

主 治

（1）脏腑主治（远治作用）：心痛，惊悸，怔忡，心烦，健忘，失眠，脏躁，痴呆，癫狂，高血压，咽干，失音。

（2）经络主治（经脉循行）：胸胁痛，手臂挛急。

操 作

直刺0.3~0.5寸，临床以平补平泻法为常用。不宜灸。

临床运用及发挥

神门是心经主要穴位之一，心经的穴位均有宁心安神之效，但以本穴作用最强，疗效最好，是心身失调之要穴。心主神明，心藏神，本穴是心之原穴，所以对心神类疾患作用强大，是治疗心神疾病之要穴。如失眠、心烦、心悸、健忘、老年痴呆、狂躁症、分裂症、癔病、小儿惊风等诸症皆能调整。正如《玉龙歌》所言："痴呆之症不堪亲，不识尊卑枉骂人，神门独治痴呆病，转手骨开得穴真。"本穴对失眠极具特效，是治疗失眠之特效穴，临床常与三阴交配用，成为较为固定的配穴组。神门善调气，三阴交善调血，二穴组合，补心宁神、益脾养血、交通心肾、调和阴阳、通补气血，以达养心安神之效。本穴组治疗失眠，效如桴鼓，疗效确实。笔者曾以本穴组为主穴治疗数例患者，屡试屡验。

神门既是输穴又是原穴，心主血脉。"五脏有疾取之十二原"，原，就是原穴。故治疗心血管系统、心脏疾患疗效满意。本穴具有双向调节的功能，能补能泻，泻之能清心泻火，补之能养血安神，对心之虚实均可用之。

本穴更应注意针刺的深度，一般应在 0.5 寸之内，针刺过深以防扰乱心神。一般不灸。

4.灵道

经穴

定位

在前臂前区，腕掌侧远端横纹上1.5 寸，尺侧腕屈肌腱的桡侧缘（见图2-24）。

主治

（1）经络主治（经脉循行）：肘臂挛痛，暴喑（从心系上挟咽）。

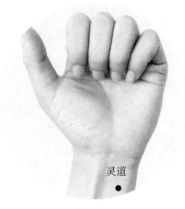

灵道

图 2-24

（2）脏腑主治（远治作用）：心痛，心悸，悲恐善笑。

操 作

直刺 0.3~0.5 寸，临床以平补平泻法为常用。可灸。

临床运用及发挥

本穴为心经之经穴，心开窍于舌，"经主发音"，《千金要方》言："暴喑不能言。"《医宗金鉴》载："瘛疭暴喑不出声。"历代则为治疗失语疾病之效穴，因此本穴治疗失语性疾病为常用作用之一，特别是暴喑及癔症性失语最具特效。

心藏神，心主神明，心经的穴位均具有宁心安神的作用，本穴也具有这一功效，可用于精神类疾患。主要对抑郁型患者效果好，也能用于心悸不安、心痛等心脏疾患，但临床较少用之。

不宜深刺，以免伤及血管和神经，或过深而扰乱神明，所以对于心经的穴位要注意针刺的深度，一般不超过 0.5 寸深。

5. 少海（别名曲节）

✿ 合穴

定 位

屈肘成直角，当肘横纹内侧端与肱骨内上髁连线的中点处（见图 2-25）。

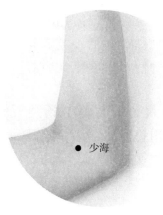

● 少海

图 2-25

主 治

（1）部位主治（近治作用）：肘臂挛痛麻木，臂麻手颤。

（2）经络主治（经脉循行）：腋肋痛。

（3）脏腑主治（远治作用）：心痛，癔病等心及神志病。

（4）其他主治（特殊作用）：头项痛，瘰疬。

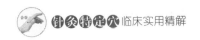
直刺 0.5~1 寸，临床以平补平泻法为常用。可灸。

少海为心经之合水穴，心经为火，水能克火，又因"合主逆气而泄"，所以本穴有清泻心经之火的功效，是治疗实热神志疾患之常用穴。对心火上炎、心气郁滞所致的心烦不安、失眠、癫狂、喜笑不休、脏躁等神志疾病皆有一定的功效。

本穴是心经合穴，合穴气血旺盛，心主血脉，所以通经活血、通络止痛的作用也较强，对气血运行不畅所致的肘臂挛痛、麻木有良好的改善之效，尤其是肱骨内上髁炎（俗称高尔夫球肘）有特效，这是腧穴所在，主治所及的理论，针刺本穴使局部气血畅通，肘痛固然自解。

《胜玉歌》中言："瘰疬少海、天井边。"是治疗瘰疬一直沿用至今有效良方。少海清心泻火，舒筋活络之功；天井乃三焦经之合土穴，并是三焦经之子穴（三焦属火，火生土，土为火之母，故是子穴），因此有疏三焦经郁火邪热，祛痰湿凝滞经络之效。二穴相用，一水一土，相互制约，相互为用，清心泻火，化痰散结。故用于瘰疬的治疗效果满意。

本穴局部血管神经丰富，针刺时易伤及血管神经，针刺时，当出现电击针感时，应改变针刺方向。

（六）手太阳小肠经五输穴临床运用集验

1. 少泽（别名小吉）

在手小指末节尺侧，指甲根角侧上方 0.1 寸（见图 2-26）。

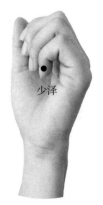

图 2-26

主 治

（1）经络主治（经脉循行）：头痛，目翳，咽喉肿痛，耳聋，耳鸣等头面五官科疾患。

（2）穴性主治（井穴的基本特性）：昏迷，热病。

（3）其他主治（特殊作用）：乳痈，乳汁少。

操 作

浅刺 0.1~0.2 寸，临床以泻法为常用；或点刺出血。可灸。

临床运用及发挥

少泽穴是手太阳小肠经之井穴，为小肠经受泽之初，功善清热解郁、开窍醒神、活络通乳，是治疗乳汁不通之经验效穴。心与小肠相表里，心主血脉，乳汁来源于血的化生，因此，少泽穴是治疗乳汁有效穴位，是历代临床所用的经验效穴，针刺少泽穴能调心气、促排乳，如此可使经脉得通，气血得养，乳少自愈。针刺方法可以是浅刺出血或电针，也可以采用穴位点压或艾灸。方法简单，疗效可靠，易于推广。总而言之，本穴治疗乳汁作用特效。正如《千金翼方》中所言："妇人无乳法初针两手小指外侧近爪甲深一分……若欲试之，先针一针即知之，神验不传。"《针灸大成》中也有载"无乳，膻中、少泽，此二穴神效。"此是以膻中两穴的配用，更加强了作用疗效。并且也可以治疗乳痈、乳腺增生等其他乳房疾病。笔者经常以本穴治疗乳汁不足而获取显著疗效，如所治患者，女性，27 岁，生后 2 周乳汁甚少，仅能满足患儿 1/4 的乳量，查体；舌淡苔少，脉濡细。治疗：少泽艾灸、天宗刺血治疗，然后再于郄门透曲泽、膻中、足三里针刺，1 次治疗后即明显增多，3 次治疗已满足需求。虚实之证皆可用之，虚证艾灸法，实证点刺放血法。

根据经脉循行及经脉病候特点，本穴也可用于咽喉肿痛、耳聋、耳鸣、目翳等五官科疾患。手太阳小肠经循咽喉下膈，又小肠主液所生病，故能治疗咽喉之疾；手太阳小肠经上颊，至目锐眦，却入耳中，故能用于眼疾、耳疾。临床以点刺放血为常用。

根据井穴有急救泻热的功效，也可以用于昏迷、休克及热病。但临床较少用之。

本穴宜泻不宜补，多以刺血为常用。

2. 前谷

 荥穴

定位

在手第5掌指关节尺侧远端赤白肉际凹陷中（见图2-27）。

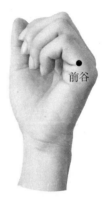

前谷

图 2-27

主治

（1）经络主治（经脉循行）：头痛，目痛，耳鸣，咽喉肿痛等头面五官科疾患。

（2）穴性主治（荥主身热）：热病。

（3）其他主治（特殊作用）：乳痈，乳少。

操作

直刺 0.2~0.3 寸，临床以泻法为常用。可灸。

临床运用及发挥

前谷为手太阳之荥水穴，太阳主开，小肠经为火，本穴在五行中归属水穴，水能克火。荥穴的特性善清热散风、通经活络，用于治疗外感风热病和面颊及咽喉诸窍病证。手太阳小肠经"上颊，至目锐眦，却入耳中。别颊上䪼，抵鼻，至目内眦（斜络于颧）"。可见本经脉在头面部广泛分布，又联络于头面诸窍，所以用本穴能治疗风热所致的头面诸窍之疾，如风热而致的目痛、迎风流泪、鼻衄、鼻塞不利、耳鸣、耳聋、咽喉肿痛等，但在实际临床中用之较少。

本穴还能用于本经脉所过的肩臂肘痛、手指麻木之经络病证。

本穴主要以泻热散风为主，虽然可灸，但很少用之。

3. 后溪

✿ 输穴，八脉交会穴，通督脉

【 **定 位** 】

在手第 5 掌指关节尺侧近端赤白肉
际凹陷中（见图 2-28）。

【 **主 治** 】

（1）部位主治（近治作用）：手指
及肘臂挛急，手指麻木。

（2）经络主治（经脉主治）：目赤
肿痛，耳聋，鼻衄，咽喉肿痛，耳鸣，
耳聋。

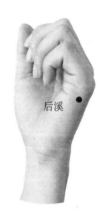

图 2-28

（3）穴性主治：头项强痛，落枕，肩臂痛，腰背痛，盗汗，疟疾，癫
狂痫，癔病（本穴为输穴及八脉交会穴，通于督脉）。

【 **操 作** 】

直刺 0.5~1 寸，或向合谷方向透刺，临床以泻法或平补平泻法为常用。
可灸。

【 **临床运用及发挥** 】

后溪是手太阳之输穴，《难经》言"俞主体重节痛"，手太阳与足太阳为
同名经，同名经同气相求，两经脉气相通。又是八脉交会穴之一，通于督
脉。急性腰扭伤多为膀胱经脉及督脉为病，用后溪能使气至病所，通导背
部经气，行气血而通经络，活血化瘀，使受伤组织功能恢复正常。在针刺
时嘱患者活动腰部，行运动针法使经气得以转输运行，则痛自愈。临床多

与水沟穴配合用于急性腰扭伤的治疗。笔者以本穴配水沟治疗几十例急性腰扭伤患者，疗效满意，大多数1次可愈。又根据八脉交会穴原理，常与阳跷脉的交会穴申脉相配，治疗目痛、肩痛、后头痛、慢性腰痛等。

手太阳小肠经脉与肩部联系密切，其支脉循行"上循臑外后廉，出肩解，绕肩胛，交肩上"。《灵枢·经筋》中载："手太阳之筋……其支者，后走腋后廉，上绕肩胛，循颈出足太阳之筋前，结于耳后完骨。"《灵枢·经脉》记载："手太阳之脉……是动则病：颔肿不可以顾，肩似拔，臑似折。"《灵枢·经筋》记载："手太阳经筋……其病：手小指支，肘内锐骨后廉痛，循臂阴，入腋下，腋下痛，腋后廉痛，绕肩胛引颈而痛。"可见手太阳经脉、经筋均与肩部有重要的联系，早在《足臂十一脉灸经》中言之本经脉为肩脉，不称为小肠经脉，由此强调了本经脉与肩部的重要关系。《灵枢·杂病》曰："项痛不可俯仰，刺足太阳，不可以顾，刺手太阳。"故用后溪治疗落枕、头颈痛、肩臂痛、肩背痛均有特效，现代临床根据这一特性将其总结为"头项后溪取"之经典运用。这些疾病每当临床所用多能效如桴鼓。

本穴通督脉，督脉"上额交颠上，入络脑"。督脉其主要特性乃镇静之功效，所以后溪有较强的镇静功能，可用于各种神志病证及止痉治疗。如癫狂痫、精神分裂症、癔症、面肌痉挛、帕金森综合征、角弓反张等。如笔者于5年前所治一患者，患者65岁，男性，面肌痉挛3年余，曾多方治疗，一直未效。来诊可见左侧面部抽搐不停，尤以颧骨部为明显，立用2寸针刺后溪透劳宫，针后痉挛立止，患者与家人拍手啧啧称奇，以本穴为主穴治疗1周而愈，至今良好。

督脉主阳主表，太阳主开主表，故有清热、宣阳、解表的功效，因此对盗汗、耳鸣、耳聋、扁桃体炎、阴虚盗汗、潮热等均有治疗作用。

总之，后溪穴是一个非常重要的穴位，有用途广、功效强的特点，在运用时主要抓住通督及输穴的原理灵活运用。是治疗颈椎、肩背、腰痛的重点特效穴。平时经常按揉本穴，还能够放松心情，预防颈椎病、肩周炎的发生。

针刺时需注意角度，防止针尖从手心透出。本穴位刺激性大，对体质虚弱、惧针者应注意操作强度，手法宜轻柔，忌大幅度捻转提插。

4. 阳谷

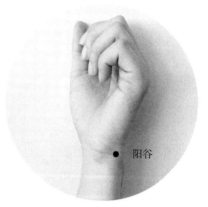

图 2-29

✿ 经穴

【定 位】

在腕后区，尺骨茎突与三角骨之间的凹陷中（见图 2-29）。

【主 治】

（1）部位主治（近治作用）：腕臂痛。

（2）经络主治（经脉循行）：头痛，颈颔肿，目眩，耳鸣，耳聋等头面五官科疾患；癫狂痫。

（3）其他主治（特殊作用）：热病。

【操 作】

直刺 0.3~0.5 寸，临床以泻法为常用。可灸。

【临床运用及发挥】

手太阳属于火经，本穴在五行中又为火穴，是火经之火穴，故用之能清泻本经脉所致的热邪之症。手太阳经脉由听宫穴入耳中，其经脉还联系目内外眦，所以针刺阳谷穴就能治疗火热上攻所致的耳鸣、耳聋、目赤肿痛。又小肠主"液"所生病，用本穴还能治疗小便赤涩疼痛。《灵枢·经脉》："心手少阴之脉……下膈，络小肠。"而手太阳小肠之别"内注少阴"。故心火亢盛时，能循经下移小肠，使小肠主液功能失常，而出现小便赤涩淋痛。本穴能清小肠之热，故这一病证可用本穴治疗。临床常配中极、行间同用。

阳谷穴有疏筋通络之功，针刺本穴也能治疗经脉循行之病证，自古对此就有相关记载。《针灸甲乙经》言："肩痛不可自带衣，臂腕外侧痛不举，阳谷主之。"临床常用于手腕痛、麻木，肩臂不举，颈颔肿等经脉循行所过

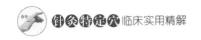

之病痛。

本穴属于清热之穴，以清泻为用，一般不用灸法。

5. 小海

🔅 合穴

定 位

在肘后区，尺骨鹰嘴与肱骨内上髁之间凹陷中（见图 2–30）。

主 治

（1）部位主治（近治作用）：肘臂疼痛及麻木。

（2）经络主治（经脉循行）：癫痫，舞蹈病。

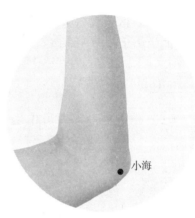
图 2–30

小海

操 作

直刺 0.3~0.5 寸，临床以平补平泻法或泻法为常用。可灸。

临床运用及发挥

本穴是小肠经之合穴，是十二经脉合穴用之较少的穴位，在《腧穴学》主治中仅有肘臂痛和癫痫两项。其实本穴所能治疗的内容比较广泛，但一般不作为主穴，常是配穴而用。

本穴是本经之子穴，根据子母补泻法"实则泻其子"的理论，可用于小肠热盛所致之疾，如小便赤涩、咽喉肿痛、牙龈肿痛以及癫狂病等病证。

其穴处于肘关节部位，各关节均是经筋聚合点，因此本穴可治疗本经循行通路上病变，如颈、肩、臂、肘之疼痛及麻木。

本穴正处于尺神经沟中，在针刺时应注意刺激强度及针刺深度，以免伤及神经。

（七）足太阳膀胱经五输穴临床运用集验

1. 至阴

◎ 井穴

{ 定 位 }

在足趾，小指末节外侧，指甲根角
侧后方 0.1 寸（见图 2-31）

{ 主 治 }

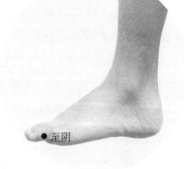

（1）经络主治（经脉循行）：头痛，
目痛，鼻塞，鼻衄。

图 2-31

（2）穴性主治（井穴）：足心热。

（3）其他主治（特殊作用）：胎位不正，难产，胞衣不下，遗精，小便
不利。

{ 操 作 }

浅刺 0.1 寸，或点刺出血，临床以平补平泻法为常用。胎位不正用灸法。

{ 临床运用及发挥 }

《肘后歌》言："头面之疾针至阴。"这是远端取穴、标本根结理论的典
型运用，头有病而脚上针，对此所用是经脉循行之理。足太阳膀胱经脉起
于目内眦，上于前额，到达耳上角，联系颅内，经过颈项部，把头部紧密
联系在一起，如鼻塞、鼻衄、眼部胀痛、目不明、头痛等皆能治疗，所用
主要是根据根结的理论，临床屡用屡效。如治一患者，女性，因头部胀痛、
颈项僵硬、眼睛鼓胀数月余，曾多方治疗未见疗效，来诊后即针刺双侧至
阴配攒竹，行针 3 分钟后症状明显缓解，共治疗 3 次而愈。《灵枢·经脉病
候》言："冲头痛，目似脱，项如拔。"其病候完全和这个患者症状相吻合，

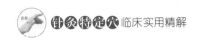

是标本根结理论所用的具体体现，所以针之就具特效了。

用至阴穴纠正胎位治疗已成为目前临床纠正胎位最有效的方法，该法具有效果好、痛苦小、经济安全等优势特点。这一方法所用自古就有记载，如《类经图翼·十一卷》言："至阴，三棱针出血，横者即转直。"《太平圣惠方》中记载："一治横逆难产，危在顷刻……急于本妇右脚小指尖灸三壮，炷如小麦，下火立产如神。"

获得疗效的好坏与施治方法有重要的关系，若能正确的掌握施治要点，一般在3~5次即可转正。最佳的治疗时间段是妊娠后的7~8个月，每日最好应在下午3~5点。操作时应嘱孕妇排空小便，松开腰带，使衣服完全松开，仰卧于床上或坐于背靠椅上。于一侧或两侧穴位交替用艾条施温和灸（以孕妇感穴位处温热但不灼痛为度），每次艾灸20分钟，每日1次，胎位转正即停施术。

若因器质性疾病所致胎位不正，不属于这一治疗的范围，应由产科处理，如盆腔的狭窄、子宫畸形等，在治疗前应查明原因。

本穴在妇产科方面不仅仅对纠正胎位有奇效，而且对月经不调、痛经、胎衣不下等也有良效。至阴穴为足太阳膀胱经的井穴，并是该经与足少阴肾经经气相通的穴位。足少阴肾经为先天之本，肾所主之脉，该经的循行又穿过子宫所在的骨盆。妇女"以血为本"，其经、带、胎、产无不与足少阴、冲脉、带脉、任脉关系密切。针刺本穴能激发足太阳膀胱经经气，同时间接通过足少阴肾经以调节胞宫气血，疏通经络而发挥应有的作用。

本穴在治疗胎位不正时最好用灸法，有的书中用针法来治疗，本穴能治疗胎衣不下，所以有收缩子宫的作用，临床应当注意，应用灸法更为安全。

2. 足通谷

❀ 荥穴

▣ 定 位 ▣

在足趾，第5跖趾关节的远端，赤白肉际处（见图2-32）。

主 治

经络主治（经脉主治）：头痛，项强，目眩，鼻衄，癫狂。

操 作

直刺 0.2~0.3 寸，临床以泻法为常用。可灸。

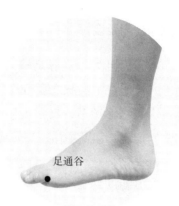

足通谷

图 2-32

临床运用及发挥

本穴是足太阳之荥穴，荥穴之性善清泻本经之热，因本经起于头面部，与面部五官诸窍有重要的联系，故用于因足太阳之热而致的头面五官疾病，如与上星配伍治疗鼻出血，与攒竹、睛明配用治疗目赤肿痛等，临床可用于头晕目眩、头脑不清、鼻衄等头面五官诸症，常作为配穴用于临床。

3. 束骨（别名刺骨）

输穴

定 位

在跖区，第 5 跖趾关节的近端，赤白肉际处（见图 2-33）。

主 治

经络主治（经脉循行）：头痛，项强，目眩，癫狂，腰腿痛。

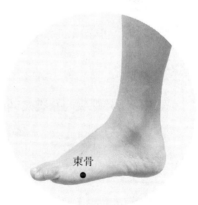

束骨

图 2-33

操 作

直刺 0.3~0.5 寸，临床以平补平泻法为常用。可灸。

【临床运用及发挥】

本穴为足太阳经脉之输穴，《难经·六十八难》言："俞主体重节痛。"用输穴可治疗本经脉之循行疼痛性疾病，足太阳经脉循行最长，从头走足，经过人身众多关节，又足太阳主筋所生病，所以用本穴可治疗经脉所过的疼痛性疾病。如颈项痛、肩背痛、腰腿痛等，常与后溪穴配用。

足太阳经脉"起于目内眦，上额，交颠。其支者，从颠至耳上角。其直者，从颠入络脑"，由此可见，本经脉在头部分布广泛，有前额至头的两边，一直到后头部，并入脑，整个头部与足太阳经脉关系密切，所以用足太阳经脉相关的穴位可以治疗头部诸多问题，其中本穴就是非常有效的一个穴位，再如膀胱经之昆仑、京骨、申脉等穴也常用于各种头痛的治疗。

从以上治疗内容所看，本穴主要以经脉循行、输穴的原理而用。功效以宣痹止痛为主，是治疗外邪侵袭经脉所致痛证之常用穴，尤长于治疗头痛及项强为主，早在《百症赋》就有"项强多恶风，束骨相连于天柱"之用，这一运用一直在临床被广用，疗效确实。

4. 昆仑（别名下昆仑、内昆仑、足太阳）

经穴

【定位】

在踝区，外踝尖与跟腱之间的凹陷中（见图2-34）。

【主治】

（1）部位主治（近治作用）：足跟肿痛。

（2）经络主治（经脉循行）：头痛，项强，目眩，鼻衄，腰痛，急性腰扭

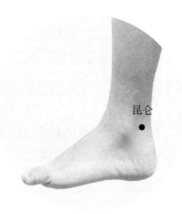

昆仑

图2-34

伤，癫痫。

（3）其他主治（特殊作用）：难产。

操 作

直刺 0.5~0.8 寸，临床以泻法为常用。可灸。

临床运用及发挥

昆仑是足太阳经脉之经穴，是临床非常重要的穴位，治证非常广泛，尤其是颈项肩背腰腿疼痛的常用要穴。正如《医宗金鉴·刺灸心法要诀》中记载："转筋腰尻痛，膊重更连阴，头疼脊背急，暴喘满冲心，举步行不得，动足即呻吟，若欲求安乐，须将此穴针（昆仑）。"也是现代著名针灸家张世杰老师所善用的三大要穴之一，笔者在临床也喜用本穴。故将本穴所用细述之。

《灵枢·经脉》言："足太阳之脉从颠入络脑，还出别下项。"《灵枢·经别》言："足太阳之正从膂上出于项，复属于太阳。"《灵枢·经筋》言："足太阳之筋上挟脊上项。"经脉病候言"项如拔，脊痛"，可见，足太阳经脉、经筋及经别均循行于颈项，与颈项部关系密切。昆仑为足太阳之经穴，针刺昆仑能振奋足太阳经气，使足太阳经支配的颈项部经气通畅，起到治疗作用。故可用于颈项强痛、肩背拘急、后头痛、眩晕等颈项部所带来的系列相关问题。

目前颈性眩晕、椎基底动脉供血不足所致的眩晕在临床非常常见，针刺本穴可有效地调节颈项部之经气，使阳气上达清窍以养神，改善局部血供，达到治疗颈性眩晕症的目的。如针灸名家张世杰医师所著的《古法针刺举隅》所载相关病案：

徐某，女,48 岁。2 年来，一过性头晕，频频发作。来诊之日发作剧烈，颈部不敢转动，动则欲呕，伴项部强痛。X 线检查示：项后韧带钙化、骨质增生、椎间孔变窄。诊断为颈椎病。针双昆仑，晕立已。

本穴不但对治疗颈项部疾病有特效，而且对腰骶部所致的疾病也有显著的疗效。如笔者治疗的一患者，女性，因产后出现腰骶疼痛 3 个月余，曾于他院磁共振等相关检查，未发现问题，经理疗、服用中成药、贴敷膏药等方法治疗，效不显而来诊。检查发现腰骶部剧痛难忍，压痛明显，起坐困难，于是立针刺双昆仑，一次治疗大有好转，5次治疗而痊愈。该患者于1年后来减肥治疗，经询问未再发现相关症状。其治疗原理也与经脉循行有关，腰骶部这一部位无论足太阳经脉循行、经别分布、还是经筋循行，皆与此部位有关，故用之有佳效。

因此笔者根据上述所治疗的内容来看，将其归结为：昆仑善治两头（颈项与腰骶）痛。

太阳主一身之表而为外，风寒之邪侵袭人体，太阳经首当其冲。太阳寒水化气，选择足太阳膀胱经循行腧穴发汗解表，是治疗太阳病之大法。《难经·六十八难》言："经主咳喘寒热。"本穴为太阳之经穴，所以治疗外感风寒则具特效，是治疗外感表证之常用穴，尤其因风寒所致的头项强痛、眉棱骨痛则效佳。

《针灸大成》载曰："主妇人孕难，胞衣不出，刺之落胎。"所用能治疗难产及胞衣不下，由于这类疾病已属于妇产专科，所以现代针灸临床已不再见到这类疾患。但是临床应当注意，孕妇患者应禁用。

5. 委中（别名血郄、郄中、腘中、委中央、中郄、腿凹）

❀ 合穴，膀胱之下合穴。

定位

在膝后区，腘横纹中点（见图2-35）。

主治

（1）经络主治（经脉循行）：腰痛，急性腰扭伤，下肢痿痹，下肢不遂，腘挛急，痔疾。

（2）脏腑主治（远治作用）：小便不利，遗尿。

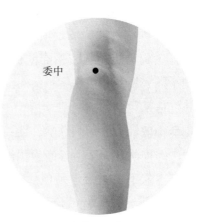

图2-35

（3）其他主治（特殊作用）：腹痛，急性吐泻，丹毒，瘾疹，皮肤瘙痒，疔疮。

操 作

直刺 1~1.5 寸，临床以泻法为常用；是刺血的重要穴位。可灸。

临床运用及发挥

委中穴是全身重要穴位之一，是膀胱经之合穴，膀胱腑之下合穴，四总穴之一，刺血要穴之一，是临床特别重要的穴位。

《素问·刺腰痛》篇就有记载："足太阳脉令人腰痛，引项脊尻背如重状，刺其郄中太阳正经出血。"此后诸多医学经典均对委中治疗腰痛有相关论述，诸多歌赋也有相关描述，如《席弘赋》云："委中专治腰间痛。"《灵光赋》"五般腰痛委中安"等，其中影响最深远的当属《四总穴歌》，其言："腰背委中求。"这是委中最基本最重要的作用，这句话虽简短，但是概括精准，对委中穴最基本的治疗言之到位，至今仍是临床的宝贵经验。委中是足太阳膀胱经之合穴，足太阳经脉分布遍及人身整个后部，其经筋分布于项、背、腰、骶、腘、踝等处，又足太阳主筋所生病。所以用本穴就能治疗颈、肩、腰、背、腿、膝等部位的疼痛及下肢的半身不遂等，故有"腰背委中求"之经典概括。

一般多是刺血为用，找其瘀络，点刺放血，不晕针者可取站立位刺血，出血效果好，晕针者取以俯卧位，并加拔火罐。尤适宜于急性腰部扭伤，一般可有血出病立缓之效。

《灵枢·九针十二原》中言："菀陈则除之。"《素问·调经论》言："血有余则泻其盛经，出其血……病在血，调之络。"委中又名血郄，此处易于瘀积，所以非常适宜刺血，委中瘀络点刺放血，可有活血散瘀，凉血清热解毒的作用，故还可用于急性吐泻、丹毒、疮疡、疖肿、痔疾、霍乱、热证等多种杂证，均有显著的疗效。笔者对这些杂证用委中穴的治疗均有临床实际案例，尤其痔疮用本穴刺血治疗，可有大量的相关病案，均获取了显著的临床疗效。下仅将所治疖肿一病案总结如下，以参悟委中之效。

患者女性，38 岁，于背部反复疖肿发作 10 余年，行多种方法治疗，一直不能得以根治，甚为苦恼，本次发作 3 天来诊。查：背腰部散在红肿包块，以背部为主，大小不一，有大如豆小如米粒者，触痛明显，颜色鲜红，舌红无苔，脉弦数。治疗以委中、大椎刺血，每 5 天 1 次，共治疗 5 次。患者至今已有 5 年余，仍与笔者保持联系，再未见其病的发生。

膀胱为州都之官，津液所藏之处，本穴为膀胱腑之下合穴，所以也用于小便不利、遗尿的治疗。早在《灵枢·邪气脏腑病形》就有记载："膀胱病者，小腹偏肿而痛，以手按之，即欲小便而不得，肩上热，若脉陷，取委中。"

委中性善疏泄清降，常以放血为用，有舒筋活络、强腰健膝、凉血解毒、活血散瘀之功，是治疗腰背及下肢痿痹、瘀证、实证、热毒之证的常用要穴。

本穴以刺血为常用，与大椎、曲泽、耳尖、太阳、各井穴等诸穴成为临床刺血要穴。本穴以泻法为常用，所以一般不用灸法。

（八）足少阴肾经五输穴临床运用集验

1. 涌泉（别名地冲、地衢、蹶心）

井穴

定 位

在足底，屈足卷趾时足心最凹陷中（当足底第 2、3 趾蹼缘与足跟连线的前 1/3 与后 2/3 的交点处）（见图 2-36）。

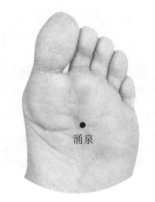

涌泉

图 2-36

主 治

（1）部位主治（近治作用）：足心热。

（2）经络主治（经脉循行）：咯血，咽喉肿痛，舌干，失音，喉痹，晕厥，癫狂，小儿惊风等急症及神志病证。

（3）脏腑主治（远治作用）：头痛，头晕，失眠，便秘，小便不利，阳痿，遗精，不射精。

（4）其他主治：奔豚气。

操 作

直刺0.5~1寸，临床以泻法为常用，斜刺时要防止刺伤足底动脉。可灸。

临床运用及发挥

涌泉穴是足少阴之起穴，为井木穴，主治范围甚广，所治多是疑难顽疾或急性病证，本穴是临床非常重要的穴位之一。

急救是井穴的基本特性，本穴是回阳九针穴之一，在急救方面更具特色，是井穴急救典型的代表穴位之一。晕厥、昏迷的发生主要是由于气机逆乱、升降失常、阴阳不相顺接，或肾阴素虚、水不涵木、阴不制阳、火郁风动而致。本穴为足少阴之井穴，是肾经脉气之所发，在五行中属木，与肝相应。肾属水，木气通于肝，肝肾同源，涌泉能兼通肝肾二经。又井穴可调脏腑神志病，所以涌泉穴具有较强的醒神开窍、滋阴潜阳、引火下行的作用，从而使阴阳之气互相续借，神志恢复。故可用于昏厥、中暑、休克、癫狂、中风、小儿惊风、新生儿不啼等突发急性病证，临床常与水沟、内关合用，用于治疗多种急症，具有取穴少、疗效高、见效快的特点，是一组急救特效穴。

"顶心头痛眼不开，涌泉下针定安泰"，记载所言极是，临床所用，可立起沉疴。如治一患者，男性，42岁，头顶胀痛4天，曾于当地县级医院CT、核磁共振等检查，未见异常，输液及口服药物未效而来诊，查见头痛剧烈，苔薄黄，脉弦数。于是双涌泉透太冲，以患者所能忍受的刺激强度给予捻转提插，3分钟后疼痛缓解，30分钟后起针仅微感不适，经治疗3次症状完全消失。

本穴为水之木穴，具有滋水涵木之效，因此对肝阳上亢所致的头痛、头晕（尤其是高血压所致者）有确切的疗效，用之可起到滋补肾水、引火下行的作用。

《灵枢·经脉》言：足少阴肾经之脉"循喉咙，挟舌本"。《灵枢·经别》

言："足少阴之正……直者，系舌本，复出于项，合于太阳。"根据上病下取和经脉所过主治所及的相关理论，可治疗咽喉肿痛、舌干、失语等疾病，尤对暴喑（突然失语）有奇效。

通过临床实践运用发现本穴还有诸多的功效，尤其对某些疑难杂症、顽症痼疾有独特的疗效，如嗜睡、癫痫、癔病、狂证、呃逆、突发性高血压、顽固性三叉神经痛、足心热等证皆有较好的治疗功效，临床若遇相关疾患，符合这一作用特性，用之多能立起沉疴。

本穴为足少阴之井穴，是全身穴位最低处，犹如泉水自地涌出，为回阳九针穴之一，故是治疗厥闭、癫狂、脏躁等邪实郁闭所致的多种神志病变之急救穴，咽喉口舌诸症之常用穴。

2. 然谷（别名龙渊、龙泉、然骨）

荥穴

定 位

在足内侧，足舟骨粗隆下方，赤白肉际处（见图 2-37）。

主 治

（1）经络主治（经脉循行）：咯血，咽喉肿痛。

（2）脏腑主治（远治作用）：月经不调，阴挺，阴痒，遗精，小便不利，消渴，泄泻。

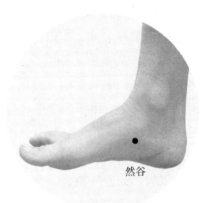

然谷

图 2-37

（3）其他主治（特殊作用）：消渴，腹泻，小儿脐风，口噤，癫疾。

操 作

直刺 0.5~1 寸，临床以平补平泻法为常用。可灸。

临床运用及发挥

然谷穴是足少阴之荥穴，在五行中属火，为荥火穴，肾经属水，因此为肾经之真火，所以本穴以平衡水火为要，具有明显的双向调节作用。根据荥穴的基本特性，"荥主身热"，能泻本经之热。从道理而言，肾无实火，是为阴虚之火热，所以泻之有滋肾阴泻肾之虚火的功用。临床最典型的疾病为更年期的患者，一般为阴虚火热之症，临床常以本穴配复溜、照海、阴郄等穴而治。尤其是阴虚火旺所致的生殖系统疾病，如小便不利、尿道炎、遗尿、遗精、白浊、月经不调、阴痒等泌尿生殖系统疾病。

因为本穴乃是水中之真火，若用补法，则能温补少阴之火，温阳益气，治疗肾阳不足之症。

3. 太溪（别名吕细）

原穴、输穴

定 位

在踝区，内踝尖与跟腱之间的凹陷中（见图2-38）。

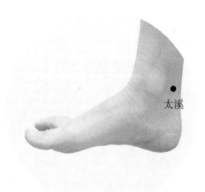

图2-38

主 治

（1）经络主治（经脉循行）：咳嗽，气喘，咯血，胸痛等肺部疾患。腰脊痛，下肢厥冷。

（2）部位主治（近治作用）：内踝及足跟肿痛。

（3）脏腑主治（远治作用）：月经不调，遗精，阳痿，小便频数，消渴，泄泻，头痛，目眩，耳聋，耳鸣，咽喉肿痛，齿痛，失眠，健忘。

（4）其他主治（特殊作用）：消渴。

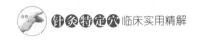

❀ 操 作 ❀

直刺 0.5~1 寸，临床以补法为常用。可灸。

❀ 临床运用及发挥 ❀

《灵枢·九针十二原》："五脏有疾，应出十二原，十二原各有所出，明知其原，睹其应，而知五脏之害矣。……阴中之太阴，肾也。其原出于太溪。"太溪肾之原穴。主治肾脏之疾。肾为水火之脏，内藏元阴元阳，肾阴是一身的根蒂，先天之真源，肾阳是机体活动的动力。肾阴亏耗、肾阳虚衰的病证，均可取用本穴。肾主藏精，为先天之本，生殖发育之缘，具有促进机体的生长、发育和繁殖，所以是泌尿生殖疾患之常用穴，凡与肾有关的胎、产、经、带、精等病证，本穴都是常用的要穴，临床常用于治疗肾炎、膀胱炎、遗精、阳痿、早泄、小便频数、月经不调等病。

肾主藏精，生髓养骨，且腰为肾之府，若精血不足，经脉气血亏虚，足少阴之脉则失于濡养，则会出现腰酸腰痛，软弱无力，甚至腰痛如折的表现，太溪为肾之原，故用太溪治疗的腰痛为虚证，及慢性久病肾精虚损。

齿为骨之余，肾主骨，太溪为肾经之原，所以用太溪主治与肾有关的牙痛。《通玄指要赋》言："牙齿痛，吕细堪治。"肾衰则齿豁，肾固则齿坚，肾精不固则齿脆、齿动。《内经》言："女子七岁，肾气盛，齿更长……三七，肾气平均，故真牙生而长极；四七……丈夫八岁，肾气实，发长齿更……三八，肾气平均，筋骨颈强，故真牙生而长极；四八……五八，肾气衰，发坠齿槁……七八……八八，则齿发去。"肾阴不足、虚火上炎的满齿隐痛，和肾精不足、牙齿不固的齿痛，本穴均为首选穴。

"足少阴之脉……循内踝之后，别入跟中……"足后跟乃与足少阴所联系，又肾主骨，所以足后跟痛与肾联系密切。在正常情况下，肾中精气充沛，能够滋养足跟，就会健壮无恙。若肾精不足，足跟失养，则见疼痛不适，造成"不荣则痛"。这类患者临床十分常见，如治一患者，女性，63岁，足跟疼痛反复发作 1 年余，时轻时重，当劳累活动时加重，曾西医封闭、口服药物及烫洗等方法治疗，一直未愈，故来诊。检查：足跟处压痛，舌质淡，苔薄白，脉沉细。治疗取用本穴、大钟、阿是点，火针治疗，4日1次，3次而愈。

足少阴之脉与其他经脉联系广泛，贯肝，入肺，络心，与膀胱经脉相表里，又循喉咙、挟舌本、贯脊、注胸中。根据"经脉相通，主治所及，生理相连，病理相关"等系列理论，用肾经穴位可治疗以上相关脏腑器官的疾病。太溪既是肾之输穴，又是肾之原穴，所以用太溪就能主治肾之脏病、经病、气血病。如肺系疾病中的咳嗽、哮喘等；心系疾病中的失眠、心悸、烦躁等；神经系统的精神恍惚、智力低下、头痛头晕等；咽喉的咽干咽痒，舌强不语，肾虚所致的耳鸣耳聋等。

总之本穴是作用广、疗效高的一个常用要穴。著名针灸名家张世杰老师最善用本穴，独用本穴可治疗上百种疾病，并能取得显著的疗效，故在针灸界有"张太溪"之美誉。确为针法之妙诀，下从张老所著的《古法针刺举隅》中60例太溪治疗病案中，从中摘录2例病案与读者领悟张老针法绝妙，并悟太溪穴之功效。

病案1

王某，女，34岁。1979年始，患精神分裂症，曾用氯丙嗪、五氟利多、氟奋乃静、癸酸酯等药物治疗，至1984年夏，发生弄舌而不能自制，虽曾服盐酸苯海索等药物近1年，弄舌仍不已，故要求针刺治疗。两脉沉弦，舌红，苔黄腻。治疗仅取双太溪，一次见效，五次病已。

病案2

秦某，女，62岁。患哮喘二十年，每逢春夏之际症情加剧，屡服中西药物而未获根治。发作时来诊，症见呼长吸短，动则喘促加剧。两脉沉而微滑，舌淡，苔白微腻。诊为肾不纳气之喘，针双太溪，未及20次基本痊愈，观察3年，未再复发。

将穴位用到了极致，妙哉、妙极！

4.复溜（别名伏白、昌阳、外命、伏留、外俞）

🌸 经穴

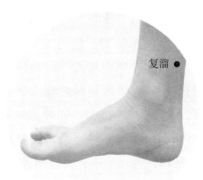

图 2-39

定 位

在小腿内侧，内踝尖上 2 寸，跟腱前缘（见图 2-39）。

主 治

（1）经络主治（经脉循行）：腰脊强痛，下肢痿痹。

（2）脏腑主治：腰酸，咽干、口干，视物昏花，便秘，水肿。

（2）其他主治（特殊作用）：腹胀，癃闭，泄泻，盗汗，热病无汗或汗出不止。

操 作

直刺 0.5~1 寸，临床以平补平泻法为常用。可灸。

临床运用及发挥

复溜是治疗汗证的重要穴位，用之既可补卫气以固表止汗，又可鼓动卫气以祛邪开腠理，治疗汗证，具有双向调节汗液的作用，在临床中有"有汗无汗针复溜"之用，历代对此多有记载。《玉龙歌》："伤寒无汗泻复溜。"《十四经要穴主治歌》言："复溜……伤寒无汗急泻此，六脉沉浮即可伸。"皆是关于用复溜穴治疗汗证的记载。用本穴治疗汗证历代用之最多的经验就是配合谷的运用，这一运用最早记载见于《兰江赋》："无汗更将合谷补，复溜穴泻好施针，倘若汗多流不绝，合谷收补效如神。"自后多部医学典籍皆有相关的记载，如《针灸大成》载："多汗先泻合谷，次补复溜；少汗先补合谷，次泻复溜。"《医学纲目》载："伤寒汗不出，刺合谷、复溜；俱针泻之。"《肘后歌》："当汗不汗合谷泻，自汗发黄复溜凭。"由此可见，复溜是历代治疗汗证之要穴，尤与合谷配用，因治有汗与无汗治疗补泻手法各不相同，用于治疗机体汗液失常的病证。二穴相伍，一补一泻，一固一利，扶正祛邪，止汗益彰。配阴郄、通里、治疗阴虚盗汗、骨蒸潮热；配命门、肺俞治疗自汗。

本穴善疏通肾经经气，行气化水，通调水道，故对水液代谢有良好的调节作用，无论水肿癃闭之症，还是遗尿之疾，均能调理，这一临床运用也是双向调节作用。在古代医籍中也有许多关于用复溜治疗水液代谢失常的记载。如《灵光赋》："复溜治肿如神医。"《备急千金要方》："复溜、丰隆主风逆四肢肿。"《杂病穴法歌》："水肿水分与复溜。"《铜人腧穴针灸图经》："水肿气胀满，复溜、神阙。"以上所载均为用复溜治疗水肿之经验，可见本穴是临床治疗水肿之验穴、要穴。临床以本穴配水分、气海同用治疗水肿之疾疗效可靠，笔者在临床以本穴组治疗数例相关患者，疗效确实可靠，临床可用于水肿、癃闭、泄泻、遗尿及水液代谢失常之症，尤对经期所治水肿有显著的疗效。

本穴是肾经之经穴，在五行中属金，肾属水，金生水，所以复溜是肾经之母穴，根据虚者补其母，故用本穴可治疗肾气亏虚而致的疾病，尤其急慢性腰痛、下肢痿痹、手麻等病最具特效。这一运用在古代临床中也有相关记载，如《铜人腧穴》载："治疗脊内引痛，不得俯仰起坐。"《太医歌》言："刺治腰脊闪挫疼痛。"笔者在临床治疗因年老体衰、肾气亏虚所致的腰酸腰痛，一般常规取用本穴治疗，往往可手到病除，立竿见影。

5. 阴谷

❀ 合穴

【定 位】

在膝后区，腘横纹上，半腱肌肌腱外侧缘（见图 2-40）。

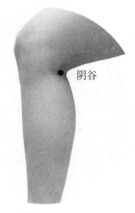

阴谷

图 2-40

主 治

（1）经络主治（远治作用）：阳痿，疝气，崩漏等泌尿系统疾患；癫狂。

（2）部位主治（近治作用）：膝股痛。

操 作

直刺 1~1.5 寸，临床以补法或平补平泻法为常用。可灸。

临床运用及发挥

阴谷是足少阴之合穴，在五行中属水，是水中之水穴，乃为真五行，故调理水的功能作用极强。"合主逆气而泄"，水当以下而不留，水之在体内停留，则会致水肿、小便不利等水湿泛滥之疾。《太乙歌》言："利小便，消水肿，阴谷水分与三里。"《针灸大成》记载："小便不通，阴谷、阴陵泉；小便淋漓，阴谷、关元、气海、三阴交、阴陵泉。"皆是关于本穴治疗小便不利的运用。因此本穴是通调水道之效穴，配中极、阴陵泉、膀胱俞、行间等穴治疗癃闭淋证；配水分、委阳、阴陵泉、复溜、三焦俞治疗水肿；配气海、关元、治疗乳糜尿；配肾俞、三焦俞、秩边、委阳治疗遗尿、尿频；配三阴交、肾俞、带脉调经止带。

肾主生殖，乃为真五行，具有滋肾阴补肾阳的作用，若肾气不足则可见生殖、泌尿系统病证，所以可治肾虚所致的阳痿，遗精，崩漏，月经不调等。

《卧岩凌先生得效应穴针法赋》："脐腹痛泻足少阴之水（阴谷穴），应在行间。"是阴谷穴与行间穴对穴配伍应用。现代针灸医家吕景山老师对此有发挥，二穴配伍用于脐周疼痛，头胀头痛，眩晕，视物不明，耳鸣，口干咽燥，五心烦热，遗精，失眠，腰膝酸痛，舌红少津，脉弦细无力等症，证属阴亏诸疾。阴谷以滋肾阴为主，行间以清泻肝胆为要。二穴伍用，一肾一肝，一补一泻，相互制约，相互为用，滋肾平肝、清热息风、缓急止痛之功益彰。

因本穴在膝关节处，所以也常用于膝髌肿痛、下肢痿痹证的治疗。

（九）手厥阴心包经五输穴临床运用集验

1. 中冲

✿ 井穴

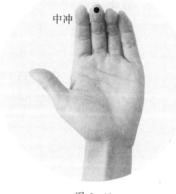

图 2-41

定 位

在手指，中指末端最高点（见图 2-41）。

主 治

（1）脏腑主治（远治作用）：中风昏迷，舌强不语。

（2）穴性主治（特殊作用）：中暑，昏厥，小儿惊风，热病。

操 作

浅刺 0.1 寸，临床以泻法为常用；或点刺出血。可灸。

临床运用及发挥

中冲为心包经脉之井木穴。心包为心之外围，有代心受邪的作用；井穴主病在脏。因此所有的井穴皆有开窍醒神的作用，而中冲的急救作用更为突出，因其是心包之井，有直通心神之功。所以本穴是治疗心包邪热所致心神不宁、中风昏迷、晕厥休克、急慢惊风等证之要穴。

泻热是井穴共同的作用，所以本穴也具有这一特性。临床常配劳宫用于掌中热、鹅掌风；配少商治疗咽喉肿痛、舌强不语；配郄门治疗热病汗不出等症。这一运用早在《针灸甲乙经》中有载："热病烦心，心闷而汗不出，掌中热，心痛，身热如火，浸淫烦满，舌本痛，耳鸣。"所治均为泻热之用。

《神农经》："主治小儿夜啼多哭。"《医学纲目》云："夜啼，灸中冲，一壮即止。"《类经图翼》: "夜啼, 心气不足, 中冲三壮。"这说明本穴是治疗夜啼的一个有效穴。夜啼的发生, 在中医学认为, 多以心经热、惊恐两型为多见。小儿多心肝有余, 脾常不足, 易生心热, 热扰神明则烦躁不安而见啼哭。一般可在本穴点刺放血即可, 多数患者 1 次即见疗效, 点刺放血可清其热而泻其火, 宁其心而安其神。如果刺血不佳时, 也可以选择艾灸疗法, 以上所记载均是艾灸的运用。本穴原则上来讲以针刺为主, 一般不用灸法, 但是古代临床很多选择以艾灸之法为治, 而获得奇效, 以上所载就是例证。这与本穴乃为心包之母穴有关, 根据虚则补其母的理论, 所以可以用灸法。古代对此不但有其治疗的具体方法, 还有相关病案的记载。如万全在《幼科发挥》所记载的病案。

万全刚刚行医的时候, 曾治过一个两岁小孩儿, 患儿突发抽搐昏死过去。万全到他家时, 举家痛苦, 于是告知家人不必过度悲伤: 小儿面色未脱, 手足未冷, 并不是真的死了。于是取来小艾柱, 施灸于小孩儿两手中冲穴, 火刚烧到皮肉, 患儿就醒了, 大哭, 父母皆喜。于是就用家传治惊方, 以雄黄解毒丸十五丸, 凉惊丸二十五丸, 与薄荷煎汤一起服下, 不一会儿小儿吐出黄痰, 抽搐也停止了。

这说明临床应当具体问题具体分析, 灵活多变, 不拘一法一方, 方能针到病除。

2. 劳宫（别名五里、掌中、鬼窟、鬼络、鬼路）

❀ 荥穴

定 位

在掌区, 横平第 3 掌指关节近端, 第 2、3 掌骨之间偏于第 3 掌骨（见图 2-42）。

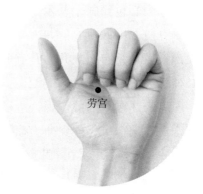

劳宫

图 2-42

主 治

（1）部位主治（近治作用）:

鹅掌风。

（2）脏腑主治（远治作用）：中风昏迷，中暑，心痛，烦闷，癫狂痫。

（3）穴性主治（特殊作用）：口疮，口臭。

操 作

直刺 0.3~0.5 寸，临床以泻法为常用。不宜灸。

临床运用及发挥

劳宫为心包经之荥穴，在五行中属火，火乃木之子，《难经·六十六难》言："荥主身热。"荥穴能泻本经之热邪，心多热，并且多为实热。《灵枢·邪客》云："心者，五脏六腑之主也，邪不能客也……故诸邪之在于心者，皆在心包络。"所以用本穴能泻心火，散郁结，导火下行，凉血息风，治疗一切心火上炎之疾，如口舌生疮、牙痛、牙龈肿痛及出血、口臭、衄血、烦渴等。总言之，凡血热太过均宜泻之。临床常配照海合用，一泻火，一滋阴，水上火下，诸症自息。如笔者治一案例，患者女性，39岁。口疮病史2年余，每当劳累或情绪急躁可诱发，本次发作3天，以舌尖及舌底面为著，疼痛严重，影响进食，心烦热燥，舌尖红赤，脉稍浮微数。取本穴配照海，每次30分钟，治疗3次而愈，巩固治疗3次，共治疗6次，随访2年未再发作。

本穴处于手掌心，乃心神之所居，故有劳宫穴之称。为十三鬼穴之一，也是回阳九针之一，所以有醒神开窍、镇静安神的功效，所以常用于昏迷闭证、癫狂痫、中暑、脏躁、喜笑不休等神志病证。常与肾经井穴涌泉相配调整心肾不交之证。

劳宫穴治疗鹅掌风具有较好的疗效，既能除血热又能活局部之气血，所以功效较好。临床多配八邪或十宣刺血。笔者曾以本方治疗数例相关患者，疗效确实。

本穴曾以五里穴而命名，因其能治疗多经病，就以其功能而言所命名。早在《外台秘要》对本穴的功效记载最全面："主热病发热，满而欲呕哕，三日以往不得汗，怵惕，胸胁痛不可反侧，咳喘，尿赤，大便血，衄不止，呕吐血，气逆噫不止，噫中痛食不下，善渴，口中烂，掌中热，风热，善怒，心中善悲，屡呕，唏嘘，喜笑不休，烦心，咳，寒热，善哕，少腹积聚，小儿口中腥臭，胸胁支满，黄疸目黄。可见本穴作用广泛，但所治均以心火上炎为要，所以本穴宜泻不宜补，也不宜用灸法。

3. 大陵（别名心主、鬼心）

输穴，原穴

定位

在腕前区，腕掌侧远端横纹中，掌长肌腱与桡侧腕屈肌腱之间（见图2-43）。

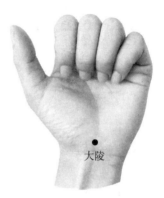

图 2-43

主治

（1）经络主治（经脉循行）：臂、手挛痛，腕痛。

（2）脏腑主治（远治作用）：心痛，心悸，心烦易怒，失眠，喜笑悲恐，癫狂痫，疮疡；胸胁满痛。

（3）其他主治（特殊作用）：胃痛，呕吐，呃逆，口臭等胃腑病证；足跟痛。

操作

直刺0.3~0.5寸，临床以泻法或平补平泻法为常用。不宜灸。

临床运用及发挥

大陵穴是心包经脉之输穴、原穴，治证比较广泛，所以是历代临床非常重要的穴位。

本穴是手厥阴心包经的原穴，《黄帝内经》言："五脏六腑之有疾，皆取之十二原。"心包代心受邪，所以是治疗心脏疾病之常用穴。如心痛、心悸等。心主神明、主神志，所以也是神志病证之要穴，孙思邈把它列为十三鬼穴之一，名为"鬼心"。具有镇静安神、清心通络的作用，安神之功用是本穴非常重要的作用之一，是失眠、多梦、脏躁、癫狂、癔症等精神类疾患的要穴之一。尤对失眠的治疗作用好，失眠属于中医"不寐"范畴，其病位在心。各种原因扰动心神或心神失养可以导致本病的发生。心包代心受邪，所以失眠调理心包经就能消除诸症，本穴是心包经之原穴，所以用之疗效满意。

《玉龙歌》有载："口臭之疾最可憎，劳心只为苦多情，大陵穴内人中泻，心得清凉气自平。"《胜玉歌》言："心热口臭大陵驱。"皆是言之本穴有治疗口臭的作用，临床所用疗效确实。中医学认为口臭产生的原因是于心包经积热日久、灼伤血络，或有脾虚湿浊上泛所致。清代《杂病源流犀烛》中说："虚火郁热，蕴于胸胃之间，则口臭，或劳心味厚之人亦口臭，或肺为火灼口臭。"大陵穴为心包经输穴和原穴，五行中属土，是子母补泻法之子穴，根据实则泻其子的理论，故能泻心经之热，所以对口臭的治疗就有确实之效，临床常配劳宫、水沟穴合用。

本穴是治疗足跟痛的一个经验效穴，其治疗功效已得到了医家公认，效果确实，疗效满意。作用原理一般多从交接经配穴来解释，通过临床的治疗经验来看，这一解释有些牵强，不符合实际意义。因为足跟痛患者一般会在对侧的大陵穴相对应的周围找到明显压痛点，针刺时并以痛点为用，若直接针刺大陵穴，疗效往往多不满意，这应符合对应点配穴法。对这一理论的解释，高树中老师在《一针疗法》中已分析的非常清楚，感兴趣的读者对此可以查阅。

本穴属于子母补泻法中之子穴，所以本穴适宜泻法，不宜用补法，更不宜用灸法，补之助邪，灸之助火亡阴。

4. 间使（别名鬼路、鬼营）

🏵 经穴

【定 位】

在前臂前区，腕掌侧远端横纹上3寸，掌长肌腱与桡侧腕屈肌腱之间（见图2-44）。

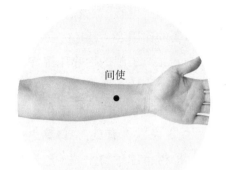

主 治

（1）脏腑主治（远治作用）：胸闷，心痛，心悸，怔忡，癫狂痫。

（2）其他主治（特殊作用）：胃痛，呕吐，热病，疟疾。

操 作

直刺 0.5~1 寸，临床以泻法为常用。可灸。

图 2-44

临床运用及发挥

间使为心包经之经金穴，心包为心主之臣使，代心受邪，代心用事，所以用本穴能治疗心脏性疾病，如心痛、心悸等，这是本穴最基本的治疗作用。心主神明，心包是臣使之官，喜乐所出，所以本穴能宁心安神，用于神志病，如癫狂痫、老年痴呆、失眠、健忘等。早在《肘后歌》内有载："狂言盗汗如见鬼，惺惺间使便下针。"

手厥阴心包历络三焦，三焦为气机运行之通路，本穴有疏利气机之效，这一功效与内关穴相近，所以对气机不畅的问题有疏调的作用，尤其是中焦脾胃之疾，如胃胀、呕吐、胃痛等。

本穴自古是治疗疟疾的临床效穴，如《琼瑶神书》有载："治寒热疟疾多泻之，寒多补之。"《玉龙赋》："间使剿疟疾。"《古今医统大全》有："主治……久疟。"可见本穴治疗疟疾为古代医家实践之经验。这与本穴是经穴有关，"经主咳喘寒热"，具有通里达表，祛邪截疟的作用。临床常和大椎穴合用，组成了一对特效验穴。大椎位居督脉高位，能宣通一身之阳气，以宣阳和阴，解表退热，祛风散寒，祛邪截疟，镇静安神的功效；间使能疏解厥阴、少阳之邪，以宽胸利膈、下气化痰、宁心安神为用。二穴合用，并走于上，相互促进，相互为用，和表里，散阴邪，除寒热，疗疟疾。

本穴是心包经之经穴，"经主发音"，心开窍于舌，心包代心受邪，所以本穴常用于失语性疾病的治疗，《百症赋》载曰"天鼎间使，失音嗳嚅而休迟。"

5. 曲泽

✿ 合穴

定 位

在肘前区，肘横纹上，肱二头肌腱的尺侧缘凹陷中（见图 2-45）。

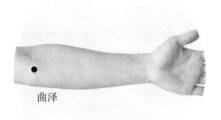

曲泽

图 2-45

主 治

（1）部位主治（近治作用）：肘臂挛痛。

（2）脏腑主治（远治作用）：心痛，心悸，善惊。

（3）其他主治（特殊作用）：胃痛，呕吐，泄泻，中暑，热病。

操 作

直刺 1~1.5 寸，临床以泻法为常用，或点刺出血。可灸。

临床运用及发挥

曲泽是临床常用重要穴位之一，尤其是刺血所用，临床用途极广，是刺血所用的常用要穴。常和委中合用，有"四弯"穴之称，是民间常用要法之一。

委中与曲泽已在临床形成了较为固定的配穴组合，临床用途非常广泛，见效快捷，多立起沉疴，所治多是危重急证，如中风闭证、霍乱吐泻、急性哮喘发作、中暑、疔疮、痈疽等。二穴配用，一阴一阳，一表一里，相互促进，相互为用，调和阴阳，和解表里，行气活血，清热解毒，止痛，止吐，止泻之功益彰。

本穴有化瘀通滞的作用，因为本穴是心包经之合穴，所以对心血管系统有较好的调整功效。本穴在能补充心脏气血的基础上，能解决气血瘀滞所引起的虚损，改善长期胸闷、心悸之症状。无论是功能性肝气郁结还是器质性心脏本身所致的供血不足，本穴皆能改善，虚实皆能调治。

心包经起于胸中，循胸出胁，经前臂正中而止于中指尖，所以心绞痛、心肌梗死时，患者常会出现胸前区累及前臂及中指尖的疼痛麻木，其病变完全符合经脉循行。本穴为本经之合穴，对此可有较好的治疗作用。根据"经脉所过，主治所及"的道理，还常用于胸胁痛、肘臂拘挛等。

本穴以刺血为常用，不宜用灸法。

（十）手少阳三焦经五输穴临床运用集验

1. 关冲

🌸 **井穴**

定 位

在手指，第4指末节尺侧，指甲根角侧上方0.1寸（见图2-46）。

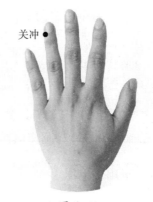

关冲

图 2-46

主 治

（1）经脉循行：偏头痛，耳鸣，耳聋。

（2）穴性主治：目赤，喉痹，舌强，热病，中暑，昏厥（井穴）。

操 作

浅刺0.1寸，临床以泻法为常用；或点刺出血为常用。不宜灸。

临床运用及发挥

本穴是手少阳经脉之井穴，在五行中属金，为井金穴。三焦主气，金也主气，井穴具有泻热之共同特性，所以本穴对三焦热证甚效。三焦经脉与头面五官联系密切，用关冲穴治疗风热郁火所致头面五官疾患具有确实的疗效。如目赤肿痛、目生翳膜、耳鸣、耳聋、咽喉肿痛、口干、舌强不语、舌充血肿胀、疟腮及脑部充血而并发的头痛、眩晕等。以上均为三焦热证而致，因此皆是本穴的适应证。

井穴还具有的共同特性是开窍醒神、回阳救逆之效，用于急救，本穴也同样有这一作用特点，常用于昏厥、中暑、霍乱、疟疾等急性病证。

临床主要以泄三焦之热为常用，临床以泻法或刺血为常用，一般不用灸法。

2. 液门（别名腋门、掖门）

❀ 荥穴

◈ 定 位 ◈

在手背，当第4、5指间，指蹼上方赤白肉际凹陷处（见图2-47）。

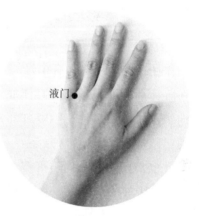

液门

图 2-47

◈ 主 治 ◈

（1）局部主治：手麻，手臂痛。

（2）经脉主治及穴性主治：头痛，目赤、耳鸣、耳聋、牙痛、喉痹等头面五官热性疾病；疟疾。

◈ 操 作 ◈

直刺0.3~0.5寸，临床以泻法为常用。可灸。

◈ 临床运用及发挥 ◈

《素问·灵兰秘典论》说："三焦者，决渎之官，水道出焉。"三焦脉气由此输注，为水气出入之门，所以名为液门。所治主要以咽干咽痛、目涩、寒热、耳聋，及伤津干燥之症为主。

《铜人腧穴针灸图经》卷五言："液门……治寒热目眩、头痛、暴得耳聋、目赤涩。"液门属于三焦经腧穴，三焦经脉"上项，系耳后，直上出耳上角，以屈下颊至颛"。其支者"从耳后入耳中，出走而前，过客主人，前交颊，至目锐眦"。由此可见，三焦经脉在面部广泛分布，于耳、目、喉咙联系，其经筋又"入系舌本"，所以用本穴可以治疗头面五官疾病。如咽痛、咽干、耳聋、耳鸣、目赤、三叉神经痛、牙痛、眼皮酸胀无力等，尤其是津液不足之症最具特效。也是治疗牙痛之效穴，是笔者治疗牙痛常用效穴。本穴为荥穴，在五行中属水，因此泻火作用较强，对三焦火盛而致的牙痛有针到立止的作用。如治一患者，女性，44岁，牙痛3天，口服中西药物，疼痛未减，故来诊。检查见上牙右侧第2、3磨牙疼痛，舌质红，苔薄黄，脉浮数。故取患侧液门及双侧内庭针刺，10分钟后疼痛即可缓解，留针30分钟疼痛消失，巩固治疗2次而愈。

感冒的发生多因外感风寒、风热之邪，侵犯肺卫，肺卫失宣而致。而三焦为"脏腑之外卫"，职司一身之气化，尤其与肺气的宣发功能密切相关。《内经》言"荥输治外经"。针刺液门穴，可具有清热、解表、调和表里的作用，临床用之确有很好的实效性，因此在临床有感冒"第一穴"之称。在临床取用时根据患者具体症状加配相关穴位，如鼻塞流涕常配迎香；头痛常配太阳、风池；咽喉肿痛常配少商、鱼际、曲池；发热常配大椎、曲池；咳嗽配尺泽、列缺。

也常用于偏头痛、落枕、颈椎病、肩臂痛、手背红肿、手指拘挛等三焦经脉上肢痿痹证。如《玉龙歌》言："手臂红肿连腕痛，液门穴内用针明。"本穴也是平衡针疗法中的颈痛穴，用于颈项疾病的治疗。在治疗颈项病时，要深刺，以透向中渚疗效更佳。

3. 中渚（别名下都）

输穴

定位

在手背，第4、5掌骨间，第4掌指关节近端凹陷中（见图2-48）。

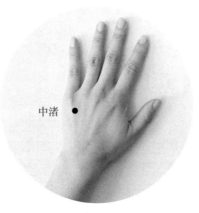

中渚

图2-48

⟨ 主 治 ⟩

（1）经脉主治及穴性主治：头痛，目赤，耳鸣，耳聋，喉痹，疟疾，肩背肘臂酸痛，手指不能屈伸。

（2）其他主治：热病。

⟨ 操 作 ⟩

直刺 0.3~0.5 寸，临床以泻法为常用。可灸。

⟨ 临床运用及发挥 ⟩

手少阳三焦经脉的循行，从无名指起，经本穴向上通过肘尖部，沿上臂外侧上行至肩部，交会于手太阳经之秉风，又交会督脉之大椎，并从缺盆处向上，过项部，布头之侧面。可见本经的循行经过上肢各关节部位，根据"经脉所过，主治所及"的原理，可选取该经脉的穴位治疗。中渚为手少阳之输穴，"输主体重节痛"，故用中渚穴治疗颈项、肩背疼痛、手腕痛、手臂痛、手指拘挛不伸等痛证。针灸临床有许多相关文献记录，如《席弘赋》："久患伤寒肩背痛，但针中渚得其宜。"《肘后歌》："肩背诸疾中渚下。"《灵光赋》："五指不便取中渚。"《通玄指要赋》："脊间心后痛，针中渚立瘥。"可见，本穴治疗三焦经脉循行痛证是长期临床实践经验之总结。

在实际临床中，三焦经脉与阳明经脉的肩痛常相并发生，两经脉之肩痛在很多时候常相互影响，多数时候很难截然分开，这在临床十分常见，在诊治时应当注意，笔者常以本穴配三间、阳陵泉组合并用，多能获得立竿见影之效。本穴与三间均为输穴，有通痹止痛的作用，阳陵泉为筋之会，有舒筋利节之效，三者合用，有针到病立缓的作用。

在马王堆出土的帛书《阴阳十一脉灸经》中记载本经脉为耳脉，后来改称为少阳三焦经脉。这与三焦经脉的循行有关，手少阳经脉"从耳后入耳中，出走而前"，止于眉梢外侧，故能治疗耳鸣、耳聋等耳部疾病。《灵枢·经脉》："是动病：耳聋，浑浑焞焞……"《针灸甲乙经》记载："耳聋，两颞颥痛，中渚主之。"可见中渚治疗头面五官之疾由来已久。虚实之证皆能运用，实证用泻法，虚证用补法。如治一患者，男性，因工作之烦心事出现耳鸣半月，曾服用药物治疗未见其效，而来诊。耳内如感蝉鸣，连续不断，时轻时重，舌红，苔薄黄，脉弦数。立针刺双中渚及双太冲，行泻法，诊后 10 分钟感蝉鸣明显减轻，留针 40 分钟，隔日 1 次，经治疗 3 次症状消失。

治疗耳部疾病不仅本穴有特殊作用，三焦经脉诸多腧穴，对耳部疾病的治疗均有特异性的作用，这已得到历代医家相关验证，由此可见，耳部疾病是三焦经脉的一个主要治疗功效。称之"耳脉"其言不虚。

根据三焦经脉的特点，本穴还可用于治疗消渴、疟疾、热病、风湿性关节炎、手背部和面部的疣等多种临床杂症。临床所用往往多能效如桴鼓。

4. 支沟（别名飞虎）

🏵 经穴

定 位

在前臂后区，腕背侧远端横纹上 3 寸，尺骨与桡骨间隙中点（见图 2-49）。

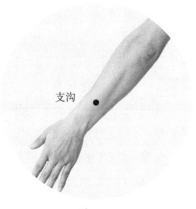

支沟

图 2-49

主 治

（1）经脉主治：耳鸣，耳聋，胁肋痛，落枕，手臂痛。

（2）其他主治：便秘，暴喑，瘰疬，热病。

操 作

直刺 0.5~1 寸，临床以泻法为常用。可灸。

临床运用及发挥

《难经·六十六难》言："三焦者，原气之别使也，主通行三气，经历于五脏六腑。"三焦具有主持一身之气的作用，这是三焦经脉最基本最主要的作用。支沟最基本的特性是善调理诸气，所以临床所见气机不调诸证，就是支沟穴主治范围。善于调理经络气滞不通，如与阳陵泉、太冲伍用，治疗胁肋痛、偏头痛；若与内关合用，治疗胸胁胀满、嗳气、打嗝、呕吐；如与丰隆配用，可用于外邪实喘。

支沟穴是针灸临床公认的便秘效穴，单独或作为主穴运用各种便秘的治疗。早在《类经图翼》中记载："凡三焦相火炽盛，及大便不通、胸胁疼痛者，据宜治之。"临床所用疗效非常确实，笔者临床治疗上百例便秘患者，无不效者，所以在临床很值得进一推广运用。《玉龙歌》言："大便秘结不能通，照海分明在足中，更把支沟来泻动，方知妙穴有神功。"这是支沟穴与照海穴合用治疗便秘的记载。照海属肾经，通于阴跷脉，为滋阴之要穴。支沟属于三焦经，为经火穴，通泄三焦之火，二穴配用，水火济济，上下呼应，使热去水足，大便自通，有"增水行舟"之说，主要用于阴虚之便秘；支沟配足三里治疗气虚便秘；支沟配天枢治疗实秘；支沟配阳陵泉用于热秘。总之支沟穴是治疗便秘的效穴，故有便秘"第一穴""便秘穴"之称。

《标幽赋》有"胁痛肋痛针飞虎"之用，现代临床有"胁肋支沟取"之用，用支沟穴治疗胁肋部疼痛作用明显。如笔者治一患者，女性，左胁肋部疼痛不适4日，活动及咳嗽均会引发疼痛，曾贴敷膏药及用舒筋活血药治疗，未见效，来诊即针刺左侧支沟穴，得气后嘱患者用力深呼吸，并按摩其痛处，30分钟起针后症状明显缓解，第2日又巩固治疗一次而愈。

支沟为三焦经脉之经火穴，善通调三经之经气，为气机运行之通道，其特性走而不守，凡有关气机不调所致诸证，本穴皆能治之。因此本穴宜泻不宜补，宜针不宜灸。

5. 天井

🏵 合穴

〖 定 位 〗

在肘后区，肘尖上1寸凹陷中（见图2-50）。

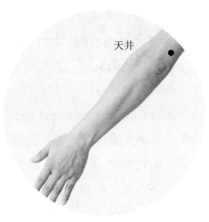

天井

图 2-50

主 治

（1）经脉主治：偏头痛，胁肋痛，肘臂痛，颈项肩背痛，耳聋。

（2）其他主治：癫痫，瘰疬，瘿气。

操 作

直刺 0.5~1 寸，临床以平补平泻法为常用。可灸。

临床运用及发挥

天井穴是本经的合穴，在五行中属土，故为本经之子穴，泻之能清泻三焦之火。又"合主逆气而泄"，所以本穴最适宜于三焦经脉郁火上攻而致的实证。本穴功效极为广泛，治症繁杂。《针灸大成》记载本穴的功效为："主心痛，咳嗽上气，短气不得语，唾浓，不嗜食，寒热凄凄不得卧，惊悸，瘛疭，癫疾，五痫，风痹，耳聋嗌肿，喉痹汗出，目锐眦痛，颊肿痛，耳后臑臂肘痛，捉物不得，嗜卧，仆伤腰髋疼，振寒颈项痛，大风默默不知所痛，悲伤不乐，脚气上攻。"可见所治之症非常广泛，但在临床实用中主要针对偏头痛，瘰疬，肩肘不举，肘关节疼痛，瘿气和癫痫病的治疗，尤其是对瘰疬的治疗为最常用，功效最为确实。《玉龙赋》记载："天井主治瘰疬、瘾疹。"《胜玉歌》言："瘰疬少海、天井边。"皆是记载本穴用于瘰疬的治疗。在古法记载本穴治疗瘰疬病证中，一般是天井透肩贞之用，沿皮向上透刺。

（十一）足少阳胆经五输穴临床运用集验

1. 足窍阴

井穴

定 位

在足趾，第 4 趾末节外侧，趾甲根角侧后方 0.1 寸（见图 2-51）。

主 治

（1）局部主治（近治作用）：足跗
肿痛。

（2）经脉主治（经脉循行）：头痛，
耳聋，耳鸣，目赤肿痛，咽喉肿痛等头
面五官实热证；胸胁痛。

（3）其他作用（特殊作用）：失眠，
多梦，热病。

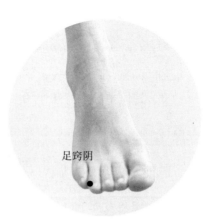

图 2-51

操 作

浅刺 0.1~0.2 寸，临床以泻法为常用，或点刺出血。不宜灸。

临床运用及发挥

窍，孔窍之意。是指本穴能治头部诸窍之疾，本穴所治为喉痹、舌强、
目干、目痛、外眼眦痛、耳聋、耳鸣等有关五官诸窍之病，所以故名为窍。
临床所治多导引下行，清泻肝胆为用，是临床治疗肝胆火热上扰五官清窍
所致诸疾之常用穴，常与侠溪、行间等穴配合运用。本穴因其是井穴，所
以也常以刺血为用。因泻肝胆之火为主，故一般较少用灸法。

2. 侠溪（别名夹溪）

荥穴

定 位

在足背，当第 4、5 趾间，趾蹼缘
后方赤白肉际处（见图 2-52）。

主 治

（1）局部主治（近治作用）：足跗

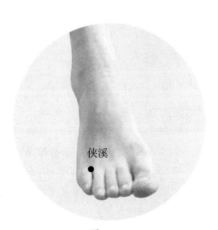

图 2-52

肿痛。

（2）经脉主治（经脉循行）：头痛，眩晕，颊肿，耳聋，耳鸣，目赤肿痛等五官疾患；胁肋疼痛，膝股疼痛；乳痈。

（3）其他主治（特殊作用）：惊悸，热病。

操 作

直刺0.3~0.5寸，临床以泻法为常用。不宜灸。

临床运用及发挥

本穴为胆经荥穴，在五行中属水，为荥水穴。"荥主身热"，且为水穴，故泻热作用更强，用之而泻本经之邪热。具有清热泻火，平肝息风的作用，是治疗肝胆火热循经上扰五官清窍之要穴。用于头痛，头晕，耳鸣，耳聋，目赤肿痛，目痒，颊颔肿等。尤其用于肝胆实热上蒸于头而致的眩晕最具特效，有针到晕止的特效之功，故在临床有"眩晕效穴"之称。如笔者治一患者，女性，42岁，半月前因家庭纠纷而出现情绪不佳，渐觉头胀不清，眼涩不明，耳鸣时作，于他处服药，症状反而渐重，尤其眩晕明显，感头脑不清，舌红少苔，脉弦有力，辨证为肝阳上亢而发眩晕，于是针刺双侠溪穴，针后15分钟立感头部清爽，眼睛明亮，经治疗3次，所有症状消失。

3. 足临泣

输穴，八脉交会穴之一，通带脉

定 位

在足背，第4、5跖骨底结合部的前方，第5趾长伸肌腱外侧凹陷中（见图2-53）。

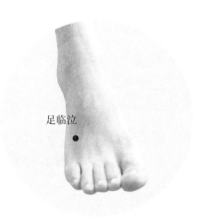

足临泣

图 2-53

主 治

（1）局部主治（近治作用）：足跗疼痛。

（2）经脉主治（经脉循行）：偏头痛，目赤肿痛，目痒，目涩，胁肋疼痛，胸满不得息，乳痈，乳胀，乳癖。

（3）其他主治（特殊作用）：瘰疬，疟疾，月经不调。

操 作

直刺 0.5~0.8 寸，临床以平补平泻法为常用。可灸。

临床运用及发挥

泣，通涩，即凝滞也。故名之以"泣"。所以本穴以通涩滞为要。如患者有乳疮、乳汁瘀塞、喘满痹痛、血气瘀塞不通之症，用之可以通彻。

本穴是八脉交会穴之一，通带脉，故能调经止带，用于妇科之月经不调、带下症等。尤其与八脉交会穴之一的外关合用，作用广，疗效高，形成了临床固定配穴方，最早见于《针灸聚英》窦氏八法一节中，用于治疗多种疾病。外关通于阳维脉，足临泣通于带脉，两脉相合于外眦、耳后、颊、肩部，善治手、足少阳经脉所过部位以及所络属之脏腑病证。二穴伍用，同经相应，同气相求，相互为用。二穴相配可用于头痛，耳聋，耳鸣，颊肿，目赤痛，目痒，目涩，乳痛，四肢肿胀、麻木、疼痛等。

本穴对乳腺疾病极具特效，可用于各种乳腺疾病，尤其是乳腺增生作用最效，笔者在临床常以本穴为主穴治疗乳腺增生疾病可获得显著疗效，如治一患者，女性，37 岁，乳房周期性疼痛半年多，曾做 B 超等相关检查，诊断为乳腺增生，给予口服乳癖消、逍遥丸等药物，效不显来诊，于月经周期前 5 天（患者于这个时间段有明显胀痛症状）始针刺足临泣、内关、膻中、足三里，第 2 日复诊时症状已明显缓解，针刺至第 5 日来经而停止治疗。第 2 个月经周期时已无明显感觉，又守方治疗 4 次，至今 3 年余，再未发现相关症状。也可用于回乳治疗，临床以足临泣配光明、下巨虚用于回乳治疗也具特效。著名针灸家贺普仁老师非常善用本穴治疗乳腺疾病，疗效显著，并留有大量相关病案。足临泣是足少阳胆经穴，肝胆相表里，针足临泣能疏泄肝胆之气机；又因足临泣为八脉交会穴之一，通于带脉，妇女的经、带、胎、产、乳与冲、任、督脉关系密切，而带脉与冲、任、督三脉的关系极为密切，所以针刺本穴能调节冲、任、督脉的功能，补益气血而发挥治疗作用。

本穴属于胆经之气所输注之输木穴，"输主体重节痛"，所以有通经止痛的作用，通经活络之力较强，凡胆经瘀滞或气郁化火而所致的偏头痛、颈项强痛、胁痛、肋痛、少阳经脉坐骨神经痛等皆能治疗。以上诸症笔者在临床皆有实用经验，并有大量的相关病案，获效理想。

4. 阳辅（别名分肉、绝骨之端）

❀ 经穴

〖 定 位 〗

在小腿外侧，外踝尖上 4 寸，腓骨前缘（见图 2-54）。

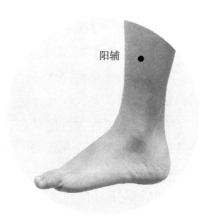

图 2-54

〖 主 治 〗

（1）经脉主治（经脉循行）：偏头痛，目外眦痛，咽喉肿痛，颈项痛，腋下肿，胸胁胀痛等头面躯体相关病证；外踝肿痛，下肢痿痹。

（2）其他主治（特殊作用）：瘰疬，恶寒发热。

〖 操 作 〗

直刺 0.5~0.8 寸，临床以平补平泻法为常用。可灸。

〖 临床运用及发挥 〗

本穴特性善理气通络，临床所用主要以经脉循行治疗为主，一是根据经脉所过，主治所及；二是根据经穴善通经调气的相关理论，常配相关穴位用于少阳头痛，目外眦痛，胸胁胀痛及下肢外侧痛等经脉循行之病证。根据"经主咳喘寒热"的理论，还常用于恶寒发热等，是治疗少阳经气瘀滞所致以上诸疾之常用穴。

5.阳陵泉（别名阳陵、阳之陵泉）

⚙ 合穴，胆之下合穴，筋会

定 位

在小腿外侧，腓骨头前下方凹陷中（见图 2-55）。

主 治

（1）局部主治（近治作用）：膝关节肿痛。

（2）经脉主治（经脉循行）：下肢痿痹及麻木、半身不遂等下肢疾患（也是筋会之原理）。

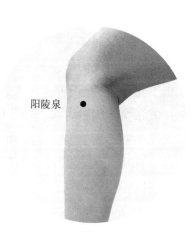

阳陵泉

图 2-55

（3）脏腑主治（远治作用）：黄疸，胁肋痛，呕吐，口苦，吞酸等肝胆脏腑疾患。

（4）其他主治（特殊作用）：肩臂痛，颈项痛，中风后遗症（八会之筋会的原理），小儿惊风。

操 作

直刺 1~1.5 寸，临床以泻法和平补平泻法为常用。可灸。

临床运用及发挥

阳陵泉是足少阳胆经五输穴中的合穴。"所入为合"，是经气最为旺盛的穴位，气血充足；又为六腑下合穴之一。"合治内腑"，故是治疗胆腑之特效要穴；本穴还是八会之筋会。是治疗筋病之效穴，凡病有关于筋者，其必

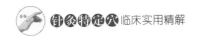

为主。由此可见，本穴是临床常用要穴。

阳陵泉有舒筋活络、祛风止痛、通利关节之效，其穴处于膝关节附近，足三阳经筋和足三阴经筋结聚于膝关节，故在《素问·脉要精微论》有"膝者筋之府"之称。阳陵泉是八会穴之筋会，善于治疗各种筋病。《灵枢·经脉》言胆经"是骨所生病者"，所以阳陵泉能筋骨病同治，如临床所常见的颈项痛、肩背痛、腰痛、坐骨神经痛、膝关节痛、四肢痛、半身不遂、下肢痿痹等各种筋骨病皆是常用的要穴之一。

阳陵泉是胆经之合穴，又是胆腑的下合穴。《灵枢·邪气脏腑病形》曰"合治内腑"。针灸治疗原则中明确指出，六腑有病首取其下合穴。又肝胆互为表里，所以阳陵泉具有清肝利胆、泄热止痛的作用。《灵枢·邪气脏腑病形》中言："胆病者，善太息，口苦，呕宿汁，心下澹澹，恐人将捕之，……其寒热者取阳陵泉。"所以阳陵泉是治疗肝胆病证的主要穴位，常用于口苦、黄疸、胆囊炎、胆石症等肝胆脏腑相关病证的治疗，常配足三里、太冲、日月、期门等穴同时应用。

《针灸甲乙经》云："胁下支满，呕吐逆，阳陵泉主之。"胁居两侧，为少阳经脉所过。足少阳经脉循行于侧头部、胁肋部，又因本穴是筋之会，所以常用于偏头痛、耳部、胁肋部、侧身部等偏身疾病的常用穴。

（十二）足厥阴肝经五输穴临床运用集验

1. 大敦（别名水泉、大顺、大训）

⚙️ 井穴

定 位

在足趾，大趾末节外侧，趾甲根角侧后方 0.1 寸（见图 2-56）。

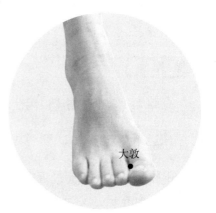

图 2-56

主 治

（1）局部主治（近治作用）：足趾麻木、疼痛。

（2）经脉主治（经脉循行）：疝气，少腹痛，遗尿，癃闭，五淋，尿血等泌尿系疾患；月经不调，崩漏，阴缩，阴肿痛，阴挺等月经病及前阴病证。

（3）其他作用（特殊作用）：癫痫，善寐。

操 作

浅刺 0.1~0.2 寸，临床以泻法为常用；或点刺出血。可灸。

临床运用及发挥

本穴为足厥阴肝经之井穴，井穴最基本特性善用于急救，所以本穴也具有这一最基本特性，有醒神开窍，回阳救逆的作用，临床可用于尸厥、癫痫、卒心痛等急症的治疗。

足厥阴肝经"循股阴，入毛中，环阴器"，肝经与生殖系统密切联系，是经脉系统与生殖联系最直接的经脉，所以肝经治疗生殖系统疾病是最基本的作用，本穴为井木穴，井穴善开窍祛寒，灸之则能暖肝而温下元，又为木中之木穴，有泻肝木之功，因此疏肝解郁的作用极强，对肝郁肝气不舒而致的生殖系统疾病非常有效，特别是阳痿、疝气最具特效，是临床所常用的要穴。

因为肝藏血，其经脉行于小腹部，所以对妇科的月经病也有较好的治疗功效，临床常与脾经的经穴隐白合用，用于崩漏之症。肝藏血，脾统血，二穴合用，一肝一脾，疏泄升清，收敛止血，故功效强大。若属虚证，以灸法为主；若实证，以针法为主；若虚中夹实的，以针刺为主，手法宜先泻后补为用。

2. 行间

❀ 荥穴

定 位

在足背，第 1、2 趾间，趾蹼缘后方赤白肉际处（见图 2-57）。

主 治

（1）局部主治（近治作用）：足跗麻木、疼痛。

（2）经脉主治（经脉循行）：月经不调，痛经，闭经，崩漏，带下等妇科病证；阴肿痛，疝气，遗尿，癃闭，五淋等泌尿系统疾患；胸胁满痛，腰痛。

（3）穴性主治（特殊作用）：中风，癫痫，头痛，目眩，目赤肿痛，青盲，口眼歪斜等肝经风热病证。

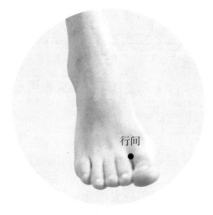

图 2-57

操 作

直刺 0.5~0.8 寸，临床以泻法为常用。不宜灸。

临床运用及发挥

本穴在历代针灸文献记载中所治之症甚多，如《针灸大成》主治记载："主呕逆，洞泄，遗尿癃闭，消渴嗜饮，善怒，四肢满，转筋，胸胁痛，小腹肿，咳逆呕血，茎中痛，腰疼不可俯仰，腹中胀，小肠气，肝心痛，面苍苍如死状，终日不得叹息，口歪，癫疾，短气，四肢逆冷，嗌干烦渴，瞑不欲视，目中泪出，太息，便溺难，七疝寒疝，中风，肝积肥气，发疟疾，妇人小腹肿，面尘脱色，经血过多不止，崩中，小儿急惊风。"由此可见所治之症极繁，但所治有明确的规律性，一切所用没有离开本穴的特性。行间为肝经之荥穴，"荥主身热"，能泻本经之热，这是其穴最基本特性，本穴又是子母补泻法中之子穴，根据实则泻其子的理论，所以行间穴泻本经之热之实证为其特性，临床应用以多针刺而少灸或不灸。临床所用主要抓住以清肝热、息肝火、平肝风、泻肝实为用，以此就可抓住了本穴的治疗核心，以上诸多所用没有离开这一核心理论，均以清泻肝胆火热为治，本穴在临床实际所用中主要针对下焦湿热而致的泌尿生殖及肝阳上亢诸证。

3. 太冲（别名大钟）

⚙ 输穴，原穴

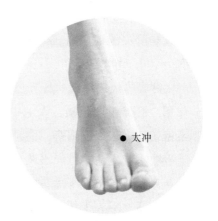

图 2-58

定 位

在足背，第1、2跖骨间，跖骨底结合部前方凹陷中，或触及动脉搏动（见图2-58）。

主 治

（1）局部主治（近治作用）：足跗肿痛。

（2）经脉主治（经脉循行）：下肢痿痹；月经不调，痛经，经闭，崩漏，阴痒，阴缩，带下，难产等妇科病证；男子不育，遗精，阳痿，早泄等男科疾病；癃闭，疝气，淋证，遗尿之泌尿系统疾患；头痛，头晕，耳鸣，目赤肿痛，口歪，咽痛等肝经风热病证。

（3）脏腑病证（远治作用）：黄疸，胁痛，腹胀，呕逆，乳痈，胁痛。

（4）其他作用（特殊作用）：癫狂痫，失眠，脏躁，郁证等神志疾患。

操 作

直刺0.5~0.8寸，临床以泻法为常用。可灸。

临床运用及发挥

太冲穴是足厥阴肝经的输穴、原穴，为冲脉之支别处，肝主藏血，冲为血海，肝与冲脉、气脉相应而盛大，故名太冲。由此可见其穴的作用强大，不仅是肝经重要穴位，也是全身重要穴位之一，主治范围甚广。

《灵枢·九针十二原》说："五脏有疾也，当取之十二原。"针刺原穴能使元气通达，从而发挥其维护正气、抗御病邪的作用，说明原穴有调节脏腑经络虚实的功能，所以太冲穴有调节肝脏和肝经的虚实。本穴在五行中属土，为木土穴，因此有疏肝调中的作用。足厥阴肝经"挟胃，属肝，络胆"。肝与脾胃关系密切，中医中有"见肝之病，必传脾病"之说，肝主疏泄，凡是肝失疏泄、肝郁不舒、肝火旺盛则会致脾脏受损，临床可见腹满胀痛、呕吐、呃逆、消化不良等脾胃不调诸疾，均可用本穴而治之。

太冲是本经之原穴，原穴气血充足，所以对经脉所行的病证有较好的调节作用。肝经"循股阴，入毛中，环阴器，抵小腹"，所以和生殖泌尿系统联系密切，临床用于阳痿、遗精、早泄、逆行射精、血精、阳强、阳缩、精子减少或不液化症，月经不调，痛经，闭经，带下，癃闭，遗尿，尿道炎等男女生殖泌尿系统各病，故是这类疾病的常用要穴；肝经"上贯膈，布胁肋，循喉咙之后，上入颃颡"，足厥阴肝经布胁肋，所以可用于胁肋疼痛各病，是临床常用的要穴。《标幽赋》载："心胀咽痛，针太冲而必除。"用太冲可以治疗咽干、咽痛、干咳，痰中带血等咽喉部疾病，这也是根据"循喉咙，入颃颡"所行而用，尤其用于咽干而致的干咳疗效非常有效；《百症赋》曰："太冲泻唇歪以速愈。"这是根据肝经"下颊里，环唇内"，故取太冲治疗面瘫有效；头顶痛在中医临床中被称为厥阴痛，肝经"上出额，与督脉交会于颠"，故是本病名之来源。厥阴经头痛首先由张仲景提出，《伤寒论·辨厥阴病脉证并治》中言"干呕，吐涎沫，头痛者，吴茱萸汤主之"的记载，为三阴头痛之一。到金代李东垣在《兰室秘藏·头痛门》进一步总结为"厥阴头顶痛，或吐涎沫，厥冷，其脉浮缓，吴茱萸汤主之"的论述。以后对此便有系列相关的阐述用于临床，临床所用疗效确实，如笔者治一患者，中年男性，头顶胀痛3日，曾于某医院检查并治疗，未见缓解，故来诊，检查所见舌红少苔，脉弦有力，立针双侧太冲，施以较强的泻法，10余分钟后即感疼痛缓解，30分钟起针后，自感头清目亮，共治疗3次而愈。

肝开窍于目，目者肝之官也，肝气通于目，肝和则能辨五色，肝受血而能视，肝得养以明目，因此肝经是治疗眼疾之重要经脉。因本穴是肝经之原穴，气血充盛，所以常用于眼疾的治疗。

中医学认为"女子以肝为先天"，这是女子以血为本之故。肝主藏血，若肝失疏泄，血不藏肝，冲任不充，气血不足，则就会出现月经不调，甚则闭经或不孕。且肝经"环阴器，抵小腹"所以与妇科之病更有直接的关系，凡妇人之经、带、胎、产多与肝经有关，太冲常是首选的要穴。

肝为风木之脏，内寄相火，其气主升主动，易化火生风，上扰神明，而致中风、痉证、震颤、破伤风、痫证、失眠、脏躁和急慢惊风等症。本穴为肝经之原穴，原穴能使元气通达，维护正气、抗御病邪，所以本穴有较强的镇肝息风作用。

当今社会快节奏的发展，各种社会的压力，则郁证、肝火的现象非常常见，是许多疾病常见的重要原因，因此疏肝解郁、通肝理肝的治疗非常必要。太冲为肝经的输穴、原穴，所以有疏肝郁、理肝气、通肝经、益肝虚的作用。以上所用仅是其概述，若明其穴性，知其内涵，则能广泛灵活地运用于临床，尤其当与他穴配合运用，作用更广、疗效更强。如临床常与合谷配用名为开四关，两穴相配，一阳一阴，一腑一脏，一气一血，一升一降，相互制约，相互为用，可有镇静、镇定、镇痛的广泛功效；与内关合用可用于各种郁证及心血管；与归来合用有升阳举陷、清热利湿，消肿止痛的作用；与足三里合用有培土抑木，疏肝和胃的作用；与太溪合用有滋肾平肝，清上按下，潜降血压的作用；与百会合用有降逆气、平肝阳、息肝风、止头痛的作用；与阳陵泉合用有调和肝胆，理气止痛，活血散瘀，缓急舒筋的功效；与曲池合用具有调和气血、平肝潜阳的作用，从而能够泄其有余、补其不足，两穴同用，则能有效地解除肝阳上亢而致的高血压。其配用多多，仅择其一二以示启发，临证举一反三，灵活用于临床可治百病。

4. 中封（别名悬泉）

❀ 经穴

〖 定 位 〗

在踝区，内踝前，胫骨前肌肌腱的内侧缘凹陷中（见图 2-59）。

〖 主 治 〗

（1）局部主治（近治作用）：内踝肿痛，足下垂。

（2）经脉主治（经脉循行）：疝气，

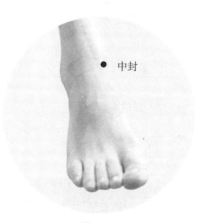

中封

图 2-59

105

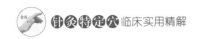

遗精，小便不利，腰痛、胁肋痛，少腹痛等痛证。

操 作

直刺 0.5~0.8 寸，临床以泻法为常用。可灸。

临床运用及发挥

《灵枢·经筋》："足厥阴之筋，起于大指之上，上结于内踝之前。"此聚结之处正为中封穴所在，所以常用本穴治疗足厥阴之经筋病，如内踝肿痛、踝痉挛、足下垂等病，正如《玉龙赋》所言："行步艰楚刺三里、中封、太冲。"这一功效是本穴主要的功用。

因足厥阴肝经经脉循行关系，与生殖泌尿器官紧密联系，所以也常用于生殖泌尿系统疾病，曾于《医心方》记载："振寒，溲白，溺难，女子少腹大，嗌干，嗜饮，癃，身体不仁。"尤其对排尿及泌尿系结石所引起的疼痛有殊效。尿液的正常排泄，主要决定于肾的气化和膀胱的制约功能，而膀胱的制约功能与肝的疏泄功能有关，中医认为，肝肾相生，肝肾同源，所以前阴病多责之肝肾，故排尿异常可取肝经穴位治疗，中封为肝经之经穴，经穴有通调之效，本穴有疏利水道之功，所以可用于小便异常，对急性泌尿结石引发的疼痛有明显的止痛的作用，临床多与肾俞配合用于泌尿系结石的急性发作，本穴有疏泄肝气、活血止痛的作用，肾俞有疏利膀胱之气机，二穴组合，气机通畅，故能止
痛排石，则达立效。

5. 曲泉

合穴

定 位

在膝部，腘横纹内侧端，半腱肌肌腱内缘凹陷中（见图 2-60）。

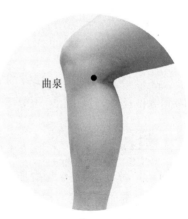

曲泉

图 2-60

《 主 治 》

（1）局部主治（近治作用）：膝髌肿痛。

（2）经脉主治（经脉循行）：下肢痿痹；遗精，阳痿，疝气；小便不利；月经不调，痛经，带下，阴挺，阴痒，产后腹痛等妇科病证。

《 操 作 》

直刺 1~1.5 寸，临床根据所治施以补法或泻法。可灸。

《 临床运用及发挥 》

曲，弯曲；泉，水泉。穴在腘横纹内侧端，取穴时当以屈膝，并呈凹陷，似水泉；又因是本经之合水穴，犹如曲折间泉源之水上涌，故名曲泉。所以取穴时要屈膝。

本穴是肝经之合穴，《难经·六十八难》中言："合主逆气而泄。"因此在临床泻之有清肝利湿的功用，用于肝胆湿热所致的下焦湿热之疾，如赤白带下、阴痒、癃闭、淋证、少腹肿痛，常配阴陵泉、三阴交、中极、蠡沟等穴清热利湿、调经止带。行泻法也常用于肝火上炎而致的头目眩晕、目赤肿痛之肝脏实证；本穴在五行中属水穴，故是木经之水穴，因此为肝经之母穴，根据虚则补其母之用，补之有补肝养血的作用，以达滋水润木之效，补之可用于肝肾亏虚所致的遗精、阳痿、月经不调、阴挺诸证。临床根据病证可补可泻，泻之有清肝利胆的作用，补之有补肝养血之功。尤其治疗月经不调等妇科病最为有效，早在《针灸甲乙经·妇人杂病》卷十二中记载："血闭无子，不嗜食，曲泉主之。"因肝失调达，血气虚损而致闭经不孕，食欲不佳，可取本穴用之。

本穴具有舒筋活络、缓急止痛的作用，因此常用于膝髌肿痛、腘紧挛急、下肢痿痹证的治疗，尤其配用膝关节局部的穴位治疗膝盖内侧痛最为常用，是临床常用的主穴。

第三章

原穴

《灵枢·九针十二原》言："五脏有疾，当取之十二原。十二原者，五脏之所以禀三百六十五节气味也。五脏有疾也，应出十二原，十二原各有所出，明知其原，睹其应，而知五脏之害矣……十二原者，主治五脏六腑之有疾也。"就是说五脏六腑有病，既可以通过原穴诊断，又可以取其十二原穴治疗，由此可见原穴的重要性。

一　原穴的内容

原穴指脏腑元气经过和留止于十二经脉的腧穴。十二经脉在腕、踝关节附近各有一个原穴，称为"十二经原穴"。简称"十二原"。十二原穴最早记载见于《灵枢·九针十二原》中，其文说："五脏有六腑，六腑有十二原，十二原出于四关，四关主治五脏。五脏有疾，当取之十二原。十二原者，五脏之所以禀三百六十五节气味也。五脏有疾也，应出十二原。"

这是对原穴最早的记载，这里强调了以五脏为中的思想，兼及六腑，在其外部有原穴，原穴之气还散发给 365 穴。在这里仅谈及了五脏的原穴，在四肢左右侧各一，再加腹部的膏之原鸠尾、肓之原脖胦（气海），没有提及阳经原穴。

五脏之原是指：肺之原，太渊；心之原，大（太）陵；肝之原，太冲；肾之原，太溪；脾之原，太白。其名皆与"太"有关，强调了其重要性。

在《灵枢·本输》时由阴经之原扩展到了阳经之原。阴经之原与五输穴之输穴同穴，而在阳经上单独设立了原穴。分别是：足太阳膀胱"过于京骨"为原；足少阳胆"过于丘墟"为原；足阳明胃"过于冲阳"为原；手少阳三焦"过于阳池"为原；手太阳小肠"过于腕骨"为原；手阳明大肠"过于合谷"为原。

阳经经脉都长于阴经的经脉，所以在"输穴"之后单独设一"原"穴，不像阴经那样"输"穴和"原"穴同是一穴。有人将此种情况称之为"以输代原"，那么从理论来讲，这种说法是错误的，不能说为"以输代原"，因为原穴有原穴的特性，输穴有腧穴的特性，其排列也有序：井、荥、输、原、经、合，所以正确的说法应是输原同穴。因此阴经就是输原同穴，阳经有单独的原穴。

在《黄帝内经》中仅有十一原穴，少一个手少阴之原。当时是受《足臂十一脉灸经》的影响，认为心包代心受邪，故以心包的原穴大陵来代替心经之原，其《灵枢·邪客》中有明确的记载："心者，五脏六腑之大主也，精神之所舍也，其脏坚固，邪弗能容也，容之则伤心，心伤则神去，神去则死矣。故邪之在于心者，皆在心之包络。包络者，心主之脉也，故（手少阴）独无输焉。"

这里指出了心包能代心受邪，所以取该经输穴治疗心病。同时在该篇还说："其外经病而脏不病，故独取其经与掌后锐骨之端。"其意是说心不受邪，但外经仍会生病，可取掌后锐骨之端的穴位来治疗，这里虽未指出穴名，实际掌后锐骨之端即指手少阴之"俞"神门穴，在这里既没有指出穴名，更没有定为原穴，仅指出了穴位的位置。

至《难经》时才有明确的记载，《难经·六十六难》中言："肺之原，出于太渊；心之原，出于大陵；肝之原，出于太冲；脾之原，出于太白；肾之原，出于太溪；少阴之原，出于兑骨；胆之原，出于丘墟；胃之原，出于冲阳；三焦之原，出于阳池；膀胱之原，出于京骨；大肠之原，出于合谷；小肠之原，出于腕骨。"删去了膏、肓之原，记述了心之原大陵，加入了少阴之原出于兑骨，完备了十二原穴理论。到了《针灸甲乙经》时，已明确地指出了手少阴输穴神门，至此十二经井、荥、输、经、合完全明确。后世医家在《难经》《针灸甲乙经》相关理论基础上，确定了心之原穴神门，从而十二经脉各一原穴正式形成，十二经脉各原穴如下表3-1。

表3-1　十二经原穴

经脉	经脉—穴位	经脉—穴位	经脉—穴位
手三阴经	肺经—太渊	心经—神门	心包经—大陵
手三阳经	大肠经—合谷	小肠经—腕骨	三焦经—阳池
足三阴经	脾经—太白	肾经—太溪	肝经—太冲
足三阳经	胃经—冲阳	膀胱经—京骨	胆经—丘墟

附：十二经原穴歌

太冲原肝丘墟胆，心包大陵胃冲阳，太渊肺而太溪肾，京骨之原本膀胱，神门心兮太白脾，合谷腕骨大小肠，三焦要从阳池取，十二原穴仔细详。

二 原穴的临床运用意义

笔者通过针灸临床之后才知道原穴的重要性，但对原穴真正引起高度重视还是读了民国时期针灸大师承淡安先生翻译日本代田文志的《针灸真髓》之后，此书开篇就讲述了泽田健先生对原穴的高度重视，一生在临床中对原穴能够灵活运用，深受启发，自此之后对原穴进一步深入研究和高度重视。在临床确收到了极佳的效果，达到了取穴少、作用广、疗效高、见效快的优势特点。由此也真正明白了原穴的重要性。

《灵枢·九针十二原》载："五脏有疾，当取之十二原，十二原者，五脏之所以禀三百六十五节气味也。五脏有疾也，应出十二原，而原各有所出，明知其原，睹其应，而知五脏之害矣……十二原者，主治五脏六腑之有疾者也。"这由此说明了原穴既可以诊察内脏的疾病，起到诊断疾病的作用，又可以治疗相关的疾病，原穴就成为各经的代表穴，这就是原穴的作用价值。在实际临床运用中，原穴确能担当起此任，就其临床具体运用阐述如下，与大家商榷。

（一）原穴的诊断作用

原穴的诊断价值早在《黄帝内经》中说得非常明确，其《灵枢·九针十二原》说："五脏有疾也，应出十二原，而原各有所出，明知其原，睹其应，而知五脏之害矣。"就是说相关的脏腑或与脏腑相关的器官及肢体病证时，它的内在变化就会反应在相应经脉的原穴上，临床上主要以五脏的病证最为明显。通过观察十二原穴的变化现象，如压痛、条索、结节、凹陷、松软等阳性病理变化，就可以知道脏腑的病变情况。如肾气亏虚的患者，则会在太溪穴处部位肌肉凹陷，并按压有松软之感；肠道有病变的患者在合谷穴处按压有疼痛，或有条索结节等变化；肝郁气滞的患者在太冲穴有明显的压痛，如果病程长的患者，就会有僵硬感，无弹性；慢性支气管炎患者或长期哮喘患者在太渊穴处有明显的压痛等。笔者在临床诊断疾病时经常结合原穴的诊察来协助或验证其诊断，多能得到相应的结果。尤其是疑难杂症，或疾病复杂时，在原穴上进行诊察更有意义，当探查中出现某经脉原穴变化时，先对其经脉施治，往往有立起沉疴的作用。现代使用的知热感度测定法或经络测定仪，就是在原穴上测定皮肤导电量的数值来判断其相应脏腑、气血的虚实情况。由此可见，原穴诊断疾病有确实的临床价值。

目前在临床有大量相关研究原穴诊断疾病文献报道，以通过西医学实验研究，发现原穴与疾病确有实际关联性。以通过非穴位、一般穴位和其他特殊穴对比发现，原穴的特异性最高，完全符合古代医学理论。这些实验证明了疾病发生后，在原穴上会有实际相关反应变化，根据原穴部位的相应变化，可以诊知病位，诊断脏腑功能盛衰，所以就具有了较强的诊断价值。

（二）原穴的治疗作用

《灵枢·九针十二原》说："十二原者，主治五脏六腑之有疾者也。"《难经·六十六难》曰："脐下肾间动气者，人之生命也，十二经之根本也，故名原。三焦者，原气之别使也，主通行之气，经历于五脏六腑。原者，三焦之尊号也，故所止辄为原。五脏六腑之有病者，皆取其原也。"由于原穴与三焦的气化功能活动密切相关，三焦是原气之别使，它导源于脐下肾间动气，输布全身，关系着整个人体的气化功能。运用原穴，能够和内调外，宣上导下，通达一身之原气，调节脏腑的各种功能，调动体内正气以抗御病邪，促使阴阳平衡。

由此可见其原穴之重要性，凡五脏六腑之疾皆可取用相关的原穴来治疗，在临床中原穴可以单独运用，也可以与他穴配合运用。首先谈谈原穴的单独运用。

1. 原穴单独的运用

原穴有一个比较特别的地方，阴经之原与阳经之原有不同，阴经原穴与输穴为同一穴位，阴经由原穴兼输穴，阳经则与输穴之后另设原穴，故

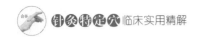

阴阳经脉之原在运用时就有不同之处。

（1）五脏原穴之治疗规律

原穴能使三焦通达，从而激发原气，调动体内的正气以抗御病邪，主要用来调整脏腑经络的虚实病变，对人身机体有重要的调整作用。《灵枢·九针十二原》曰："十二原者，五脏之所以禀三百六十五节气味也。"单用原穴，就能用于本脏腑有明显虚实变化之疾，这时选用相应经脉的原穴，施以补泻，则能有效地调整脏腑之虚实。《灵枢》言："十二原出于四关，四关主治五脏。五脏有疾，当取之十二原。"这说明十二原穴主要用于治疗五脏的疾病，也就表明了阴经之原穴主要作用特性，就是用五脏之原以调整各相应之脏的病证。所以在现代针灸治疗学中有一项治疗原则：五脏有疾首先取其背俞穴或原穴，这是五脏病的取穴基本规律。若哪一脏有病就取其相应经脉之原穴，如病在肺就针太渊，病在心就针大陵（心包代心受邪）或神门，病在脾就针太白，病在肝就针太冲，病在肾就针太溪，这一运用有确实的临床作用，能有效地起到调节五脏的功能。

（2）六腑原穴之治疗规律

通过上述所谈已明确了阴经（五脏）之原穴的作用特性，那么阳经（六腑）原穴有何主治规律呢？五脏之原穴能治疗相应各脏之疾极具特效，六腑原穴能不能治疗六腑疾病呢？回答是肯定的，只不过是其治疗作用没有阴经之原穴作用强，如丘墟是胆经之原穴，用之可治疗胆囊炎、胆结石等胆腑疾病，合谷能治疗腹痛、痢疾、便秘等肠腑疾病，所用就是以相应原穴治疗相应腑病的取穴。但这并不是六腑原穴最主要的治疗原则，六腑原穴其最典型治疗规律是以治疗外经病证为主。如头面五官疾病、发热恶寒、肢体疼痛，可取大肠经原穴合谷治疗；耳鸣、耳聋、目赤肿痛、喉痹、肩臂疼痛，可取三焦经之原穴阳池治疗；如热病、疟疾、头项强痛、指挛、腕痛，可取手太阳小肠经原穴腕骨治疗；面肿齿痛、眉棱骨痛、足痿无力可取足阳明胃经原穴冲阳治疗；胸胁胀痛、外踝肿痛、下肢痿痹、疟疾，可取足少阳胆经原穴丘墟治疗；癫痫、发热、头痛、项强，可取足太阳膀胱经原穴京骨治疗。所治主要以相应经脉之循行的经络病证为主。可见五脏之原穴与六腑之原穴在治疗中是有一定区别的，在临床应当明确，正确合理的运用，才能发挥出特有的功效。

（3）以病变经脉气血流注时辰选取原穴

在临床经常见到一类患者，发病有一定的时间段，在某一相对固定时间则定时出现了异常现象，当这个时间段一过，疾病现象就会消失或者明显减轻。如接诊了一位女性患者，年龄42岁，是一名老师，因于每晚23点至凌晨3点左右会出现失眠、烦躁等症状已有4月余，曾多方就诊无效，经同事介绍来诊。本患者在刚开始发病时，则于凌晨1点左右醒来，到3点左右就能再入眠，以后渐至每晚23点，这是因肝经之病影响到表里经脉胆经。发病时间与肝胆经气血流注时间完全相符，其病则是因肝经所致，故选择肝经原穴太冲治疗，经针刺1次后，第2日复诊时已能入睡，巩固2次，4个月之顽疾仅用2穴轻松而解。可见这一疗法是非常实用的有效方法，笔者在临床经常运用此法治疗相关疾病，有针到立效之功。

十二条经脉各对应一个气血流注时辰，如胆经气血流注时辰是子时（23~1点），肝经为丑时（凌晨1~3点）。就如上述所例举之病案，以此类推，各经脉与时辰对应取穴见表3-2。病在那一个时辰就选取相应经脉之原穴。

表 3-2

时辰	子	丑	寅	卯	辰	巳	午	未	申	酉	戌	亥
时间	23-1	1-3	3-5	5-7	7-9	9-11	11-13	13-15	15-17	17-19	19-21	21-23
经脉	胆	肝	肺	大肠	胃	脾	心	小肠	膀胱	肾	心包	三焦
原穴	丘墟	太冲	太渊	合谷	冲阳	太白	神门	腕骨	京骨	太溪	大陵	阳池

2. 原穴的配伍方法

原穴与人体的原气密切相关，是脏腑经络之根本，原气所过而留止的穴位，代表着本经脉气血的盛衰。运用原穴可使经气直达相应脏腑而起治疗作用，对本脏腑及经脉有着良性双向调治作用。所以原穴在临床治疗作用中具有疗效高、见效快、作用广的优势特点，所以原穴不仅在临床单独运用治疗某些疾病，更重要的是和其他特定穴相配用于临床，可与各类穴位相结合运用，更能提高疗效、扩大治疗作用，形成各种固定配穴方法，用于治疗各脏腑、经脉的急慢虚实寒热之证。

（1）**原络配穴法**

在原穴众多的配穴法中，运用最广的当属原络配穴法，原穴与络穴的配用最为广泛，实效性更强，在临床中形成了非常固定的配穴法，称为原络配穴法。原络配穴法即是取脏腑相关的原穴、络穴配合使用以治疗疾病的方法，原络配穴法又有多种配穴法。有本经原络配穴法；本经原穴与表里经络穴配穴法；手足同名经原络穴相配。临床中以本经原穴与表里经的络穴配穴法最为常用，实效性最强，临床中一般所说原络配穴法就是指此种配穴法。关于具体配穴运用在络穴章节讲述，故在此从略。

（2）**原穴与原穴配穴法**

临床中原穴与原穴也常相互配用，如当心肾不交时，常取用心经原穴神门，肾经原穴太溪一同治疗；肾不纳气之咳喘，常取用肺经原穴太渊，肾经原穴太溪；心胆气虚所致的失眠可取心经原穴神门配胆经原穴丘墟；经典配穴合谷与太冲就是大肠经原穴与肝经原穴的配用，名为开四关，作用疗效广泛，可用于各科疾病，这就是原穴之间的相互配用。

（3）**原俞配穴法**

这一配穴法就是以原穴与背俞穴相配合运用的方法，即临床取其病变经脉之原穴和其背俞穴同用的方法，就称为原俞配穴。两者相配作用协同，疗效大大增强，是临床常用的固定配穴方法，主要用于相应脏腑之疾。如咳嗽喘憋可取肺经的原穴太渊配背俞穴肺俞；肾虚所致的腰酸腰痛可取肾经的原穴太溪配背俞穴肾俞；胆囊炎患者，可取胆经原穴丘墟配其背俞穴胆俞治疗，但尤其更适宜于五脏病的治疗，所以在治疗学中五脏病的治疗规律就是先取其背俞穴或配原穴的治疗原则。

（4）**原合配穴法**（原穴与五输穴之合穴配穴法）

这种配穴法在临床运用仍然具有很强的实效性，也是常用的一种有效配穴法。又分为本经配穴法、表里经配穴法、同名经配穴法及异经配穴法等多种配穴法。本经原合配穴法就是在病变经脉上取其原穴和合穴一同治疗的方法。如发热外感及头面部疾病时，常取用大肠经的原穴合谷和其合穴曲池一同治疗，临床有"头面耳目口鼻病，曲池合谷为之主"之用；表里经原合配穴法就是取表经的原穴或合穴，也可取其里经的原穴或合穴相互配用的方法。如胃痛、胃胀、消化不良、食欲不振的患者，可取胃经的合穴足三里，脾经的原穴太白一同运用；同名经原合配穴法就是取一同名经脉的原穴或合穴，再取另一同名经的合穴或原穴共同治疗的方法。如肠胃病时可取手阳明之原穴合谷，再配用足阳明胃经的合穴足三里一同运用。

对于原穴的配用还有其他多种配合运用法，如原穴与郄穴的配穴法、原穴与腹募穴的配用、原穴与下合穴的配用等，临床应根据各种特定穴的特性，与疾病相结合，灵活运用于临床，故不再赘述。

三　十二经脉原穴运用经验集结

阴经原穴（太渊、神门、大陵、太白、太溪、太冲）与输穴为同一穴位，已在前面五输穴篇章中讲述，所以仅将阳经的原穴总结如下，关于阴经的原穴运用参考前文五输穴章节。

1. 合谷（别名虎口）

🏵 原穴

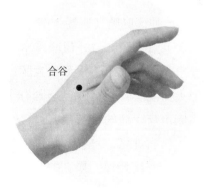

图 3-1

定 位

在手背，第1、2掌骨间，第2掌骨桡侧的中点处（见图3-1）。

主 治

（1）部位主治（近治作用）：手指麻木，屈伸不利，上肢不遂。

（2）经脉主治及穴性主治：感冒，发热，头痛，目赤肿痛，咽喉肿痛，失音，鼻衄，齿痛，口眼歪斜，耳鸣，耳聋，痄腮。

（3）脏腑主治（远治作用）：腹痛，便秘。

（4）其他主治（特殊作用）：诸痛证，热病，无汗，多汗，经闭，滞产。

操 作

直刺 0.5~1 寸，临床以泻法或平补平泻法为常用。可灸。

临床运用及发挥

合谷穴是全身重要穴位之一，临床实效性强。

本穴治证颇多，主要以头面疾病为主。所以首谈的第一大作用就是头面部疾病。阳明经脉与头面广泛联系，可影响到头面部各个器官，所以就有"面口合谷收"之用。特别对牙痛、鼻疾、咽喉肿痛、面痛、面瘫、面痉挛、头面汗出、头痛、颞颌关节紊乱等有较为肯定的治疗作用，并且常是这些疾病治疗的主穴。如张永树先生治一病案：患者女性，71 岁。三叉神经痛有 7 年余，每次发作右侧疼痛难忍。经中西医及针灸治疗，疼痛仍反复发作。张老详细询问患者病史后，发现这个患者大便秘结、腑气不通是主要矛盾。《黄帝内经》说："邪中于面，则下阳明。"三叉神经痛病位在阳明，清下则解。所以泻右合谷穴。在张老行针时患者就惊喜地说："肚子在叫，感觉想排气。"第二天复诊时，大便已解，面部疼痛也缓解了许多。这是通过针刺合谷，使大肠腑气通畅，瘀滞排出，而达通则不痛的治疗目的。

手阳明经脉与牙齿联系密切，治疗牙痛已是公认的治疗经脉，在马王堆出土的帛书中，手阳明大肠经脉被称为齿脉。牙痛在中医认为多是阳明郁火而发。合谷治疗牙痛既有丰富的临床经验，也有可靠的理论根据，是临床治疗牙痛的首选要穴。笔者几年前乘车外出，在车上遇见一个牙痛患者，疼痛难忍，其患者旁边一个乘客告诉他用力掐合谷穴能够缓解，于是就以此方法处理，果真一会儿疼痛明显缓解，于是这个患者非常高兴，谈话比较高涨，于是就目睹了这个过程。内心对此颇为高兴，一是为针灸学的普及感到高兴，二是为中华几千年的灿烂文化而兴奋。

手阳明经脉循行"交人中，左之右，右之左，上挟鼻孔"。直接入鼻，因此对鼻子的疾病有直接的治疗作用。可用于西医学中的过敏性鼻炎、鼻窦炎、流鼻血、鼻息肉、鼻流涕、鼻塞等各种鼻疾。

手阳明大肠经"是主津所生病"，也就是说，手阳明经脉有生津之效，本经脉对生津非常有效的穴位有合谷、曲池、手三里。"津"是指向外分泌的体液，包括汗、泪、唾液等，在经脉病候中所举的病证有齿痛、目黄、口干、鼽衄、喉痹等，其涉及的部位有牙齿、口、鼻、眼、咽喉，都是手阳明大肠经所到达，也是"津"所敷布之处。合谷是本经之原穴，原穴乃经脉之充盛处，所以最能调节本经脉之虚实。

手阳明多气多血，合谷为其原，也是多气多血，故是临床止痛的要穴，在针灸止痛方面一直为历代医家所推崇，常用于牙痛、三叉神经痛、头痛、痛经、咽喉痛、腹痛、肩臂痛、手腕痛、手指痛等多种相关的痛证。并是针刺麻醉之要穴，可用于头面、肺部麻醉治疗。

高式国老先生所著的《针灸穴名解》中于合谷穴下所记载一病案，摘录于此，以品味老先生针灸之精髓，感受针灸之神奇，领悟合谷之妙用。

余治一重感冒，战而未汗。家人大惊，延余急诊。为刺"合谷"，针甫下，战立止。稍捻转，汗大出。言语正常，少时安睡，次日能食，但体弱耳。此后余愈信针道之妙，有不可言传者。此四十年前事也。

合谷为手阳明之合，清热解表作用较强，针刺合谷，对外感发热的退热效果较好。在古代文献也有相关记载。《备急千金要方》记载："合谷、五处，主风头热。"《针灸大成》也有："合谷：体热身汗出，目暗视模糊。"所以本穴是外感表证常用的主穴，常配曲池合用。合谷与曲池合用不但对外感表证有特效，而且对头面疾病也有显著疗效，因此在临床中有"头面耳鼻病，曲池合谷为之主"之说。在临床形成了较为固定的配方。

合谷穴的主治作用广泛，临床当应灵活运用，可用于临床各科疾病。如从手阳明主津而论，手阳明对消渴病（糖尿病）也有显著的疗效。通过西医学研究发现，手阳明和胰腺的内分泌功能密切相关，针刺手阳明经脉的某些穴位可以有效地改善胰岛的分泌，因此手阳明经脉的穴位能够调节血糖平衡，对血糖调节具有显著疗效的穴位有合谷、手三里、曲池、巨骨等，其中合谷最效。

合谷单穴之用就可遍及全身各病，若与他穴合用作用更加妙极，如与太冲合用，名曰四关，治疗乃有镇静、镇定、镇痛之效，《标幽赋》载曰：

"寒热痛痹，开四关而已之"；合谷与三阴交合用治疗多种妇科疾患；合谷与复溜合用治疗机体汗液失常等。

本穴刺激性较强，体弱惧针者当慎用。因本穴能引起子宫收缩，可使孕妇流产，因此孕妇应慎用。

2. 阳池（别名别阳）

✿ 原穴

【定位】

在腕后区，腕背侧远端横纹上，指伸肌腱的尺侧缘凹陷中（见图3-2）。

【主治】

耳鸣，耳聋，目赤肿痛，喉痹，消渴，口干，腕痛，肩臂痛。

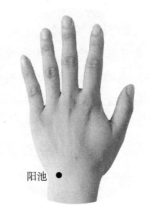

阳池

图 3-2

【操作】

直刺 0.3~0.5 寸，临床以泻法或平补平泻法为常用。可灸。

【临床运用及发挥】

《难经·六十六难》言："三焦者，元气之别使也，主通行三气，经历五脏六腑。"《难经·三十三难》又说："三焦，有原气之别焉，主持诸气。"由此可见，三焦体现了人体元气之功能。阳池穴是三焦经脉之原穴，所以阳池被称为原中之原。

原穴是本经脉气血最充盛之处，所以能调理本经脉之气血。日本著名针灸家泽田健最善用原穴，尤其注重本穴的运用，在各种脏腑之疾几乎都会选用本穴来调整，特别善用灸法，疗效卓著。本穴除了在调整脏腑整体功能之外，另外对某些疾病也具有特效作用。

自古至今本穴皆被认为是治疗消渴病之效穴，《针灸大成》卷七言"主消渴，口干烦闷。"《千金要方》："消渴口干，烦闷，热病汗不出，疟寒热。"《高等针灸学讲义》："间歇热，糖尿病，腕关节痛。"均指出了阳池穴能治疗消渴，临床所用确有较好的功效。在三焦经脉除了阳池穴能治疗消渴病，还有其他穴位也能治疗，如支沟、外关、液门、中渚、四渎等，所以现代针灸临床有的把胰腺作为三焦腑来研究和运用。胰腺具有内、外分泌功能的腺体，全面调节糖、脂肪、蛋白质的代谢，具有三焦腑的功能，正是这种密切的关系，所以三焦经穴位治疗糖尿病有较好的疗效。无论在理论之中的探讨还是实际临床治疗，都明证了糖尿病与三焦经的实效性。笔者在临床治疗糖尿病一般均以阳池穴为主穴，临床疗效明显。轻中度早期糖尿病患者，若能有效地改善生活起居，配合针刺治疗，则能使血糖恢复正常，达到停止用药的目的。

本穴是治疗子宫位置不正的效验穴，对各种子宫位置不正有明显的改善作用。根据对应取穴法的原理，还常用于踝关节前正中部的损伤，具有针到病除之效。

3. 腕骨

✿ 原穴

定 位

在腕区，第 5 掌骨底与三角骨之间的赤白肉际凹陷中（见图 3-3）。

主 治

（1）部位主治（近治作用）：指挛臂痛，腕痛无力。

（2）经络主治（经脉循行）：目翳，耳鸣，耳聋，头项强痛。

（3）其他主治（特殊作用）：黄疸，热病，疟疾。

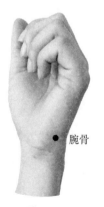

腕骨

图 3-3

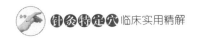

操 作

直刺 0.3~0.5 寸，临床以泻法或平补平泻法为常用。可灸。

临床运用及发挥

本穴为小肠原气所过和留止之手太阳经原穴，具有清热利湿，舒筋活络的作用。

本穴舒筋活络之效作用较强，用于太阳经脉拘急之证，与后溪穴的功效相近，但无后溪通督镇静之功，其利湿作用强。是著名针灸家张世杰老师善用的三大要穴之一，常用于肩背疼痛、手麻臂痛等经脉病证。

手太阳主"液"所生病，本穴为原穴，所以对人体之"液"有调节作用，是自古以来利湿退黄之要穴。《卧岩凌先生得效应穴针法赋》载曰："固知腕骨祛黄，应在至阳。"就是用腕骨与至阳配合治疗黄疸，是历代临床所用之效穴，在临床广为运用，疗效确实。也常用于消渴病的治疗，常与养老穴配用。根据利湿之特性，本穴也常用于湿气重而致的肥胖，具有标本兼治的功效，既能迅速减轻体重，又能改善机体之湿气，而发挥良好的作用。

4. 冲阳（别名趺阳、会原、会涌）

原穴

定 位

在足背，第 2 跖骨基底部与中间楔状骨关节处，可触及足背动脉（见图3-4）。

主 治

（1）部位主治（近治作用）：足痿无力，足背肿痛。

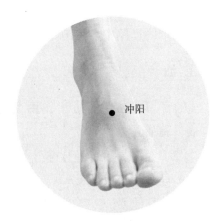

图 3-4

（2）经脉主治（经脉循行）：口眼歪斜，面肿齿痛。

（3）脏腑主治（远治作用）：胃痛，腹胀。

（4）其他主治（特殊作用）：癫狂痫。

操 作

直刺 0.3~0.5 寸。临床以平补平泻法为常用。可灸。

临床运用及发挥

冲阳是足阳明胃经之原穴，为十二原之一，原穴是本经脉气血最充盛点，故是每一条经脉最重要的穴位之一。在临床中，本穴是十二原穴中用的最少的一个穴位，但是本穴是历来作为仅次于寸口脉诊察疾病安危之要部，此处被称为冲阳脉，又称为跌阳脉。是重要的切脉部位。冲阳脉是胃脉，有胃气则生，无胃气则死，所以对病人在危重情况下诊断是十分有帮助的，如果病人寸口脉摸不到了，但冲阳还有脉，就还能有救的希望，如果冲阳脉没了，或者冲阳脉散乱，已摸不到，即使有寸口脉也难救治了。可见本脉在临床有重要的实际意义。

五脏六腑有疾取其原穴，本穴有健脾和胃的作用，可用于胃痛腹胀、消化不良等。本穴还有疏经通络的功效，还用于足跗肿痛、足缓不收局部病证等。《天星秘诀》载曰："足缓难行先绝骨，次寻条口及冲阳。"

《素问·刺禁论》言："刺跗上中大脉，出血不止死。"所以后来一直对本穴言禁针禁灸之说。这是本穴在临床少用的一个重要原因，现代针具较细，在针刺时只要细心认真，避开足背动脉，是没有任何危险的。对于禁灸之说，是不用化脓灸和艾炷灸之言，根据病情可以适当艾灸无妨。

5. 丘墟

原穴

定 位

在踝区，外踝的前下方，趾长伸肌腱的外侧凹陷中（见图 3-5）。

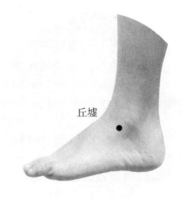

图 3-5

主治

（1）局部主治（近治作用）：外踝肿痛；足内翻，足下垂。

（2）经脉主治（经脉循行）：偏头痛，目赤肿痛，目翳等目疾；颈项痛，腋下肿，胸胁痛。

（3）脏腑主治：黄疸，善太息，口苦，胆囊炎，胆石症。

（4）其他主治（特殊作用）：疟疾，郁证。

操作

直刺 0.5~0.8 寸，临床以泻法为常用。不宜灸。

临床运用及发挥

丘墟是足少阳经原穴，原穴是脏腑原气经过和留止的部位，元气是通过三焦输送到人体各个部位，所以原穴能使三焦中的元气通达无阻，亦即原穴有通气行气，通调经气的作用。《灵枢·九针十二原》提出："五脏六腑之有疾者，皆取其原也"。故胆病可取其原穴丘墟来治疗，可用于治疗胆囊炎、胆石症、黄疸、口苦等。胆附于肝，位于胁下，肝胆相表里，本穴有疏肝行气、清热利胆的作用，所以也可用于肝脏相关疾病。

胆经行于侧头部、颈项、胸胁，根据"经脉所过，主治所及"的相关理论，所以本穴是治疗偏头痛、颈项痛、胸胁痛之常用要穴。

踝关节扭伤是临床最常见的关节扭伤，尤其是踝关节的内翻伤占踝关节损伤的 85% 以上，导致外踝韧带更易损伤。外踝扭伤主要是由于踝关节过度内翻导致外踝韧带损伤所致。多在高低不平的路面上行走，或下坡、下楼梯，或跑步、跳跃时而致。中医学认为，本病的发生是由于外伤等因素，导致踝关节局部经络气血受阻，气血运行不畅，经络不通，气滞血瘀而致。丘墟位于外踝的前下方，针刺患侧的丘墟穴，乃是局部取穴之意，根据"腧穴所在，主治所在"的治疗原则，以及胆经是"主骨所生病"，故该穴治疗关节病有其特效作用。针刺该穴具有活血化瘀、通络止痛的作用，有助于气血的运行，促进经气的运转，达到"通则不痛"的疗效。操作时宜丘墟透向照海穴作用为佳。

6. 京骨

原穴

定 位

在跖区，第 5 跖骨粗隆前下方，赤白肉际处（见图 3-6）。

主 治

经络主治（经脉循行）：头痛，项强，目翳，癫痫，腰腿痛。

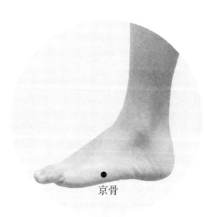

京骨

图 3-6

操 作

直刺 0.3~0.5 寸，临床以平补平泻法为常用。可灸。

临床运用及发挥

本穴为足太阳经脉之原穴，原穴乃是本经脉气血最充盛之处，既能清脏腑之邪，又能通经脉之痹，治证较为广泛，正如《十二经治症主客原络歌》所言："膀胱颈痛目中疼，项腰足腿痛难行，痎疟狂癫心胆热，背弓反手额眉棱，鼻衄目黄筋骨缩，脱肛痔漏腹心膨，若要除之无别法，京骨大钟任显能。"以上所述诸症皆能用本穴配肾经的络穴大钟来治疗，并且有显著的疗效。

本穴在临床主要以经脉循行为用，根据经脉所行，主治所及的理论用于足太阳经脉之头项强痛、腰背痛、下肢后侧痛麻等。

京骨穴功善祛邪，内能清脏腑，外能通经脉，是治疗痰热瘀血蓄结所致膀胱脏腑经络诸疾之常用穴、足内翻之经验效穴。

第四章

络穴

《针经指南》云："络穴正在两经中间……若刺络穴，表里皆活。"针刺络穴可有表里两经同治的作用，在此很直接的言明了络穴的重要作用。

一　络穴的内容

络穴的理论最早见于《灵枢·经脉》。该篇详细记载了十五络穴的组成，"手太阴之别，名曰列缺……手少阴之别，名曰通里……手心主之别，名曰内关……手太阳之别，名曰支正……手阳明之别，名曰偏历……手少阳之别，名曰外关……足太阳之别，名曰飞阳……足少阳之别，名曰光明……足阳明之别，名曰丰隆……足太阴之别，名曰公孙……足少阴之别，名曰大钟……足厥阴之别，名曰蠡沟……任脉之别，名曰尾翳……督脉之别，名曰长强……脾之大络，名曰大包。"该典籍已较为完善的将络穴理论明确化、系统化，并将十二经脉之络、任、督二脉及脾之大络的络脉、络穴之部位、相关病候等记载的非常明确。这些内容一直是针灸学中最基本的理论（各络脉循行及络脉病候可见经络腧穴教材），与经脉系统相互联系，相互沟通，网络全身。

络脉由经脉分出处各有一个腧穴，称为络穴。十二正经各有一个络穴，都分布在肘、膝关节以下，加上任脉络穴、督脉络穴和脾之大络，总称十五络（见表4-1）。在《素问·平人气象论》还载有"胃之大络"虚里（有人认为虚里是指的一个部位，心尖搏动处，也有人认为虚里指的是乳根穴），所以又称为"十六络"。由于乳根穴（心尖搏动之部位）在临床用之较少，所以在临床中一般以"十五络"之称，较少提及"十六络"的称谓。

表 4-1　十五络穴表

	经脉—穴位	经脉—穴位	经脉—穴位
手三阴经	肺经－列缺	心经－通里	心包经－内关
手三阳经	大肠经－偏历	小肠经－支正	三焦经－外关
足三阴经	脾经－公孙	肝经－蠡沟	肾经－大钟
足三阳经	胃经－丰隆	胆经－光明	膀胱经－飞扬

	经脉—穴位	经脉—穴位	经脉—穴位
任、督、脾	任脉－鸠尾	督脉－长强	脾大络－大包

附：十五（六）络穴歌

肺络列缺大偏历，胃丰隆脾公孙记，

心络通里小支正，膀胱飞扬肾大钟，

包焦络穴内外关，胆取光明肝蠡沟，

脾之大络为大包，阳督长强任尾翳（鸠尾）。

（胃之大络为虚里）

　　络穴是沟通表里两经的桥梁，"络"是网络的意思。在经脉中横行或旁而支者为络，它起着相互传注的纽带作用。十二经脉行于四肢肘膝以下部位，各别出一条络脉，各有分布路线，也各有自己的病候，它沟通表里阴阳两经之间，从阳走阴，从阴走阳，并且参加了十二经脉的整体循环。因此络穴与经脉关系密切，是经脉系统重要组成部分。

二　络穴的临床运用意义

（一）络穴的诊断作用

　　络穴和原穴一样具有诊断疾病的作用，这早在《黄帝内经》中就有相关的记载。如《灵枢·经脉》中记载："十五络者，实则必见，虚则必下。""凡诊络脉，脉色青则寒切痛，赤则有热。胃中寒，手鱼之络多青矣。胃中有热，鱼际络赤。其鱼黑者留久痹也。其有赤有黑有青者，寒热气也。"就是记载以观察络脉的色泽、形态变化来诊断疾病。

现在在临床一般称为十五络，很少称之为十六络，这是由于在临床中一般情况下较少使用胃之大络虚里（乳根），所以胃之大络虚里被忽视了，这种原因所致是因为没有对此穴性质深入理解，而把它的重要性给忽视了，"虚里"不仅仅指的是一个穴点，而是泛指"虚里"之脉，此处是古代中医学一个重要的诊断点，能够诊断疾病的轻重。"虚里"之脉是十二经脉宗气所聚之处，切按虚里，对脉之宗气的虚实存亡有一定的诊断意义。正常情况下，按之应手、不快不慢、动而不紧、从容和缓。如若按之动数、应手太过，为心阳浮越，宗气外泄；如若按之时有时无、结代不续，乃心脉瘀血之象；如若按之动微，无应手之感，宗气不足；如若其动已停，其他部位"动脉"也不可触及，则脉为已绝，乃死亡之候。由此可见，本穴的诊断功用不可忽视，具有重要的临床价值，目前由于重视现代化的检查，对此而以忽视，中医人应对此加以重视。

络穴具有沟通表里两经的作用，所以当表里两经同病时，在相应络穴上就会有病理现象的反应，如压痛、结节、条索、暗影或青筋反应，这都是以察之络穴的反应而帮助诊断疾病的作用。

（二）络穴的治疗作用

1.络穴的单独运用

十五大络皆有一定的分布路线，并沟通表里阴阳两经，调节各络脉的气血。若十五络脉气血异常，就会出现相应的病变。古代医家根据长期的治疗观察，总结出了一定的规律，就是各络脉之病候（具体经脉病候可参阅经络腧穴学各经脉中），在临床可以根据十五络脉病候进行治疗，患者属于哪一个络脉的病，就取相应的络穴来治疗。如足阳明胃经络脉病候："其病气逆则喉痹卒喑。实，则狂癫；虚，则足不收，胫枯。取之所别也。"《灵枢·经脉》对此已将胃之络穴丰隆的功用总结的非常精当，可用丰隆穴治疗咽喉肿痛不利、失音、言语不利、精神病、癫痫、下肢痿痹证等，若见以上相应疾病，取用此穴便有佳效。如治一患者，青年女性，因婆媳不和而吵架后，出现喜怒无常3天来诊，查看舌苔厚腻，脉滑濡，这为典型的痰湿之证，符合丰隆穴的功效。丰隆虽是胃经之穴，但是由此连接脾经，与脾紧密相连，因此针刺丰隆穴不仅改善阳明气血，而且有很好的健脾祛湿的功效，所以丰隆穴有健脾祛痰的功效。这正如著名医家窦汉卿在《针经指南·络说》中言："若刺络穴，表里皆治。""络穴治两经"，这就是络穴最大特点。所以这一患者立针刺双丰隆穴，1次治疗后症状即缓解，共治疗5次而恢复正常。

再如心包经的络穴内关能治疗消化系统疾病具有特效作用，这是因为内关由此联络了三焦的缘故，手厥阴经脉下膈络三焦，三焦主消化，通行诸气，运输水液，故内关穴就具有理气和胃的功效；如大肠的络穴偏历，能治大肠经病口眼歪斜、腹痛、肠炎，也能主治肺经的喉痛、鼻衄、咳嗽等疾病；手太阴肺经络穴列缺，既能治肺、咽喉、鼻等呼吸系统疾病，又能治疗手阳明大肠经的齿痛、面痛及颈部等疾病。这是因为阴经络脉走向其表里的阳经经脉，阳经络脉走向其互为表里的阴经经脉，加强了表里两经的联系，故治疗表里两经病证，即"一络通两经"。

就其具体的运用可有多种方法，一是本经的络穴取穴法，那一经脉有病就取用那一经脉的络穴，如肺经有病就取用肺经的络穴列缺治疗，大肠有病就取大肠经络穴偏历治疗；二是表里经脉络穴取穴法，表里经脉气血相互影响，二者无论在生理还是病理上影响较深，病变可相互传变。如肺有病可取大肠的络穴偏历，反之大肠有病可取肺的络穴列缺。若表里两经同病，可两经络穴同取。如肝胆同病，就可同时取用肝经的络穴蠡沟、胆经的络穴光明治疗；三是同名经络穴的运用，如手太阴有病，可取足太阴之络穴治疗，反之就取用手太阴络穴治疗，这一用法在实际临床用之较少。

中医临床根据疾病发展规律发现"一般的情况下，病初在经脉，久病之后入络脉"的特点，根据这一认识规律，凡属内伤引起的慢性病，病程久者可适当配合络穴，新发病多用经穴。

2. 原络配穴法的运用

络穴对于疏通表里经疾患有良好的作用，所以临床运用十分广泛，除了络穴能够单独运用治疗疾病，更重要的是和他穴的配伍运用，在临床可以和各类特定穴配合使用，尤其与络穴的配合运用最具代表性，形成了非常固定的配穴组合，在临床中称为"原络配穴法"或叫"主客配穴法"。是表里经配穴法的代表，主治表里两经的病变，临床应用非常广泛。其实在临床中，原络配穴法又有多种具体配穴法，一般分为本经原络配穴法、本经原穴配表里经络穴、手足同名经之原络穴相配。

（1）本经原络配穴法

这种配穴法就是仅取病变经脉的穴位，先取本经之原穴，再取本经之络穴，一般是取一侧的原穴，再取另一侧的络穴（也可以左右两穴同用）。这种取穴法适用于本经自病，未累及它经它脏，病变单纯，发病初期的患者。如一个肾气亏虚的患者出现了腰酸腰痛的症状，未有其他的症状出现，此时可以取用一侧肾经的原穴太溪，再取另一侧肾经的络穴大钟即可（或两侧同取）；再如一个感冒初期的患者，出现了咳嗽、胸痛的症状，此时可仅取肺经一侧的原穴太渊，再取肺经另一侧的络穴列缺来治疗（也可以两侧同取）。

（2）手足同名经之原络穴相配

这种取穴方法就是在同名经上原络穴的配用，取一经的原穴，再取同名经的络穴。因为同名经同气相求，病变既可以相互传变，又能互治，所以在临床经常同用。如一个肝郁气滞的患者，导致了胸闷胸痛症状，此时就可以取用足厥阴肝经一侧原穴太冲，再取其同名经手厥阴心包经的络穴内关配用，这就是手足同名经原络穴相配的具体运用，具有取穴少，疗效高的作用，所有的同名经原络穴皆可以临床以此配合运用。

（3）本经原穴配表里经络穴

这是原络配穴法最常用的一种方法，一般所说的原络配穴法就是指此种方法，所说的"主客配穴法"也是指这一方法。就是取一经的原穴，再取相表里经脉的络穴，这种取穴法就叫原络配穴法。

这种配穴法如何去选择原穴和络穴呢？一般要从两种情况下定取表经或里经的原络穴。一是根据表里经脉疾病的先后情况来决定：先病的经脉取之原穴，后病的取其络穴。例如手太阴肺经先病，因外感出现了咳嗽、咳痰、喘息、胸闷、气急等肺部症状，而后又出现了腹痛、腹泻或便秘等手阳明大肠经病候，此时就先取肺经的原穴太渊（为主），再取手阳明之络穴偏历（为客）治疗。反之，如果是大肠经先病，肺经后病，此时应先取手阳明经原穴合谷（为主），再取相表里的肺经络穴列缺（为客），这也叫主客原络配穴法。其余各脏腑以此类推。（附：十二经脉主客原络表，见表4-2）。

表4-2　十二经主客原络配穴表

主	客	原	络
手太阴肺	手阳明大肠	太渊	偏历
手阳明大肠	手太阴肺	合谷	列缺
足太阴脾	足阳明胃	太白	丰隆
足阳明胃	足太阴脾	冲阳	公孙
手少阴心	手太阳小肠	神门	支正
手太阳小肠	手少阴心	腕骨	通里
足少阴肾	足太阳膀胱	太溪	飞扬
足太阳膀胱	足少阴肾	京骨	大钟
手少阳三焦	手厥阴心包	阳池	内关
手厥阴心包	手少阳三焦	大陵	外关
足厥阴肝	足少阳胆	太冲	光明
足少阳胆	足厥阴肝	丘墟	蠡沟

第二种方法就是以表里经脉病变的主次轻重定原络：如一患者以大肠经脉的病变为主，症见发热、头项强痛、鼻塞、大便失调，伴轻度咳嗽，此时应先取阳明大肠之原穴合谷（为主），再取手太阴的络穴列缺（为客），反之，如果表现的是肺经症状为重，手阳明的症状为轻，此时就先取肺经的原穴太渊（为主），再取大肠经之络穴偏历（为客）。

所以在临床运用时应从这两个方面进行辨证，抓住主次及先后矛盾，选择合理的配穴，就可获得显著的疗效。这种取穴方法仍具有取穴少，疗效高，事半功倍之效，是临床重要配穴法之一。

3. 络穴和八脉交会穴配用法

络穴与八脉交会穴之间有重要的关系，二者都有与其他经脉沟通的关系，拓宽了这些穴位的功效性，使得这些穴位具有了多方面的作用。另外在八脉交会穴中，络穴就占了一半：列缺、内关、外关、公孙，这4穴既是络穴又是八脉交会穴，这种关系既明确又特殊。在临床中经常相互配用，如内关配公孙、列缺配照海、外关与足临泣的配用，这些配用既可以说是络穴与八脉交会穴的配用，又可以说是八脉交会穴之间的配用。它们之间具有双重性，由此更说明了这些穴位在临床的重要性。具体运用方法见八脉交会穴章节。

络穴在与他穴的配用中，除了上述两种用法，还有络穴与井穴配穴法、络穴与八会穴、络穴与郄穴等不同的配用。在临床应根据疾病的需求选择合适的配穴方法。

三　十六络穴运用经验集结

1. 列缺（别名童玄、腕劳）

络穴，八脉交会穴（通任脉）

定　位

在前臂，腕掌侧远端横纹上1.5寸，拇短伸肌腱与拇长伸肌腱之间，拇长展肌腱沟的凹陷中（见图4-1）。

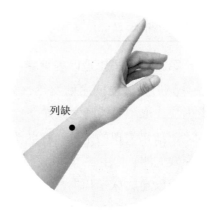

图4-1

主　治

（1）部位主治（近治作用）：手臂挛痛。

（2）脏腑主治（远治作用）：咳嗽，气喘，咽喉肿痛，头痛，齿痛，口眼歪斜。

（3）经脉主治（经脉循行）：小便异常，胎衣不下；项强（通任脉）。

临床运用及发挥

本穴自古就是一个名穴要穴，又是络穴之一，还是八脉交会穴之一，通于任脉。所以功效多多，治疗范围甚广。

列缺是通于手阳明之络穴，络穴的特性善调表里两经之经气。阳明经上达颈项头部，所以用列缺可治疗头痛、项强等疾病。这一运用自古就有记载，其中我们耳熟能详的《四总穴歌》就说得很简明实用"头项寻列缺"。首载于明初徐凤针灸专著《针灸大全》，一直流传至今，仍对我们的临床有着重要的指导作用。是不是用列缺可以治疗所有的头项部疾病呢？当然不是的，那么在什么情况下用列缺治疗有显著的疗效呢？当风寒感冒而引发的头项痛就是首选的穴，或是肺与大肠经脉皆病，相互牵连发生了疼痛，均是首选穴。若是颈项部前后均有病变，能不能用列缺治疗呢？当然也是可以的，这是因为列缺还是一个八脉交会穴，通于任脉，早在《千金十一穴歌》中有记载："胸项若有痛，后溪并列缺。"后溪通于督脉，两者相配，主治胸项病，都是以经脉循行所过及联系部位为依据。后溪配列缺是兼治任督二脉，有交通二脉之阴阳，因任脉之阴气上济督阳之意。两者相合是治疗颈项部疾病的常用有效穴组。临床每每所用，皆能效如桴鼓。

《灵枢·经脉》言："气盛有余，则肩背痛，风寒汗出中风，小便数而欠；气虚，则肩背痛、寒，少气不足以息，溺色变。"这说明了肺经经脉有问题可导致小便的异常，也可以用手太阴肺经的穴位治疗小便的异常。《医方集解》称"肺为水之上源"，主行水，肺通调水道的功能失常，则见溺色变，小变数而欠、浮肿等。并且在《灵枢·经脉》中还直接记载列缺主治小便异常的问题，到《千金要方》的运用就更进一步拓宽了治疗范围，有"男子阴中疼痛、尿血、失精"等前阴病证。《扁鹊神应针灸玉龙经》记载"妇人血气不利、胎衣不下"等妇科病。由此可见，用列缺治疗生殖系统疾病是古人千百年来经验的总结。如治一女性患者，每当咳嗽就会出现尿失禁的问题，经各种方法治疗乏效，后来诊，经针刺列缺、中极、三阴交1周而愈。

用列缺治疗慢性咽喉部疾病有良好的功效，本穴属于手太阴之脉，咽喉通于肺。又因本穴是八脉交会穴之一，通于任脉，任脉直接过咽喉，所以用本穴治疗咽喉疾病就有特效了，对咳嗽、咽喉肿痛均效。临床常与照海穴合用，在临床有"列缺任脉行肺系，阴跷照海膈喉咙"之经典运用，尤其适宜于慢性咽喉部疾病。如笔者所治一患者，因外感后而致干咳不愈20 余天，经输液及口服药物未效，经针刺本穴组（列缺、照海），针后咳嗽立缓，止咳之效快捷确实。共治疗 4 次症状消失。本穴治疗咳嗽效果显著，从本穴的命名也可以看出端倪。唐代李白《梦游天姥吟留别》有："列缺霹雳，丘峦崩摧"之句。《汉书·扬雄传上》载："霹雳列缺，吐火施鞭。"该穴以列缺命名，来比喻治疗咳嗽之效迅速之意。

本穴治疗外感风寒表证不言而喻，是最基本的治疗，在这里就不再多赘述了。另外本穴对戒烟有很好的作用，但患者要有想戒烟的这种意识，否则疗效不佳。在临床治疗患者时，很多患者的家属问针灸能不能戒烟，回答是肯定的。所以家人就会让给病人偷偷扎上几针戒烟的穴位，想让其戒烟，想法是好的，但是如果患者在心里没有这种意识，疗效就会降低，戒烟的意识越强疗效越高，对戒烟确实能起到很好的帮助，这一点，在临床经常得到其印证。

本穴下皮肉浅薄，所以在针刺时应注意针刺方向，进针穿入皮层时宜快，向深部运针时宜缓，以减轻针刺所带来的痛苦。本穴宜泻不宜补，故一般不用灸法。

2. 偏历

络穴

定位

在前臂，腕背侧远端横纹上 3 寸，阳溪与曲池连线上（见图 4-2）。

主治

（1）部位主治：手臂酸痛。

（2）经脉主治（经脉循行）：耳鸣，

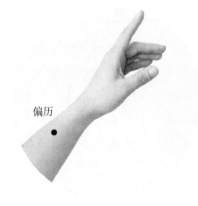

图 4-2

耳聋，目赤，鼻衄，喉痛。

（3）穴性主治（特效作用）：腹部胀满，水肿。

操 作

直刺或斜刺 0.5~0.8 寸，临床以平补平泻法为常用。可灸。

临床运用及发挥

偏历穴为手阳明经脉之络穴，别走手太阴肺经，故善调二经之经气，可用于大肠热盛，肺气失降之喘咳咽痛、耳鸣、鼻衄、小便不利；又能用于两经气血失调所致的手臂酸痛、麻木不仁。临床尤对齿痛、耳鸣、耳聋最效，正如《灵枢·经脉》所言："实，则龋、聋；虚，则齿寒、痹膈，取之所别也。"手阳明大肠经脉与牙齿关系密切，在古代有"齿脉"之称，所以本穴治疗牙痛非常有效。

临床常与太渊穴相配治疗咽喉肿痛、喘咳及小便不利，这是前面所讲述的原络配穴法运用，具有确实的功效。

3. 丰隆

络穴

定 位

小腿外侧，外踝尖上 8 寸，胫骨前嵴外缘，条口旁开 1 寸（见图 4-3）。

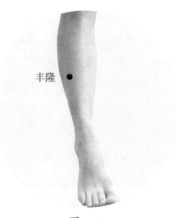

丰隆

图 4-3

主 治

（1）部位主治（近治作用）：下肢痿痹。

（2）经脉主治（经脉循行）：头痛，眩晕。

（3）脏腑主治（远治作用）：腹胀，便秘。

（4）其他主治（特殊作用）：癫狂，痫证，咳嗽，痰多，哮喘。

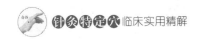

操 作

直刺 1~2 寸，临床以泻法最为常用；也常刺血为用。可灸。

临床运用及发挥

丰隆乃足阳明胃经之络穴，别走足太阴脾经。脾主运化，脾虚则水湿不化，易聚而成痰。丰隆其性通降，能健脾和胃，化湿而祛痰，故是治疗与痰湿有关病证之要穴。早在《针灸甲乙经》中本穴被称为痰之会，用于一切痰疾，正如《玉龙歌》言："痰多宜向丰隆寻。"明代楼英所著的《医学纲目》中也指出："一切痰饮，取丰隆。"当痰积于肺则见咳嗽、支气管炎、哮喘、慢性咽炎等；痰湿犯胃可见恶心、呕吐、反酸；痰湿溢于肌肤则见肿胀；痰阻于心阳，则见胸闷心悸，或见癫狂、失眠、健忘等；流窜于经络之中，在上则见头痛、眩晕，在下则见痿痹不仁。可见痰疾是众多疾病发生之因，在中医学中认为，久病、怪病、难病多因痰而致。如西医学中的高血压、高脂血症、肥胖、精神病等，从中医辨治，多是与痰有关，归属于"痰浊"之范畴，故在临床祛痰治疗顽症痼疾十分重要。针刺丰隆穴后，一系列的症状随之好转或消除。丰隆是历代所公认祛痰之要穴，无论有形之痰，还是无形之痰，凡因痰湿而成诸疾，均可用本穴而治。现例举一例关于痰气搏结所致的梅核气病案，供读者参考。

患者女性，43 岁，1 年前因与丈夫吵架之后出现咽部异物感，每当劳累情绪不佳即可发作，曾多次用药治疗，效果不显，近 1 周因工作不顺，症状明显加重，咯之不出，咽之不下，饮食无碍。检查所见：舌红，苔黄腻，脉弦滑。诊断为梅核气（气郁痰结），立取双侧丰隆，针刺 1.5 寸，再配针刺双太冲，得气后行提插强烈泻法，5 分钟后患者感到咽部症状缓解，留针 20 分钟，隔日 1 次，共治疗 3 次而愈。

本穴是足阳明之络穴，胃经由此别出而络于脾经，因此本穴有联络脾胃两经的作用，故能治疗消化系统疾病，如腹痛、呕吐、便秘等证。

足阳明络脉上络头项，本穴处于下肢中心部位，又是足阳明之穴，故能调理颈项及下肢的痿痹酸麻等病证。

本穴可针可灸，也常用刺血的方法，对慢性顽疾，有瘀络者，常配用刺血的方法。

4. 公孙

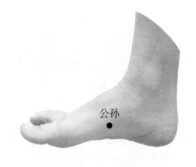

❀❀ 络穴、八脉交会穴（通冲脉）

❀ 定 位 ❀

在跖区，第1跖骨底的前下缘赤白
肉际处（见图4-4）。

图 4-4

❀ 主 治 ❀

（1）脏腑主治（远治作用）：胃痛，
呕吐，纳呆，饮食不化，腹痛，腹胀，
腹泻，痢疾。

（2）穴性主治：月经不调，不孕；胸痛、胸闷、逆气里急、气上冲心
等冲脉病证（八脉交会穴之理）。

（3）其他主治（特殊作用）：心烦，失眠，狂证，嗜卧等神志病证。

❀ 操 作 ❀

直刺0.5~1寸，临床以平补平泻法常用。可灸。

❀ 临床运用及发挥 ❀

本穴是足太阴脾经之络穴，与胃经相联络，故能一穴同调两经，对脾
胃同病最为适合，所以是治疗脾胃病的要穴。本穴又是八脉交会穴之一，
通于冲脉。冲脉循行于胸腹部，厥气上逆则易直接经冲脉上冲心胸，故其
主病多在脾胃与胸腹部。诸如胃肠运化和传导功能异常引起的病证，脾胃
虚弱引起的病证，公孙均是治疗的主穴。临床常和内关合用组成基本处方，
用于多系统疾病。本穴组的伍用，出自《席弘赋》："肚疼须是公孙妙，内
关相应必然瘥。"《杂病穴法歌》也有记述："腹痛，公孙内关尔。"内关专
走上焦，公孙专行下焦。二穴相合，直通上下，理气健脾，宽中消积。公

孙达于冲脉，内关通于阴维脉，二者相合，合于心、胸、胃，所以能治疗胃、心、胸、腹的一切病证，可用于恶心，呕吐，胸闷，心悸，心痛，腹胀，胃痛，胃炎等。补之则能温中通阳，健脾益气，主治脾胃虚寒之胃腹疼痛、呕吐泄泻等症；泻之则理气和胃，清热化湿，主治三焦气机不利，气逆里急，饮食停滞，湿热内蕴等证。故在临床对此有这样的总结运用"公孙冲脉胃心胸，内关阴维下总同"的经典描述。

穴属足太阴脾，通于冲脉，脾主统血，冲脉为十二经之海，又曰血海，其经脉起于胞中，所以用本穴可治疗脾不统血之月经病、胎衣不下以及带下病等妇科疾病，尤长于治疗带下症。

足太阴脾经"注心中"，冲脉为血之海，至胸中而散，所以公孙具有健脾养血、化湿祛痰的作用，对脾虚痰湿、心神不宁的神志病证可以调理，无论失眠、嗜睡、心烦不安者皆能治疗。

5. 通里

❀ 络穴

❴ 定 位 ❵

在前臂前区，腕掌侧远端横纹上1寸，尺侧弯屈肌腱的桡侧缘（见图4-5）。

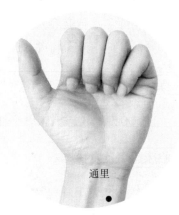

通里

图 4-5

❴ 主 治 ❵

（1）部位主治（近治作用）：腕臂痛。

（2）经络主治（经脉循行）：舌强不语，暴喑。

（3）脏腑主治（远治作用）：心悸，怔忡。

❴ 操 作 ❵

直刺0.3~0.5寸，临床以平补平泻法为常用。可灸。

临床运用及发挥

本穴是心经用之最广的穴位，对其临床运用，《马丹阳天星十二穴杂病歌》中总结的既全面又精当，其记载中言："通里腕侧后，去腕一寸中，欲言声不出，懊恼及怔忡，实则四肢重，头腮面颊红，虚则不能食，暴喑面无容，毫针微微刺，方信有神功。"可见本穴能补能泻，具有双向调节的作用。补之能养心血、益心神，用于心虚所致的心悸不安，失眠多梦，头晕倦怠，痴呆之症等；泻之则能清心火、通心络，能用于心火上炎所致的目赤肿痛，口舌生疮，尿血，舌强不语，心悸、心烦等症。

通里是心经之络穴，别走小肠，心开窍于舌，心经络脉系于舌本，小肠经上走喉咙，故对舌疾（如木舌、重舌、舌疮、舌强）有特效，是常用的重要穴位。在《灵枢·经脉》中云："手少阴之别，名曰通里，去腕一寸，别而上行，循经入于心中，系舌本，属目系……虚则不能言。取之掌后一寸，别走太阳也。"舌为心之苗，手少阴心经的脉络上系舌本，脉气不足，不能上济舌根，故不能言。针刺时以捻转手法，同时嘱患者长说"噫"，以通畅心经气血，疏窍通络，调理气机，故失音就能很快恢复如常。是治疗失音之常用重要穴位之一。

本穴不宜深刺。虽然可灸，但较少用灸法。

6. 支正

❀ 络穴

定位

在前臂后区，腕背侧远端横纹上5寸，尺骨尺侧与尺侧腕屈肌腱之间（见图4-6）。

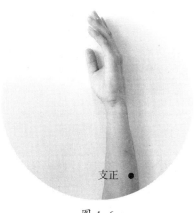

支正

图4-6

主治

（1）部位主治（近治作用）：

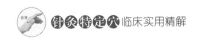

肘臂酸痛。

（2）经络主治（经脉循行）：头痛，目眩，癫狂。

（3）其他主治（特殊作用）：热病，疣。

操 作

直刺或斜刺 0.5~0.8 寸，临床以泻法为常用。可灸。

临床运用及发挥

支正为手太阳之络，可联络表里两经，善治两经同病的问题，既能宣散太阳经而清热散风，又能通调心经而安神定志，是治疗小肠经与心经二经同病之要穴，用于头晕目眩、癫狂易惊。

本穴在临床主要用于经脉循行的病证，有通经止痛的作用，可用于肘挛不能屈伸、疼痛麻木、肩臂酸痛、四肢无力等经络病证。

《灵枢·经脉》曰："手太阳之别，名曰支正……实，则节弛肘废；虚，则生疣，小者如痂疥。取之所别也。"用本穴可以治疗疣症，这是比较特殊的作用，古人为我们留下了实用经验，疗效确实。如在《中国针灸杂志》的相关报道【安华·针刺支正穴治疗疣症 76 例临床观察·1995，15（1）：33】：毫针直刺支正穴 1~1.5 寸，行泻法，针感沿经上下传达病所，留针 20 分钟，期间行针 1~2 次。每日 1 次，10 次为 1 个疗程。76 例患者，经治疗 3 个疗程，总有效率为 96.05%。

本穴主要以泻法为常用，故一般不用灸法。

7. 飞扬（别名厥阳、飞阳）

络穴

定 位

在小腿后区，昆仑直上 7 寸，腓肠肌外下缘与跟腱移行处，当承山处下方 1 寸处（见图 4-7）。

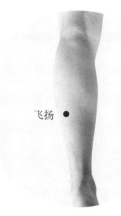

飞扬

图 4-7

◆ 主 治 ◆

经络主治（经脉循行）：头痛，目眩，鼻塞，鼻衄，腰背痛，腿软无力，筋急不能屈伸，痔疾。

◆ 操 作 ◆

直刺 1~1.5 寸，临床以泻法为常用。可灸。

◆ 临床运用及发挥 ◆

本穴用之能使人扬步似飞，故名飞扬。因此用本穴能治疗下肢软弱无力、小腿疼痛、筋急不得屈伸等症有良好的治疗作用。正如《医宗金鉴》所言："主步履艰难。"著名针灸家武连仲教授以本穴配委阳、跗阳组成了一个固定配穴组合叫三阳启泰，用于治疗小腿痹痛、麻木、痉挛、皮痹等症。笔者在临床经常运用本穴组，疗效满意。如武连仲教授用本穴组所治一病案：于 2005 年 5 月，一位希腊友人因旅途劳顿、感受风寒，出现腰痛伴右腿疼痛、麻木、拘挛，经外事部门介绍于武教授治疗，被人搀扶而来，武教授即用三阳启泰针法和调神止痛针法，针刺一次，疼痛消失，行走如常。患者甚感惊讶，称武教授为"神针"。

《灵枢·经脉》言："足太阳之别，名曰飞扬……实则鼽窒，头背痛；虚则鼽衄。"足太阳主表，因此风寒易袭，而致外感表证，所以可治风寒而致的鼻流清涕、头痛项强。感冒初期正虚邪实，正邪相争于表，太阳经气血运行不畅，不通则痛，本穴能引火下行，清热开郁，所以用本穴治疗感冒引起的太阳头痛和肾虚引起的后头痛有显著的疗效（飞扬穴为络于肾的络穴）。因膀胱经脉的循行，也能治疗颈肩背痛。

因经别之因，也能治疗痔疾，临床疗效也较为满意，一般常配承山、长强合用。

8. 大钟（别名太钟）

络穴

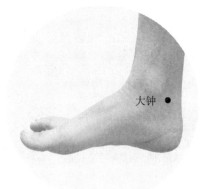

图 4-8

定位

在跟区，内踝后下方，跟骨上缘，跟腱附着部前缘凹陷中（见图 4-8）。

主治

（1）部位主治（近治作用）：足跟痛。

（2）经络主治（经脉循行）：咳血，气喘（足少阴之脉，入肺中）。

（3）脏腑主治（远治作用）：癃闭，遗尿，便秘，痴呆（肾藏精），嗜卧，月经不调。

操作

直刺 0.3~0.5 寸，临床以补法为常用。可灸。

临床运用及发挥

本穴为足少阴之络穴，与足太阳相联络，所以对肾与膀胱二经同病为首选穴，如小便不利、遗尿、淋证等，既关乎膀胱又关乎肾的问题，所以用大钟就能治疗。《灵枢·经脉》言："其病，气逆则烦闷；实，则闭癃（闭指的小便不通，癃则是指的小便不利，常配京骨运用）；虚，则腰痛（常配肾俞运用），取之所别也。"膀胱经脉循行于腰背下肢等，肾又主骨，所以能治疗肾虚所致的腰痛，尤对足跟痛（常配照海、太溪）及足内翻（常配解溪、丘墟、照海）有显著疗效。并是这类疾病之常用的效穴。

9. 内关（别名阴维）

络穴，八脉交会穴（通阴维脉）

定 位

在前臂前区，腕后第 1 横纹上 2 寸（3 横指），当两大筋（掌长肌腱与桡侧腕屈肌腱之间）之间凹陷处取穴（见图 4-9）。

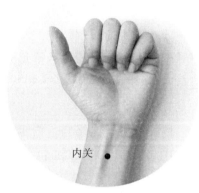

内关

图 4-9

主 治

（1）经络主治（经脉循行）：肘臂挛痛，手指麻木疼痛，中风。

（2）脏腑主治（远治作用）：心痛，心悸，怔忡，胸闷，胸痛；失眠，健忘，郁证，癫狂痫等神志病证。

（3）穴性主治：胃痛，呕吐，呃逆，胁痛，胁下痞块。

（4）其他主治（特殊作用）：各种眩晕，偏头痛，膝痛，寒热往来。

操 作

直刺 0.5~1 寸，临床以泻法或平补平泻法为常用。可灸。

临床运用及发挥

内关是临床常用重要穴位，治疗病种广泛，疗效良好，有非常实用的价值。是心包经脉之络穴，别走手少阳三焦，八脉交会穴之一，通于阴维脉。临床所用，主要与其是络穴、八脉交会穴和经脉循行相关，抓住其三点，就掌握了本穴的临床运用要点。

《针灸甲乙经》载："实则心暴痛，虚则烦心，心惕惕不能动，失智，内关主之。"本穴属于手厥阴之腧穴，心包为心之外围，有代心受邪的作用，所以可用于心脏疾病的治疗。通过临床实践运用来看，本穴治疗心脏疾患具有确实的作用，无论功能性还是器质性心脏疾患均具有作用，并具有双向调节功效，是双向调节的典型代表穴位，不论心动过速还是心动过缓、不论心烦还是抑郁皆能调整改善，是心脏疾病首选穴位。如笔者治的一位患者，男性43岁，无名原因心动过速1周，患者于2年前曾反复发作，于医院检查未查出其他原因，诊为窦性心动过速并心律不齐，每次需要口服药物十余天方能缓解，本次发作后未用任何药物，呈阵发性加重，近2日感觉症状明显而来诊，脉搏每分130次左右，立针刺双侧内关，给予中强度刺激手法，10分钟后降至80次左右，留针30分钟，起针后已无异常感觉，经治疗1次而痊愈。

内关是心包之络穴，络于三焦。《灵枢·经脉》言："手厥阴心包络之脉……起于胸中，出属心包络，下膈，历络三焦。"李东垣对此进一步阐述："三焦有名无形，主持诸气，以象三才之用，故呼吸升降，水谷往来，皆待此以通达。是以上焦在心下，主内而不出；中焦在胃脘，主腐熟水谷；下焦在脐下，主分别清浊，出而不内。统而论之，三才之用，本于中焦。中焦者，胃脘也，禀天五之冲气，阴阳清浊自此而分，十二经络自此而始。"也就说是手厥阴心包经联络于三焦，调节脾胃升降之气机、维持升清降浊之功效。所以内关穴有疏通三焦气机，降逆和胃，起到解痉、止痛、降逆的作用，用于胃痛、胃胀、嗳气、呃逆、呕吐等消化系统疾病的治疗，常与足三里、中脘合用，临床被称为"胃三针"，用于各种消化系统疾病，常作为一个基础方用于临床，然后根据辨证调加相关穴位。尤其对呕吐作用最佳，所以临床把内关穴称为"止吐第一穴"。

手厥阴与足厥阴乃同名经，同名经同气相求，所以手厥阴的穴位也有疏肝理气的作用，尤其是本穴这一特性最明显，解郁通滞、疏肝理气的功用极强，可用于肝气郁结所致的头痛、眩晕、胸闷、嗳气、乳房胀痛等气滞脉络诸疾。

《灵枢·经脉》言心包经"主脉所生病"，所以可用于关于西医学中的心血管疾病，如高血压、低血压、脑供血不足、心供血不足、血管痉挛性疾病等，有调整血流量及调节血管痉挛的功效。适宜于中医辨证为心阳虚衰所致的患者，对此所致的休克、晕厥、中暑等急性病证也能有效的调整，所以也是临床常用的急救要穴之一，常与人中、涌泉配用，形成急救三要穴。

内关为八脉交会穴之一，通于阴维脉。《难经·二十九难》言："阴维为病苦心痛。"三阴俱属于里，并与阴维脉主要在腹部相交会，所以治疗主要以心腹痛为主。王叔和说；"诊的阴维脉大而实者，苦胸中痛，胁下支满心痛。"这个"心痛"并非现代所指的心脏疾患，而是胃脘胸腹部位多种病证的总称，是对腹部疾病的概括。胸腹腔内各种内脏病均属于上述所言的"心痛"之范畴。所以有"治心痛腹痛，腹内诸疾"之说。《标幽赋》也有"胸腹满痛刺内关"之用。对其所用，记述最全面的当属于《八脉八穴证治歌》所载："中满心胸痞胀，肠鸣泄泻脱肛，食难下膈胃来伤，积块坚横胁抢；妇女胁疼心痛，结胸里急难当，伤寒不解结胸膛，疟疾内关独当。"

可见内关穴主治作用非常广泛，可波及整个心胸腹部疾病，尤其当与八脉交会穴之一的公孙配用后，作用更广、疗效更强，因此在临床组成了一个较为固定的基础配穴方，二穴的合用在古代文献早有记载，《席弘赋》："肚疼须是公孙妙，内关相应必然廖。"《杂病穴法歌》也有载："腹痛，公孙内关尔。"临床所用疗效确实，所以今人将此总结为"公孙冲脉胃心胸，内关阴维下总同"的经典描述。二穴合用，直通上下，理气健脾，宽中消积。内关通于阴维脉，公孙达于冲脉，二者相合，合于胃、心、胸，所以就能统治胃、心、胸腹的一切病证。

《灵枢·经脉》："心气实则心痛，虚则为头强，取之两筋间也。"这说明了头部也与内关穴有一定的联系，所以也常用内关穴治疗头面部的疾病，如头痛、面瘫、面肌痉挛等。

手厥阴经脉"循臑内，行太阴、少阴之间，入肘中，下臂，行两筋之间，入掌中，循中指，出其端，其支者，别掌中，循小指次指出其端。"心包经脉病候"是动病，手心热，臂、肘挛急，腋肿"，所以可用于上肢痿痹及手指麻木疼痛。尤其对手指麻木则有良效。

总之，内关穴是临床之要穴，作用非常广泛。内关五脏，联络涉及范围甚广；上可宽胸理气、宁心安神；中可和胃降逆；下可理气活血；外可疏通经络。因此不仅对上述疾病有较好的疗效，而且对某些杂病也有独到的疗效，如膝痛、失眠、癫狂痫、哮喘、失音、乳腺疾病、晕车、月经不调等诸多杂症顽疾也常是治疗的主穴，正确合理的运用往往可有针到病除之效。由此可见，本穴的重要性不言而喻。

10. 外关

❀ 络穴，八脉交会穴（通于阳维脉）

定 位

在前臂后区，腕背侧远端横纹上 2 寸，尺骨与桡骨间隙中点（见图 4-10）。

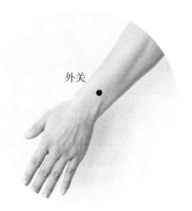

外关

图 4-10

主 治

1. 经脉主治：上肢痿痹不遂；胁肋痛；头痛、目赤肿痛、耳鸣、耳聋等头面五官病证。

2. 其他主治：热病，瘰疬。

操 作

直刺 0.5~1 寸，临床以泻法为常用。可灸。

临床运用及发挥

外关穴是针灸临床中非常重要的穴位之一，所治作用甚广，外关穴的功效包括了三焦经脉所能治疗的大多数疾病，临床所用主要是以络穴和八脉交会穴的理论为指导。

外关为八脉交会穴之一，通阳维脉。阳维脉维系一身之阳，故有祛寒之效，可用于各种风寒湿疾病，临床常与申脉穴合用，申脉也是八脉交会之一，通阳跷脉，二穴合用具有补阳祛寒的作用。也常与八脉交会穴之一的足临泣合用，用于目外眦、肩胛、颈项、耳部等病证，临床有"临泣胆经连带脉，阳维目锐外关逢"之经典概括。

《难经·二十九难》云："阳维为病，苦寒热。"阳维维系诸阳经，主一身之表，病候主要表现为阳证、表证，如寒热、头痛、目眩、热病、疟疾等一切外感表证，是临床解表退热之要穴。

《针灸大成》记载本穴主要作用"主耳聋，浑浑焞焞无闻"，是外关穴主治之病候，这一作用也是三焦经脉最基本的功效。在《阴阳十一脉灸经》之前的医书记载本经脉为"耳脉"，由此可见三焦经脉与耳部的重要关系。通过所留下来历代文献资料表明，外关穴是治疗耳鸣、耳聋常用要穴之一，通过临床实用来看，功效也确实。

我们都知道内关穴是治疗心脏病的要穴之一，但在临床很少用外关穴治疗心脏疾病，其实本穴对心脏的治疗也具有非常独到的作用，其原理与以下几个方面有关：本穴是手少阳三焦经之络穴，本身有和解少阳、理气解郁、通络止痛的作用；二是"手少阳之别，名曰外关，去腕一寸，外绕臂，合心主"，直接与心脏相通；三是三焦与心包经互为表里，外关为络穴，与其内外相通，故一针两穴，从而发挥更强的作用。

本穴对梅核气、呃逆、呕吐之杂症也具有特效作用，外关穴为三焦之络穴。三焦主诸气，总司人体气化，疏通水道。用本穴既可以调整三焦气化的功能，以疏通水道、祛湿化痰，还可以调整厥阴经经气，以解除郁滞。所以用本穴治疗梅核气具有良好的功效；外关是三焦之络，调理三焦之气的作用非常强，用之本穴具有调畅气机，疏利三焦，使逆气得降，呃逆、呕吐从而解除。

根据经脉所行主治所及的治疗规律，外关穴还常用于偏头痛、眼疾、颞颌关节功能紊乱、颈项痛、胁肋痛等经脉循行之病证，临床所用多收良效。

11. 光明

络穴

定位

在小腿外侧，外踝尖上 5 寸，腓骨前缘（见图 4-11）。

主治

（1）经脉主治（经脉循行）：胸乳胀

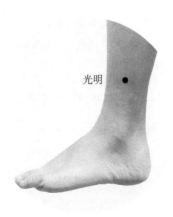

光明

图 4-11

痛，乳汁少，下肢痿痹。

（2）其他主治（特殊作用）：目痛，夜盲，近视，眼痒流泪，目视不明等各种目疾（因本穴是络穴）。

操 作

直刺0.5~0.8寸，临床以平补平泻法为常用。可灸。

临床运用及发挥

本穴主治通过穴名就能明确，穴名以其功用而定。其功效在于目，能治疗目痛、夜盲、目视不明等，故名"光明"。本穴为足少阳胆经之络穴，与足厥阴"蠡沟"相通。肝经开窍于目，胆经起于目外眦的瞳子髎，所以治疗眼疾非常特效，善治一切眼疾，不论是外眼病变，还是内眼病证，均可以治疗，如目赤肿痛，视物模糊，夜盲，视神经萎缩，近视等。尤适宜于治疗肝胆热邪和肝血不足所致的眼疾为最佳。

足少阳胆经脉布胁肋，经筋布于乳房，"上走腋前廉，系于膺乳，结于缺盆"。根据"经脉所过，主治所及"的相关理论，所以本穴还能治疗乳房胀痛及胸胁疾病。在腧穴学中本穴能治疗乳汁不足，但通过临床运用来看，本穴有回乳之效，对乳汁不足效果不佳，临床运用时应当注意。

《针灸大成》载："虚则痿躄，坐不能起，补之；实则足胻热膝痛，身体不仁，泻之。"记载用本穴治疗下肢痿痹证，本穴有疏经通络的作用，临床常以配穴用于治疗下肢疼痛。

12.蠡沟（别名交仪）

络穴

定 位

在小腿内侧，内踝尖上5寸，胫骨内侧面的中央（见图4-12）。

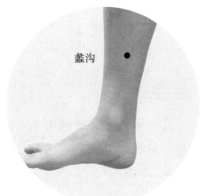

蠡沟

图4-12

主 治

经脉主治（经脉循行）：月经不调，痛经，赤白带下，阴挺，阴痒等妇科病证；睾丸肿痛，阳痿，阳强等男科疾病；小便不利，疝气等泌尿系统疾患（足厥阴肝经环绕生殖系统）。

操 作

平刺 0.5~0.8 寸，临床以泻法为常用。可灸。

临床运用及发挥

《十二经证治主客原络歌》记载："胆经之穴何病主，胸胁肋疼足不举；面体不泽头目疼，缺盆腋肿汗如雨；颈项瘿瘤坚似铁，疟生寒热连骨髓；以上病证欲除之，须向丘墟蠡沟取。"蠡沟是足厥阴肝经之络穴，联络调节肝胆两经，因而具有理气调经、清肝利胆、祛湿止痒的作用。其记载了肝胆原络配穴法的具体运用，所用主要以肝胆经脉循行病证为主。就本穴独穴在临床实际运用中，主要以男女生殖疾病治疗为特点，是本穴最主要的运用。

根据足厥阴肝经的经脉循行，其经脉与生殖系统联系密切，其穴又为络穴，所以对阴部病变的治疗作用优于其他穴位。《灵枢·经脉》载："其别者，循胫，上睾，结于茎。其病：气逆则睾肿卒疝，实则挺长，虚则暴痒。取之所别也。"提示了足厥阴肝经与生殖系统的密切关系，说明本穴以治疗生殖系统疾病为主。从蠡沟的"蠡"字考，《说文解字》曰："蠡，虫啮木虫也。"因其本穴具有杀虫灭菌之功，主治阴门瘙痒，犹如虫行，故为"蠡"。总之，本穴以治疗男女生殖及泌尿系统疾病为主，临床中本穴在男科以睾丸肿痛为著，在妇科以带下病及外阴瘙痒为要。

13. 鸠尾（别名屋翳、神府）

🏵 络穴、膏之原

定 位

在上腹部，剑胸结合下 1 寸，前正中线上（见图 4-13）。

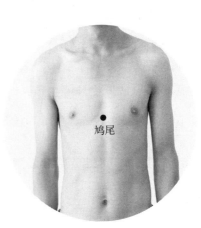

鸠尾

图 4-13

主 治

（1）局部主治（近治作用）：腹胀，呃逆，胸痛。

（2）其他主治（特殊作用）：癫狂痫，皮肤瘙痒。

操 作

向下斜刺 0.5~1 寸，临床以平补平泻法为常用。不宜灸。

临床运用及发挥

本穴有膏之原之称。膏指的是心尖脂肪。原：本原、真元之意。这里指原穴。膏之原：指任脉的原穴。最早见于《灵枢·九针十二原》："……膏之原，出于鸠尾，鸠尾一。肓之原出于脖胦，脖胦一。凡此十二原者，主治五脏六腑之有疾者也。"也就是说本穴是任脉的络穴，也是原穴，是任脉上较为重要的穴位。

本穴位于上腹部，剑胸结合部下，近于心脏，又是膏之原（膏附于心），所以能治疗心血管疾病，常用于心痛、心悸、胸闷、心烦等心脏疾患。

本穴为络于督脉的络穴，所以有通调任督二脉的作用，具有调和阴阳、宁心安神的功效，尤对癫狂痫极具特效，是自古治疗痫证之要穴。古医籍对此有诸多的经验，如《太平圣惠方》有言："鸠尾，心风惊痫，发状如鸟鸣，宜针即大良，虽然此处是大难针。"《席弘赋》有歌诀："鸠尾能治五般痫，若下涌泉人不死。"所以本穴是自古临床治疗癫狂痫之常用效穴。早在

《针灸大成》中有用本穴治疗痫证的病案。

丁丑夏，锦衣张少公夫人，患癫痫二十余载，曾经医数十，俱未验。来告余，诊其脉，知病经络，故手足牵引，眼目黑瞀，入心则搐叫，须依理取穴，方保得痊。张公善书而知医，非常人也。悉听余言，取鸠尾、中脘快其脾胃，取肩髃、曲池等穴理其经络、疏其痰气，气血流通，而病自定矣。次日即平安，然后以法制化痰健脾之药，每日与服。

本穴近于膈肌部位，内应胃之上口，其性善降逆，所以也常用于腹胀、呃逆、呕吐等胃气上逆之症。

《铜人腧穴针灸图经》记载："不可灸，灸即令人毕生少心力，此穴太难针，大好手方可此穴下针，不然取气多，不幸令人夭，须慎之。"所以在临床用之宜慎。

14.长强（别名气之阴郄、龟尾、骶骨、鱼尾、穷骨、尾骶、河车路、龙虎穴）

🏵 络穴，督脉、足少阳、足少阴经交会穴

定 位

在会阴区，尾骨下方，尾骨端与肛门连线的中点处（见图4-14）。

主 治

（1）局部主治（近治作用）：腹泻、痢疾、便血、便秘、痔疮、脱肛等肠腑及肛周疾病。

（2）经脉主治（经脉循行）：癫狂痫、瘛疭；腰脊和尾骶部疼痛。

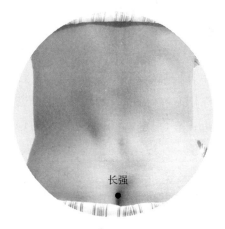

长强

图 4-14

操 作

紧靠尾骨前面斜刺0.8~1寸，不宜直刺，以免伤及直肠；临床以平补平

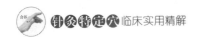

泻法为常用。可灸。

临床运用及发挥

　　长强归属督脉第一穴，《难经·二十八难》言："督脉者，起于下极之输，并于脊里，上至风府，入属于脑。"故督脉与脑有直接的联系。本穴处于腰骶部，根据头骶对应的关系，本穴正对应于头部，因其上述对应及经络入脑的关系，本穴有较强的镇静安神之效，常用于神志病证的治疗，如癫痫、惊风、瘛疭等证。著名针灸家贺普仁大师根据这一特性常用于摇头风的治疗，并取得了显著的疗效，如贺师所治的一患者：患者女性，56岁，患摇头不能控制已有数年，病情时轻时重，一般在发怒、情绪波动时加剧。曾诊为脑动脉硬化，未做治疗。后症状加重，头摇动终日不休，曾中药治疗，效果不显，时有头晕，烦躁易怒，苔白，脉弦滑。辨证为肾阴不足、肝风内动，穴取长强，毫针深刺4寸（沿尾骨后缘向上刺），行补法，不留针。针后自觉头部自主摇动明显好转，精力集中时自己可以控制。二诊后每天摇动2~3次，较前减轻。治疗5次后，症状缓解，头摇自止。

　　本穴是历代治疗痔疾之要穴，在临床有大量古代文献之记载为我们提供了丰富的经验。如《玉龙赋》载："长强、承山，灸痔最妙。"《百症赋》言："刺长强于承山，善主肠风新下血。"《杂病穴法歌》曰："长强，主痔漏。"更有《玉龙歌》中"九般痔疾最伤人，穴在承山妙入神，纵饶大痛呻吟者，一刺长强病绝根"之记述，皆言其治疗痔的功效，说明本穴对此有确实的作用。在临床可以行针刺法，也可以找反应点行挑刺法。本穴位于肛门附近，有直接疏调肛周之气血的作用。肛门为大肠之门户，故有调节大肠的功能，所以也常用于泄泻、痢疾、便秘、脱肛等肠道疾患。

　　本穴是督脉、足少阴、足太阳之交会穴，肾主水，膀胱为州督之官，所以本穴也是治疗泌尿系统的常用穴。

　　因本穴取刺不便，针刺时感应灵敏，所以限制了临床的普及运用。针刺时针尖向上与骶骨平行针刺，以免刺穿直肠，以防感染。

15. 大包

❀ 脾之大络

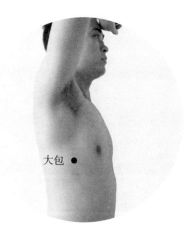

图 4-15

定 位

在胸外侧区，第 6 肋间隙，在腋中线上（图 4-15）。

主 治

（1）部位主治（近治作用）：咳嗽，气喘，胸胁痛。

（2）其他主治（特殊作用）：全身疼痛，四肢乏力。

操 作

斜刺或平刺 0.5~0.8 寸，临床以平补平泻法为常用。宜灸。

临床运用及发挥

大包乃脾之大络，有统调诸络之功，网络诸经的作用，可治疗全身络脉之病证。《灵枢·经脉》言："实则身尽痛，虚则百节尽皆纵。"《针灸甲乙经》载："大气不得息，息即胸胁中痛，实则其身尽寒，虚则百节尽纵，大包主之。"

本穴是脾经之穴，脾为后天气血生化之源，脾主肌肉、四肢，故痿痹证在本穴施灸，可促进康复，对这类病证，结合用灸之方法可以提高临床疗效。

大包处于胸部，和其他穴位一样，仍然能够治疗局部的病证，如胸胁痛、肋痛、咳嗽、气喘、胸闷等胸部疾病。

针刺时应注意针刺深度和角度。本穴适合用灸法，特别是周身酸痛无力的虚证最适宜用灸。

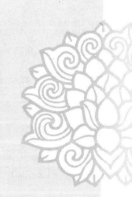

郄穴

第五章

郄穴特点为："郄是孔隙义，气血深藏聚，病证反应点，临床能救急"，这说明郄穴是本经气血深聚的地方，故治疗作用非常强，尤其是对急症的治疗更具特效。

一 郄穴的内容

郄穴最早记载首见于《针灸甲乙经》中，在该书卷三中首次明确指出了十六郄穴的名称，以后在临床多有发挥，成为临床非常重要的一类特定穴。"郄"有间隙、空隙之意，就是骨肉的间隙，是各经经气深聚的部位。杨上善在《明堂经》于手太阴郄穴孔最下注释说："郄穴郄曲也，谓太阴之脉至此曲折也。"据此分析，郄穴可说是气血曲折会聚的空隙。郄穴是经脉气血汇聚深入之处，即经气所深集的所在。它的部位多在经脉曲折部分，除胃经的郄穴梁丘在膝关节之上，其余的郄穴均在肘膝关节以下。十二经脉各有1个郄穴，再加阴维脉、阳维脉、阴跷脉、阳跷脉也各有1个郄穴，共计16郄穴。即上肢有6郄穴，下肢有10郄穴，各经的郄穴列表如下（表5-1）。

表 5-1　各经脉郄穴

经脉	郄穴	经脉	郄穴
手太阴肺经	孔最	手阳明大肠经	温溜
手厥阴心包经	郄门	手少阳三焦经	会宗
手少阴心经	阴郄	手太阳小肠经	养老
足太阴脾经	地机	足阳明胃经	梁丘
足厥阴肝经	中都	足少阳胆经	外丘
足少阴肾经	水泉	足太阳膀胱经	金门
阴维脉	筑宾	阳维脉	阳交
阴跷脉	交信	阳跷脉	跗阳

附：十六郄穴歌

郄是空隙意，气血深藏聚，

病证反应点，临床能救急。

阳维系阳交，阴维筑宾居，

阳跷走跗阳，阴跷交信毕，

肺郄孔最大温溜，脾郄地机胃梁丘，

心郄阴郄小养老，膀胱金门肾水泉，

心包郄门焦会宗，胆郄外丘肝中都。

二 郄穴的临床运用意义

郄穴是每一经脉气血深聚之处，所以也是每条经脉的一个代表点，既能反映本经经脉的病理现象，也能起到相应的治疗功效。所以郄穴既具有诊断疾病的作用，也有治疗的作用。

（一）郄穴的诊断作用

郄穴在生理上为气血深聚之处，所以其穴点较为敏感，所以古医家对其总结为"病证反应点"。当某一经脉有病变之后，就会在相应经脉的郄穴处出现病理变化，如在穴位处出现压痛、变异、条索、硬结等变化，尤其是急性病症更能有效地反映疾病现象。如月经不调、子宫肌瘤、痛经的患者常会在脾经的郄穴地机出现明显的压痛反应，笔者在临床见有子宫肌瘤的患者，于地机穴处按压，几乎都有明显的压痛反应。如曾诊断一中年女性患者，因来调整面部雀斑，经检查地机穴处有明显的压痛反应，问起有没有子宫肌瘤，患者未检查不得知，于是经做 B 超检查，发现有多发性子宫肌瘤，大者已如栗子大，可见检查郄穴确有实效性；急性胃痉挛的患者也常在胃经的郄穴梁丘穴处出现压痛反应；急性哮喘发作患者也会在肺经的郄穴孔最穴有压痛；在郄门穴有压痛也可以帮助诊断心脏病，如风心病、冠心病及心律失常等。由此可见，郄穴作为相应脏腑疾病的诊断穴确具其效。

为增强其可靠性，提高诊断率，在临床多与其他特定穴结合运用，这样更加精确。如胃痛患者在其郄穴梁丘处有压痛，然后在其背俞穴胃俞或腹募穴中脘穴有反应，对胃病的诊断就非常可靠；如胆囊炎患者，在郄穴外丘处有压痛反应，若配合背俞穴胆俞诊察，结合下合穴阳陵泉处的按压，三者若能统一，就能明确诊断。

临床多与背俞穴、腹募穴、原穴、下合穴配合使用。一般压痛的强弱往往与疾病之轻重成正比。

（二）郄穴的治疗作用

1. 郄穴的主治特点

根据郄穴的特性，将各郄穴归纳总结，首先具有共同的作用，基本共同的作用是用于急性病证的治疗，尤其是痛证的治疗是其最主要的共同特点。如果进一步分析，阳经的郄穴多主气分病证，对痛证的治疗更加明显；阴经的郄穴多主血分病证，对痛证的治疗弱于阴经，但对血证治疗是其优势，并对寒证的治疗具有较好的作用。对此可以总结为：**郄穴善治急症，阴郄善治血，阳郄善止痛之特性**。阴经如肺的郄穴孔最可用于咳血、衄血、便血、肺热、急性咳喘；心包经的郄穴郄门用于呕血、急性心痛、心烦；心经的郄穴阴郄用于吐血、衄血、盗汗、自汗；脾经的郄穴地机用于崩漏带下、痛经、月经不调；肝经的郄穴中都用于崩漏、腹痛；肾经的郄穴水泉用于月经过多、水肿、遗尿、癃闭；阴跷脉的郄穴交信用于少气、漏血；阴维脉的郄穴筑宾用于中毒、狂躁。阳经如大肠经郄穴温溜可用于急性牙痛、肠鸣腹痛；三焦经的郄穴会宗用于耳聋、气闭；小肠经的郄穴养老用于项强、肩痛；梁丘用于急性胃痛、乳房痛；胆经的郄穴外丘用于胁满、癫痫、颈项痛；膀胱经的郄穴金门用于转筋、头痛；阳跷脉的郄穴跗阳用于急性腰痛、腿痛、头眩；阳维脉的郄穴阳交用于惊狂、心悸、肠鸣胀痛等。由此可以看出各经之郄穴的特点与其基本特性完全相符，掌握住这一特性能够将这类穴位灵活运用到临床。

各经郄穴主治特点见下表（见表5-2），临床可以单独用，也可以配合其他穴位共同运用。每条经脉的郄穴仍以本经脉的病证为主，抓住善治急症和血证的特性灵活用于临床，即可做到立起沉疴的功效

表 5-2　各经郄穴主治特点表

经脉	郄穴	主治病证
肺经	孔最	咳血、呕血、衄血、便血，急性咳喘
心包经	郄门	呕血、衄血、心绞痛、失眠
心经	阴郄	自汗、盗汗、失眠、癫痫、呕血、心绞痛
大肠经	温溜	头痛、牙痛、咽喉肿痛
三焦经	会宗	耳痛、心痛、偏头痛
小肠经	养老	急性腰痛、肩臂痛、项强、头痛
脾经	地机	痛经、月经不调、腹痛、崩漏
肝经	中都	便血、崩漏、产后恶露不尽、带下
肾经	水泉	痛经、月经不调、闭经、淋证、癃闭、水肿
胃经	梁丘	胃痛、膝痛、乳腺炎
胆经	外丘	胸胁痛、偏头痛、乳腺增生、癫痫
膀胱经	金门	腰腿痛、转筋、头痛、项强
阳维脉	阳交	寒热往来、惊风、狂证、瘛疭
阴维脉	筑宾	癫证、疝气、不孕不育、闭经、癃闭、淋证
阳跷脉	跗阳	腰痛、腿痛、头痛、肢体活动不利
阴跷脉	交信	月经不调、崩漏、闭经、疝气、癃闭、淋证

2. 郄穴配穴运用

郄穴主治特点非常鲜明，主治非常明确，功效非常确实，所以在临床非常广用，不仅在临床单独运用郄穴治疗某些疾病，在临床也常与其他特

定穴配伍运用。治疗脏病常与背俞穴配用；治疗腑病常与腹募穴配用；理气止痛常与原穴配用。在郄穴配穴运用中用之最多的当是与八会穴的配用，郄穴与八会穴配用治疗相应组织器官（筋、脉、骨……）之急症或痛证。如支气管哮喘属于肺部疾病，并归属于气病，因此可取用肺经之郄穴孔最，配气会膻中治疗获得极佳的疗效；胃痉挛属于胃病，并归属于腑病，因此可取用胃的郄穴梁丘，配用腑会中脘治疗，这就是郄会配用。关于郄会配用具体方法见八会穴章节。

总之，郄穴是各经经气深聚之部位，多用于相应脏腑经脉之急性病证，尤其是痛证及血证。临床以针刺为主，也可以艾灸或拔罐，但一般不用于点刺放血。

三　十六郄穴运用经验集结

1. 孔最

❀ 郄穴

〖定　位〗

在前臂前区，腕掌侧远端横纹上 7 寸，尺泽与太渊连线上（见图 5-1）。

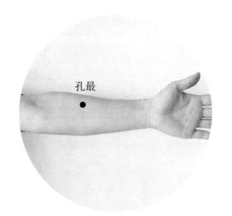

图 5-1

〖主　治〗

（1）部位主治（近治作用）：肘臂挛痛。

（2）脏腑主治（远治作用）：咳嗽，气喘，咽喉肿痛，热病无汗等肺系疾病。

（3）穴性主治（特殊作用）咳血、鼻衄，痔疮出血等（本穴为郄穴，阴经的郄穴善治出血性疾病）。

操 作

直刺 0.5~1 寸，临床以泻法为常用。不宜灸。

临床运用及发挥

孔最为肺经之郄穴，郄穴之"郄"本是"隙"的通假字，意指空隙。在《孟子》《荀子》《庄子》这些古书里就有"穴郄""郄穴""大郄"等词。穴之称"郄"也是指气血会聚的空隙。归纳各郄穴的主治特点。郄穴主要治疗急性病证，阴经的郄穴更偏重于治疗血分的病证，如脾经的地机用于经带漏下，肝经的郄穴中都治崩漏，肾经的水泉用于月经过多，本穴而用于治疗咳血、呕血、衄血等出血的病证，最善止血。宋代名医王执中所写的《针灸资生经》中载有"孔最疗唾血"之用，是历代医家所常用止血要穴。笔者于 5 年前所治的一患者，因肺癌所致咳血 10 余天，经输液及口服止血药物仍咳血不止。来诊后即针刺本穴，当时带有多名学生操作，有学生问及仅针刺一穴能否有效？我笑而不答，只告诉他们看明天结果如何，第 2 日复诊时，患者甚是激动的告知，咳血已明显减少，由每天数次咳血减少为 2 次，血量也明显减少，经针 3 次，咳血即止，学生甚感神奇，增强了大家的学习兴趣与信心。

本穴并且还能用于痔疾所致的出血（根据肺与大肠相表里），疗效甚佳，是临床特效作用，笔者在临床所遇这类病患，常以本穴为主穴配承山、经外奇穴二白，多能获得临床佳效。

本穴也可以用于感冒初期所致的汗不出、头痛、咽痛，也是急性咳喘之疾患的常用穴。

本穴取穴时必须在太渊穴与尺泽的连线上，于桡骨的尺侧缘（前臂外侧骨头的内缘）上。本穴主要的特点是清热凉血，所以在临床中不主张用灸法。

2. 温溜（别名逆注、池头、地头、蛇头）

郄穴

定位

在前臂，腕背侧远端横纹上 5 寸，阳溪与曲池连线上（见图 5-2）。

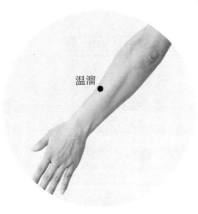

温溜

图 5-2

主治

（1）部位主治（近治作用）：手臂酸痛。

（2）经脉主治（经脉循行）：头痛，面肿，咽喉肿痛等头面部疾病。

（3）脏腑主治（远治作用）：肠鸣，腹痛。

操作

直刺 0.5~1 寸，临床以泻法为常用。宜灸。

临床运用及发挥

温，和暖之意；溜，停留之意。是和畅温通的意思。言其阳明经气至此而聚。其穴性有温而不热，通而不湍，所以临床用于肘臂寒痛、寒厥头痛以及寒湿蓄积机体之病证。

本穴是手阳明大肠之郄穴，郄穴功在治疗急性病证，因此善调理大肠之急性病证，尤其对肠鸣、腹痛、干呕有其特效，是临床之首选穴，常和内关、足三里合用。

《百症赋》载："审他项强伤寒，温溜、期门而主之。"这是历史上所留下来的经典配用，期门为足厥阴之腧穴，并为募穴，是郄募配穴法之用，有疏肝利胆，调和表里，活血化瘀，消癥散结之功；温溜是手阳明之郄穴，有清邪热，理肠胃，温经散寒，宣通痹阻之效。肝为脏、属阴，大肠为腑、属阳。二穴相用，一阴一阳，一脏一腑，相互制约，相互为用，和解表里，清热退热，用于伤寒项强，胁肋疼痛，急慢性肝炎等病的治疗。是一对有效搭配之运用。

3. 梁丘

✿ 郄穴

❡ 定 位 ❢

在股前区，髌底上 2 寸，股外侧肌与股直肌肌腱之间（见图 5-3）。

❡ 主 治 ❢

（1）部位主治（近治作用）：膝肿痛，下肢不遂。

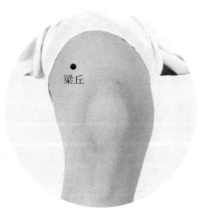

图 5-3

（2）穴性主治：急性胃痛（本穴是胃经之郄穴）。

（3）经脉主治（经脉循行）：乳痈，乳痛（足阳明胃经从缺盆下乳内廉）。

❡ 操 作 ❢

直刺 1~1.5 寸，临床以泻法为常用。可灸。

❡ 临床运用及发挥 ❢

中医理论认为：乳头属肝，乳体属胃，足阳明胃经从缺盆下乳内廉，根据经脉所行主治所及，故对乳房疾病有治疗作用，尤对急性乳腺炎作用最效。早在《针灸甲乙经》有载："大惊乳痛，梁丘主之。"临床常配乳根、膻中、屋翳合用。

本穴属于足阳明胃经之郄穴，郄穴是本经气血深聚之处，阳经郄穴善治痛证、急症，因此本穴善治急性胃痛。如治一患者，是笔者的邻居，于夜间突发急性胃痛，疼痛难忍，奔于家中来诊。因晚上饮食不当，渐觉腹痛，并感恶心，疼痛逐渐加重，以至难以忍受。来诊后针刺双侧梁丘穴，5分钟后疼痛缓解，留针 20 分钟症状消失。现代科学研究发现，以健康家兔为实验对象，在胃埋置探头后观察在梁丘穴处强刺激对胃运动的影响，结果显示可使胃运动频率下降。同时胃肠蠕动波的波速、波频、波深有不同程度的减慢、延长和减低，这均有助于胃肠痉挛的缓解。通过现代实验手段也证明了本穴与胃有直接的作用。

腧穴所在，主治所在。梁丘处于膝关节部位，所以取用本穴就能治疗膝关节的疾病。常配血海、鹤顶、阳陵泉、犊鼻、膝阳关等局部穴位运用治疗膝关节疾病。

4. 地机（别名脾舍、地箕）

郄穴

定位

在小腿内侧，阴陵泉下 3 寸，胫骨内侧缘后际（见图 5-4）。

主治

（1）脏腑主治（远治作用）：食欲不振，腹痛，腹泻，小便不利，水肿。

（2）其他主治（特殊作用）：痛经，崩漏，月经不调。

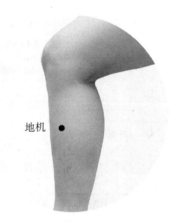

地机

图 5-4

操作

直刺 1~1.5 寸，临床以泻法为常用。可灸。

临床运用及发挥

本穴是脾经较为重要的穴位。是本经之郄穴，为足太阴经气血深聚之处。郄穴善治急症、痛证，阴经的郄穴还善治血证，脾为统血之脏，脾不统血，则血不归经而渗于经外而成崩漏、月经过多、便血、尿血、紫癜等出血性疾病；气滞血瘀则致痛经、癥瘕积聚等，均可用本穴来治疗。崩漏发生时常与三阴交、隐白合用；与十七椎穴合用治疗痛经尤具特效，可以单用本穴，也可与他穴合用，治疗时宜在月经来潮前1周左右至月经首日为最佳，每个疗程一般2~5次，应连续治疗2~3个月经周期，虚或寒者加用灸法，疗效非常满意，笔者曾以本法治疗数例患者，均取得了显著疗效；子宫肌瘤多与中极、子宫、足三里、三阴交、太冲等合用。本穴不仅治疗子宫肌瘤效果显著，而且对子宫肌瘤的诊断更是一个有效的方法。当有子宫肌瘤者在此处多有明显的压痛反应，准确率达到98%以上。既是一些肌瘤较小初期患者也能够具有明显的症状，从而验证了穴位不仅是治疗点，也是疾病的反应点，这是穴位的基本作用。《针灸大成》说地机："主腰痛不可俯仰……女子癥瘕，按之如汤沃股内至膝。"绝大多数子宫肌瘤患者在该处有反应点，多为结节、条索状物及压痛反应，并且与患者肌瘤的大小、部位及证型有关，这说明地机穴处即是邪气所客之处，又是治疗的刺激点。

　　本穴是健脾理血的要穴，有活血而不伤血，化瘀而不伤正的优势特点，所以凡经事异常、经闭或月经过多、崩漏等，本穴皆是常用的首选穴。

5. 阴郄（别名少阴郄、手少阴郄、石宫）

❀❀ 郄穴

【定位】

　　在前臂前区，腕掌侧远端横纹上0.5寸，尺侧腕屈肌腱的桡侧缘（见图5-5）。

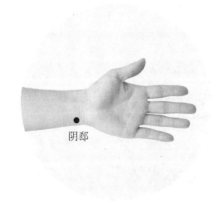

阴郄

图 5-5

【主治】

　　（1）脏腑主治（远治作用）：心痛，心悸。

（2）穴性主治：吐血，衄血（阴经郄穴善治出血性疾病）。

（3）经络主治（经脉循行）：暴喑。

（4）其他主治（特殊作用）：骨蒸盗汗。

操 作

直刺 0.3~0.5 寸，临床以补法为常用。可灸。

临床运用及发挥

阴郄为少阴之郄穴，郄穴是本经气血所深聚之处，故能调理本经气血亏虚所致的心悸、怔忡、心痛。阴经的郄穴善治血证是最基本的特性，故理血的作用较强。心与肺同居上焦，心主血脉，肺主气，而开窍于鼻，邪热伤心，故衄。用本穴能清心泻肺，凉血止血，治疗因肺热、肝火、胃热所引发的鼻衄，临床常配鱼际、上星合用。正如《针灸大成》所言："主鼻衄吐血。"

阴郄最主要的特性当属滋阴敛汗的功能，对骨蒸盗汗颇有效验，自古就有许多文献记载。这是本穴临床最常用的作用功效之一，如《百症赋》载曰："阴郄、后溪，治盗汗之多出。"《标幽赋》云："泻阴郄止盗汗，治小儿骨蒸。"临床常配复溜、合谷同用。

掌握针刺深度在 0.5 寸之内。留针时不可屈腕动作。虽然可灸，但一般不用。

6. 养老

郄穴

定 位

在前臂后区，腕背横纹上 1 寸，尺骨头桡侧凹陷中（见图 5-6）。

主 治

经络主治（经脉循行）：目视不明，头痛、面痛，肩、背、肘、臂酸痛，急性腰痛，项强。

操 作

以掌心向胸姿势，直刺 0.5~0.8 寸，临床以平补平泻法为常用。可灸。

临床运用及发挥

《素问·厥论》言："手太阳厥逆……项不可以顾，腰不可以俯仰。"《类经图翼》言："手太阳循颈。"又手太阳与足太阳同名，太阳经贯通上下，达于四肢，

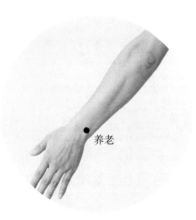

图 5-6

分布于颈、背、腰部。因此手太阳可治疗颈项、腰背等疾病。这在临床早有丰富的经验，如《针灸甲乙经》："肩痛欲折，养老主之。"《备急千金要方》："养老、天柱，主肩痛欲折。"本穴为太阳经气血所聚之郄穴，郄穴是本经脉气血深聚之处，凡太阳经气痹阻，局部脉络、经筋受损而致疾病均能治疗，是颈肩腰腿疾病的常用效穴。尤其是急性腰扭伤最具特效，这与郄穴善治本经脉急性病证之原理有关，是临床治疗急性腰扭伤特效穴之一。

本穴名为养老。"养"指有益、供养的意思，本穴善于治疗老年阳气不足引起的眼睛昏花、目视不明、颈肩腰腿痛之疾。故得名养老。手太阳小肠是唯一一条联系目内外眦的经脉，其穴气血深聚，故能明目。

本穴对血糖有较为肯定的功效，独用本穴就能使血糖有效下降，但是需要长疗程、强刺激（用粗针、反复长时间行针，每次行针不少于 3 分钟）、留针时间长（一本每次留针 90 分钟）的针刺方法。若配伍阳池、中脘、足三里、胃脘下俞、肺俞、脾俞、肾俞，疗效极为满意，笔者曾治疗数例糖尿病患者，取效理想，值得推广运用。

本穴针刺时要将手掌慢慢转向向胸姿势，找出凹陷处，针刺后不宜改变手的姿势，以免将针弯曲。

7. 金门（别名梁关、关梁）

❀ 郄穴

▣ 定 位 ▣

在足背，外踝前缘直下，第 5 跖骨粗隆后方，骰骨下缘凹陷中（见图 5-7）。

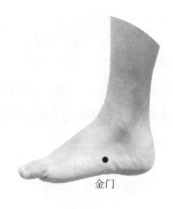

金门

图 5-7

▣ 主 治 ▣

（1）经络主治（经脉循行）：头痛，癫痫；腰痛，下肢痹痛，外踝肿痛。

（2）其他主治（特殊作用）：小儿惊风。

▣ 操 作 ▣

直刺 0.3~0.5 寸，临床以泻法为常用。可灸。

▣ 临床运用及发挥 ▣

本穴是足太阳之郄穴，郄穴是本经脉气血深聚之处，故善通本经之气血为要，是治疗本经脉气血瘀滞而致的急性痛证之常用穴，善调本经脉循行之痛证，如颈项强痛、腰痛、腿痛、转筋、足部疼痛等，在临床主要以足部疼痛及急性腰痛最为多用。

8. 水泉

❀ 郄穴

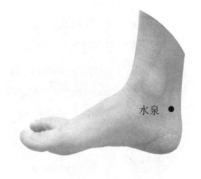

水泉

图 5-8

▣ 定 位 ▣

在跟区，太溪直下 1 寸，跟骨结节内侧凹陷中（见图 5-8）。

主 治

（1）脏腑主治（远治作用）：月经不调，痛经，阴挺，小便不利，淋证，水肿。

（2）局部主治（近治作用）：足跟痛。

操 作

直刺 0.3~0.5 寸，临床以泻法为常用。可灸。

临床运用及发挥

本穴为足少阴之郄穴，郄穴乃本经脉气血深聚之处，肾为水，所治之症主要为月事不调、小便淋漓，均关乎于水，故名水泉。

阴经之郄穴善治血证，肾主生殖，开窍于二阴，所以与妇科之病关系密切，主要针对月经失调性疾病。如《百症赋》所载："月潮违限，天枢、水泉细详。"所以对闭经、月经延后有较好的疗效。如气滞血瘀配血海、地机、太冲；痰浊阻滞配丰隆、阴陵泉、三阴交等配用。

本穴所用主要以郄穴之特性而用，因此抓住这一理论便能有效的运用本穴。

9. 郄门（别名掌后）

❀ 郄穴

定 位

在前臂前区，腕掌侧远端横纹上5寸，掌长肌腱与桡侧腕屈肌腱之间（见图5-9）。

主 治

（1）脏腑主治（远治作用）：心痛，

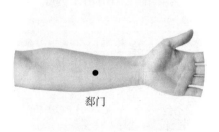

郄门

图 5-9

心悸，心烦，胸痛。

（2）穴性主治：咯血，呕血，衄血等热性出血证。

（3）经络主治（经脉循行）：肘臂痛，腋肿。

（4）其他主治：骨蒸盗汗，疔疮，癫痫，乳腺疾病。

操 作

直刺0.5~1寸，临床以泻法为常用。可灸。

临床运用及发挥

郄门是心包经之郄穴，郄穴之特性善治急证、阴经郄穴善治血证。本穴临床所用完全符合这一特性，是本穴主要的临床功用，常用于急性心痛、心悸等心脏疾病，心包代君行令，代心受邪，所以能治疗心血管系统疾病，所用符合循经取穴和急性疼痛选郄穴的理论。根据阴经之郄善治血证，故还常用于呕血、咳血、衄血等血证。

心包经脉、经筋皆分布于胸中，乳房居于胸中，又根据手厥阴与足厥阴同名经同气相求之理，手厥阴也能疏肝解郁，所以用本穴能治疗乳腺疾病，且对多种乳房疾病（乳痈、乳癖、乳汁不足等）具有广泛的适应证，一般用本穴透刺曲泽作用效佳，笔者在临床常用本穴针刺，火针包块局部刺，再在天宗穴、肩井穴刺血治疗乳腺炎、乳腺增生，获效满意。

本穴在临床还用于麻醉的治疗，常以本穴配三阳络用于胸腔手术麻醉。

10. 会宗

郄穴

定 位

在前臂后区，腕背侧远端横纹上3寸，尺骨的桡侧缘（见图5-10）。

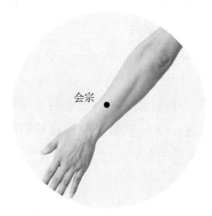

会宗

图5-10

（1）经脉主治（经脉循行）：耳鸣，耳聋，偏头痛，上肢痹痛。

（2）其他主治：痫证。

直刺 0.5~1 寸，临床以泻法为常用。可灸。

本穴是三焦经脉之郄穴，并与支沟穴相平，其功效有与支沟相近的作用，有祛瘀通络之效。是郄穴中用之较少的穴位，临床主要用于上肢痿痹证及突发性耳聋。是治疗突发性耳聋（暴聋）之特效穴，早在古代医籍有大量相关文献记载：《外台秘要》载："会宗主肌肉疼痛，耳聋，羊痫。"《铜人腧穴针灸图经》言："肌肤痛，耳聋，风痫。"《针灸大成》曰："主五痫，肌肤痛，耳聋。"以上所载皆有耳聋之用，可见本穴治疗耳聋是历代医家之经验，是长期实践之总结。但查看近现代治疗耳鸣、耳聋之医案，较少用本穴。笔者通过临床运用来看，疗效相当满意，值得进一步研究总结。

11. 外丘

郄穴

在小腿外侧，外踝尖上 7 寸，腓骨前缘（见图 5-11）。

（1）经脉主治（经脉循行）：胸胁胀满，颈项强痛，下肢痿痹。

（2）脏腑主治（远治作用）：急性胆囊炎、胆石症之胆绞痛。

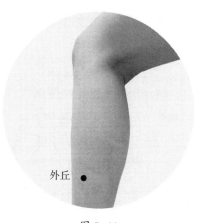

外丘

图 5-11

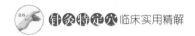
（3）其他主治（特殊作用）：癫狂。

操 作

直刺 0.5~0.8 寸，临床以泻法为常用。可灸。

临床运用及发挥

本穴是胆经之郄穴，性善清利，有清利肝胆的作用。郄穴善治本脏腑之急性病证，故用本穴能治疗胆囊炎、胆石症之急性发作。本病发作急剧突然，疼痛剧烈，给患者带来的痛苦极大，用本穴配阳陵泉、胆囊穴、中封、瞳子髎等用于急性胆绞痛有即时止痛之功。

根据经脉所过主治所及的理论，也常用于少阳经脉所行之胸胁胀满疼痛、颈项痛和下肢痿痹证的治疗，常作为配穴用于临床。

12. 中都（别名中郄、太阴、大阴）

郄穴

定 位

在小腿内侧，内踝尖上 7 寸，胫骨内侧面的中央（见图 5-12）。

主 治

（1）经脉主治（经脉循行）：疝气，小腹痛，胫寒臂痛，胁痛。

（2）穴性主治：崩漏，恶露不尽（阴经郄穴善治出血性疾病）。

（3）其他主治（特殊作用）：泄泻。

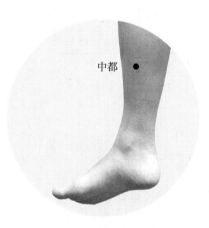

中都

图 5-12

操 作

平刺 0.5~0.8 寸，临床以泻法为常用。可灸。

中都为本经之郄穴，郄穴特性善治疗急证，阴经的郄穴并善治血证，本穴依然有其这一基本特性，有理气止痛，活血止血的作用。常用于肝气瘀滞所致的妇科病和少腹疼痛，以崩中漏下为最常用，是本穴之特效作用，临床常配隐白、大敦组成特效方。对于本穴这一特性的运用，应值得重视。

13. 阳交（别名别阳、足髎）

❀ 阳维脉之郄穴

定 位

在小腿外侧，外踝尖上7寸，腓骨后缘（见图5-13）。

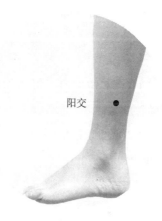

阳交

图 5-13

主 治

（1）经脉主治（经脉循行）：胸胁满痛，下肢痿痹。

（2）脏腑主治：胆绞痛。

（3）其他主治（特殊作用）：惊狂，惊风，瘛疭，癫痫等神志病证。

操 作

直刺 0.5~0.8 寸，临床以泻法为常用。可灸。

临床运用及发挥

本穴为阳维脉气血深聚之郄穴，其效用以疏肝利胆、定惊安神为要。临床所用除了以经脉循行治疗胸胁胀痛，足痉痿痹之外，还常用于惊狂之疾，常作为配穴用于临床。其穴与外丘、飞扬位置相近，故功效也极为相近。

本穴治疗带状疱疹及带状疱疹后遗症有特效，临床常配支沟、阳陵泉、足三里、相应节段夹脊穴同用组成常用效方。

14. 筑宾（别名腨肠、筑滨、腿肚）

❀ 阴维脉之郄穴

【定 位】

在小腿内侧，太溪直上 5 寸，比目鱼肌与跟腱之间（见图 5-14）。

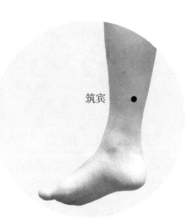

筑宾

图 5-14

【主 治】

（1）部位主治（近治作用）：小腿疼痛痉挛。

（2）脏腑主治（远治作用）：癫狂，痫证，疝气。

（3）经络主治（经脉循行）：呕吐涎沫，吐舌（足少阴循喉咙，挟舌本）。

【操 作】

直刺 1~1.5 寸，临床以泻法为常用。可灸。

【临床运用及发挥】

本穴处于小腿肚子部位，所以又名为腨肠，古时候小腿肚又称作"腨肠"，所以用本穴能治疗小腿的痉挛及小腿内侧疼痛等。

本穴是肾经与阴维脉之交会穴，是阴维脉的郄穴，故是调理阴维脉的主穴，最善调理肝、脾、肾与阴维脉之经气，有平冲降逆之功，是治疗肝肾之气上逆之奔豚、癫痫大发作（发时呕吐涎沫，摇头弄舌）之特效穴。急性发作时配水沟、百会，缓解期配神门、大陵、百会同用。

15. 跗阳（附阳、付阳）

⚜ 阳跷脉之郄穴

❴ 定 位 ❵

在小腿后区，昆仑直上 3 寸，腓骨与跟腱之间（见图 5–15）。

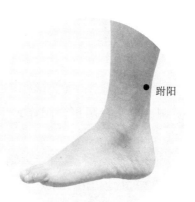

跗阳

图 5–15

❴ 主 治 ❵

（1）经络主治（经脉循行）：头痛，腰腿痛，下肢痿痹，外踝肿痛，脚气，痔疾。

（2）其他作用：癫痫，头重头晕。

❴ 操 作 ❵

直刺 0.8~1.2 寸，临床以平补平泻法为常用。可灸。

❴ 临床运用及发挥 ❵

本穴在足太阳与足少阳经之间，阳跷脉过此其中，三阳相扶，故名跗阳。足太阳经脉行于人后身自头至足，又主筋所生病；足少阳主骨所生病，所以本穴能治疗筋骨疼痛之疾；跷脉能让人举足抬高之意，本穴是阳跷之郄，郄是本经脉气血深藏之处，故能治疗下肢痿痹证。故凡影响下肢肢体功能活动的疾病，关于下肢人体筋之病的治疗皆可取之本穴。本穴对坐骨神经痛的治疗有殊效，临床常配飞扬、阳陵泉、后溪同用。

16. 交信（别名内踝上、内筋、阴跷）

⚜ 阳跷脉之郄穴

❴ 定 位 ❵

在小腿内侧，在内踝尖上 2 寸，胫骨内侧缘后际凹陷处，复溜前 0.5 寸

（见图 5-16）。

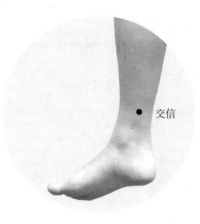

图 5-16

主 治

（1）脏腑主治（远治作用）：月经不调，崩漏，阴挺，阴痒，闭经，疝气，五淋。

（2）经脉循行：膝股内侧痛。

（2）其他主治（特殊作用）：泄泻，便秘。

操 作

直刺 0.5~1 寸，临床以补法为常用。可灸。

临床运用及发挥

信，信号，信用。对发病则有较为固定的时间和发病前有明显信号的疾病（如疼痛发作时间较为固定，或有明显季节性），或不应信（如月经应按时而下，所以也称月信。若不能应期而来，为失信）之疾均有调整的功用。根据其功用所以有其名。

本穴是阴跷之郄穴，郄穴气血深聚之所，善治血证，尤治疗月经病有特效。所以用本穴可治疗月经失调、崩漏等妇科疾病。早在《百症赋》言："女子少气漏血，不无交信合阳。"在《铜人腧穴针灸图经》有"治女子漏血不止，可灸三壮"之用。

交信与复溜相并，二穴相距甚近，功效也相近，但同中有异，本穴所用主要抓住阴跷脉之郄穴特性，补之能补肾活血而调经，平补平泻能调理冲任而调经，尤长于补肾活血而调经，是治疗肾虚血瘀所致月经疾病之要穴。

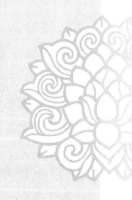

第六章

腹募穴

滑寿在《难经》注释言："募，犹募结之募，言经气之集于此也。"就是说明募穴是经气汇聚于胸腹部的重要穴位。

一　腹募穴的内容

"募"实际应是"幕",指的是幕布的意思,用来比拟腹膜、胸膜之"膜"。其穴只分布在胸腹部,所以称之为"腹募"。募穴是脏腑之气结聚于胸、腹部的腧穴。募穴首见于《素问·奇病论》,本篇载曰:"此人者,数谋虑不决,故胆虚,气上溢而为之口苦,治之以胆募、俞。"到了《难经·六十七难》指出了五脏之募穴,记载曰:"五脏募皆在阴,而俞在阳者,何谓也?然阴病行阳,阳病行阴,故令募在阴,俞在阳。"两部经典虽然已言明了募穴的运用原则,但尚未明确穴名和具体位置。直到《脉经》才明确了心、肺、脾、肝、肾五脏及胆、小肠、胃、大肠、膀胱五腑之募穴。在《针灸甲乙经》中补充了三焦募穴石门,后人再根据以上理论补充了心包募穴膻中,自此募穴方完备。

各募穴是最接近相应脏腑的穴,各穴随脏腑的所在部位而定。十二脏腑各有一个募穴,它的名称、部位均属于循行在胸腹部的诸经脉中。凡在任脉经上的都是单穴,在其他经上的都是双穴,与经脉对称一致。各脏腑募穴的分布如下表(见表6-1)。

表 6-1　脏腑募穴表

双　侧	正　中
肺:中府	心包:膻中
肝:期门	心:巨阙
胆:日月	胃:中脘
脾:章门	三焦:石门
肾:京门	小肠:关元
大肠:天枢	膀胱:中极

由于各脏腑的募穴与其相应的脏腑最近，所以募穴与脏腑的关系非常密切，腹募穴的确立与人体解剖有重要的关系，从而也能推断出古人对人体解剖学是有深入认识的，也证明了我们祖先在几千年前已完全掌握了人体的解剖知识。针灸腧穴也符合人体解剖学原理。募穴是以邻近脏腑的部位为主，只有正中和两侧之分，除了肺募中府、肝募期门、胆募日月各属于本经脉之穴外，其余各募穴都不在本经脉中。所以募穴不能说成各经之募穴，而应当称为各脏腑之募，如肺的腹募穴不能说成肺经的腹募穴，由此可知，腹募穴不是调的经络之病变，而是治疗的相应脏腑之病变。这一点应当明确，才能合理的用好腹募穴。

二 腹募穴的临床运用意义

募穴为脏腑之气结聚之部位，其穴位位置与五脏六腑有着密切的关系，募穴与脏腑之气能直接相通，所以募穴能够直接反应脏腑的功能及其病变，用以相关的募穴可以用以诊断及其治疗。

（一）诊断疾病的作用

腹募穴相当于相应脏腑在体表的投影，它既是脏腑之气直接输注的部位，又是脏腑生理功能的关键部位，与脏腑关系密切，所以腹募穴是脏腑的代表穴。当脏腑有病时就会在相应的募穴上发生一定的病理变化，通过其变化就可以帮助我们诊断疾病。早在《黄帝内经》中就有其详细的记载，如《灵枢·邪气脏腑病形》之记载："大肠病者……当脐而痛（大肠募穴天枢之部位）……胃病者……胃脘当心而痛（胃募穴中脘穴之部位）……小肠病者，小腹痛（小肠募穴关元穴部位）。"说明脏腑发生疾病时，可在相应的募穴发生明显的病理变化，在临床起到协助诊断的作用。如2年前曾治疗一肩背痛的患者，女性,57岁，左侧肩背痛反复发作3月余，时轻时重，在几家医疗机构按"五十肩"经多种方法治疗无明显的改善，经他人介绍来诊，来诊后见脉细数，舌红少津，于双侧中府穴和肺俞穴按压疼痛明显，均于左侧压痛更加明显，立嘱患者行肺部检查，经 CT 检查显示左侧中心型肺癌。笔者在临床经常以相关的特定穴进行探测按压检查，确诊了许多重大疾病，由此可见，特定穴的诊断作用确有实效性。要注意的是在利用募穴诊断时，要与背俞穴相结合，要诊俞而查募，诊募而查俞相结合的方式，彼此相互协助，更具有诊断性，有必要时同时可结合原、郄、络等其他类特定穴的相互检查，提高诊断率。

（二）腹募穴的治疗作用

1. 腹募穴主治特点

募穴不仅是疾病的反应点，也是治疗疾病的一个有效点，所以是临床中非常重要的一部分腧穴。因为腹募穴是各脏腑在腹部之气直接输注的部位，所以募穴多用于内脏病的治疗，尤其是六腑病更适宜于腹募穴的治疗。早在《素问·阴阳应象大论》中说："善用针者，从阴引阳，从阳引阴。"从阴引阳即阳病行阴，其治在腹募穴，正如《难经·七十六难》所言："阴病行阳，阳病行阴，故令募在阴，俞在阳之意。"也就是六腑病选择在胸腹部的穴位来治疗。因此在《针灸治疗学》中，有五脏病取背俞穴，六腑病取用腹募穴的基本治疗原则。如胃腑病变可取其腹募穴中脘穴，膀胱腑有病可取其腹募穴中极穴，大肠腑有病可取其腹募穴天枢治疗等，事实上，这种用法就是从《黄帝内经》中"从阴引阳，从阳引阴"的具体运用，临床运用均有显著的疗效，是治疗这类疾病首选要穴，因此"阴病行阳，阳病行阴"有确实的临床价值。

2. 腹募穴的配穴运用

以上所述仅是腹募穴一般的治疗规律，不是腹募穴仅能用于腑病的治疗，用腹募穴也能治疗五脏病，如咳嗽、喘憋等呼吸系统疾病，仍然常用其腹募穴中府来治疗。腹募穴在临床上可以单独运用，也可以与其他特定穴相互配用，如在六腑病中常与下合穴配用，如胃痛、胃胀、呕吐等胃病，常取其下合穴足三里配其腹募穴中脘来治疗；胆道疾患如胆囊炎、胆石症、胆绞痛时常取用胆的腹募穴日月和其下合穴阳陵泉治疗。故在近代针灸治疗学中有六腑病常首取下合穴或腹募穴的基本治疗原则。在临床中腹募穴最典型的配穴法当属俞募配穴法，就如刚才所言的肺病，不仅可取其背俞或其腹募一穴，更常用的是俞募同用的方法，既可取用肺的背俞穴肺俞，又同时取用腹募穴中府治疗，这是历代经典配对之法，详细运用见于背俞穴章节。

三 十二脏腑腹募穴运用经验集结

1.中府（别名：膺中外俞、膺俞、膺中俞、肺募、府中俞）

🏵️ 肺之募穴，肺经、脾经交会穴

定 位

在胸部，横平第1肋间隙，锁骨下窝外侧，前正中线旁开6寸（见图6-1）。

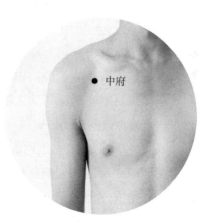

图 6-1

主 治

（1）部位主治（近治作用）：肩背痛。

（2）脏腑主治与穴性主治：咳嗽，气喘，胸满痛等肺部疾病（本穴为肺的募穴，故为治疗肺病的要穴）。

操 作

操作时宜向外斜刺或平刺0.5~0.8寸，临床以平补平泻法为常用；一般不向内侧或直刺。进针时宜缓慢刺入，掌握好一定深度，以免伤及胸膜和肺脏，引起气胸。可灸。

临床运用及发挥

中府是十二经脉之起始穴，并且是一个特定穴，为肺的腹募穴。因此主要用于呼吸系统疾病，是止咳平喘的要穴，尤适宜于喘憋胸闷患者。

本穴为何名为"中府"？由于手太阴肺经起于中焦，肺气的化生是由赖于中焦之气，中府之名意指本穴的气血物质来自脾胃。其处乃是肺气所聚集之处，并是肺气转输之处。故名为"中府"。由此可知，本穴处肺气较为充盛，因此具有调理肺气的作用。

临床常与肺的背俞穴合用，形成了较为固定的配穴法，俞募配穴法，用于治疗各种肺病。中府偏于调理肺气，重在开胸理气，肺俞重在调理肺脏功能，重在补虚为用。本穴与云门的功效基本相同，但又有其不同，云门偏于发散，主要用于实证。本穴在古代文献资料所留下来的经典配穴还有：配意舍治疗胸满嗳气（来自《百症赋》）；配间使、合谷治疗面肿、腹肿（《千金要方》）；配少冲，治心痛、胸痛；配定喘、内关治疗哮喘（《针灸资生经》），这些所用皆是古医家长期实践经验的总结。

著名针灸家贺普仁大师曾言本穴止吐作用效佳，在其所著的《普仁明堂示三通》中有止呕组方：内关、足三里、魄户、中府。中府主要作用是利气的功效。呕吐则是胃气上逆所致，当针刺中府，以利于气下行，故呕自止。笔者临床所用，也确具有良效。

本穴处于胸部，胸壁很薄，所以在针刺时应当注意针刺深度，应根据患者的胖瘦来决定针刺的深度，不可大意，以免刺到胸腔，引起气胸。所以在操作中有不向内刺，不宜直刺，不宜深刺之禁忌。为了避免事故，在此处可以按揉，也能发挥应有的作用。有肺部之疾时，常在此处有明显压痛反应点，当病情缓解或痊愈之后，压痛反应也随之消失。从而再次验证了穴位既是反应点也是治疗点的说法。

2. 天枢（别名长溪、长谷、长鸡、长维、循际、循元、补元、谷门）

🏵 大肠募穴

【定 位】

在腹部，横平脐中，前正中线旁开2寸（见图6-2）。

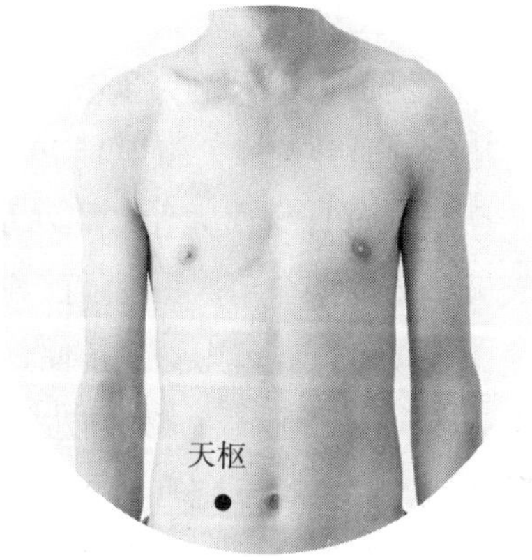

【主 治】

（1）脏腑主治与穴性主治：腹痛，腹胀，肠鸣泄泻，便秘，痢疾等肠胃病（因是大肠的募穴，故治疗肠道疾病特效）。

图6-2

（2）其他主治（特殊作用）：月经不调、痛经。

【操 作】

直刺1~2寸，临床以平补平泻法为常用。宜灸。

【临床运用及发挥】

本穴居于天地之气相交之中点，《素问·六微旨大论》言："天枢之上，天气主之；天枢之下，地气主之；气交之中，人气从之，开物由之，此以谓也。"为人气所从，通于中焦，有翰旋上下，通调肠胃，分清泌浊的作用。其功效相当于西医学所言的代谢作用。本穴具有明显的双向调节功效，是最具典型代表穴位，凡肠道失常皆能调理，并是首选穴位。天枢穴近于横结肠，与现代神经解剖学发现，天枢穴区神经支配与胃肠神经节段相一致，并与肠神经系统密切相关，为天枢穴治疗腹泻提供了解剖学上的佐证，完全符合西医学。《素问·阴阳应象大论》说："阳病治阴"，六腑病多取募穴来治疗，本穴是大肠的腹募穴，所以大肠失调疾患就是首选的主穴了，可用于腹泻、痢疾、便秘、大便不畅、肠痈、肠胀气等疾患。早在《针灸甲乙经》有载："腹胀肠鸣，气上冲胸，不能久立，腹中切痛而鸣濯濯。冬日重感于寒则泄，当脐而痛，肠胃间游气切痛，食不化，不嗜食，身肿，侠脐急，天枢主之。"临床根据病证可补可泻，可针可灸。常和足三里、上巨虚合用。早在《针灸大成》中有"肠鸣大便时泄泻，脐旁两寸灸天枢"的具体运用，就是关于天枢灸法的运用。用按揉法调整肠道失衡也有确实的功效，便秘时顺时针按揉，腹泻时逆时针按揉。如笔者自中学时代有慢性肠炎病史十余年，每日数次大便，当从事针灸工作后，明确了本穴的穴性之后，就天天坚持按揉本穴，每晚睡前和晨起各按揉 300 次，坚持数月，症状全部消失，至今每日晨起则一次排便，质软，非常痛快，这就是天枢之功。

《百症赋》有载："月潮违限，天枢、水泉细详。"这是用天枢治疗妇科病的记载，其穴近于胞宫，并有疏通之性，故调理妇科疾患特效。用天枢治疗妇科病记载于《针灸甲乙经》中早有详述："阴疝，气疝，天枢主之；女子胞中痛，月水不以时休止，天枢主之。"由此可见，本穴治疗生殖泌尿系统疾患是古人长期经验之谈，用之也确有佳效，故是临床常用效穴。

本穴处于腹部，在临床有"腹部深如井"之说，但对于体瘦者不可过深，以免伤及肠道。孕妇慎针禁灸。

3. 中脘（别名太仓、胃脘、上纪、中管）

❀ 胃之募穴，腑会，任脉、小肠经、三焦经、胃经之交会穴

【定位】

在上腹部，脐中上 4 寸，前正中线上（见图 6-3）。

【主治】

（1）脏腑主治与穴性主治：胃痛，腹胀，纳呆，呕吐，吞酸，恶心，呃

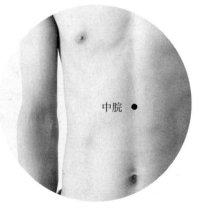

图 6-3

逆，嗳气，小儿疳积等脾胃病证（胃之募穴及腑会）。

（2）其他主治（特殊作用）：黄疸，癫狂，脏躁，哮喘，咳嗽，产后血晕。

操 作

直刺 1~1.5 寸，临床以平补平泻法为常用。宜灸。

临床运用及发挥

本穴是任脉、小肠经、三焦经、胃经四经之交会穴，能通达四经。中脘为胃之募、腑之会。具有健脾益胃、和中理气、升清降浊、运化中州的作用，是治疗脾胃病的要穴。

本穴在膈下脐上，属中焦脾胃所在，是胃经经气结聚于腹部的募穴，所以有调理脾胃的作用，是治疗胃病特要穴。临床常与内关、足三里配用，组成了较为固定的配穴方，常用于消化系统疾病的治疗。

脾胃为后天之本，气血生化之源，位居中州，土旺则能润泽四旁。人之兴亡盛衰，无不与胃之强弱密切相关。脾胃运化失常，土不生金，可见肺脏病变的气喘、痨证、痰多、吐血等，治疗以"培土生金"法就能有效的根治；脾胃生化之源不足，心失所养，或是脾虚生痰，痰湿内扰，可见心悸、失眠、脏躁、癫狂痫等，治疗以健脾益胃之法就能有效的解决。

本穴又是八会之腑会，六腑皆禀赋于胃，胃为六腑之长，中脘是胃之募穴，所以中脘穴与六腑生理功能有密切关系，可用于一切腑病。用中脘穴能促进中焦气化、散精于五脏六腑，能调补中气、行气化滞，所以可用于六腑之病的治疗。

《行针指要歌》言："或针痰，先针中脘、三里间。"中脘有祛痰的作用，是临床祛痰之要穴。脾湿生痰，痰是由饮食所生，津液所化，由于脾阳虚衰，不能蒸化胃中水湿，而致水湿停滞中焦，积而生痰，痰聚胃腑，上注于肺，故有"脾为生痰之源，肺为储痰之器"之说。中脘穴具有健脾化湿，温中散寒，豁痰醒神的作用。中医认为顽症、怪疾多与痰湿有关，如痰迷清窍则发为癫、狂、痫；眩晕病证中有"无痰不作眩"之说；痰浊凝滞经络，阴阳之气决离，而发为中风；若饮酒或嗜食膏粱厚味，积湿生痰，造成痰湿中阻或痰饮。以上诸症皆以祛痰为主，故中脘穴是其中要穴之一。

中脘穴与上脘、下脘统称为三脘穴，三穴有非常相近的作用，皆是治疗胃病的常用穴，但三穴各有不同，上脘穴主要以通滞为主，下脘穴以降逆为用，中脘穴以和胃为要，临床以中脘穴为最常用，三穴也常相合而用治疗各种胃腑疾病。

根据本穴的位置、经脉的循行（四经之交会）、腧穴的特性（胃之募、腑之会）等几个方面因素，所以本穴是用途广、疗效高的常用要穴，临床运用要抓住本穴上述之特点，可广泛用于多科疾病的治疗。

4.章门（别名长平、胁髎、季肋、季胁、肘尖、脾募）

脾之募穴，脏会，肝经、胆经之交会穴

定 位

在侧腹部，在第11肋游离端的下际（见图6-4）。

主 治

（1）脏腑主治（远治作用）：胁痛，黄疸，痞块、癥瘕等肝脾病证。

（2）穴性主治（特殊作用）：神倦乏力，腹痛，腹胀，肠鸣，腹泻，呕吐等肠胃病。

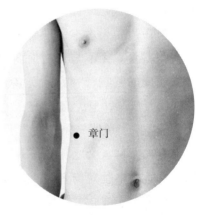

图 6-4

操 作

直刺0.8~1寸，临床以泻法或平补平泻法为常用。可灸。

临床运用及发挥

本穴是脾经之募穴，章门穴作为脾经之募穴，首先是其穴近于脾脏；另因肝经与脾脏之间有重要关系，脾胃与肝同处中焦，足厥阴肝经"抵小腹，挟胃、属肝、络胆"。因此肝气郁结，横逆可以损伤脾胃气机和功能，出现肝木乘土的病理变化；而调理肝胆气机，也有助于脾胃气机的升清降浊，起到疏肝健脾的作用，维持脾胃正常的生理功能。因此古代医家将脾脏之募穴设于肝经上又近于脾脏的章门穴，这是具有深厚理论基础的，在临床确能担当起应有的责任。

本穴为肝经之腧穴，脾之募穴，脏之会穴，肝胆之交会穴，内与肝、胆、脾、胃相应，故作用非常广泛。但最基本的作用是疏肝健脾的功用，凡肝气不舒所致肝胃不和、肝脾不和、肝胆不和等中焦失和之证，以及积聚痞块者，皆是其适应证。临床常用于胸胁胀满、腹胀如鼓、饮食不化、呃逆、呕吐、宿食内停、积聚痞块、奔豚气等肝脾不和之证。

早在《景岳全书》中记载张会卿用章门穴治疗一胁痛之病案：患者是一青壮年，平日嗜酒无度，饥饱无常。于一日饮酒引发严重的胁肋疼痛，于是服用行气消滞中药，又用吐法，经治疗后，胁痛缓解，但胀痛更严重了，并开始呕吐，又加用破气之药，呕吐逐渐好转，而在乳房之胸胁处出现了一肿块，胀实拒按，脐腹膈闭，不能下移，胀痛难以忍受，随即用了下法，用后不但不起作用，反而愈攻愈胀，又采用了多种治疗方法，但无寸效，最后用艾灸灸章门穴，3 天后病情基本痊愈。

因本穴是脾经之募穴，脾主运化，为后天之本，故能治疗消化系统疾病，其特性以疏肝健脾为要，治疗以中焦失和为主，并能补五脏之虚损。所以常用于后天不足而致的神疲乏力、身倦羸瘦、肠鸣泄泻等证。

5.巨阙（别名心募）

🏵 心之募穴

《 定 位 》

在上腹部，脐中上 6 寸，前正中线上（见图 6-5）。

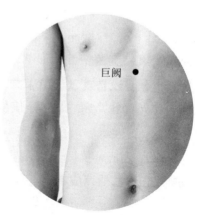

巨阙

图 6-5

主　治

（1）局部主治（近治作用）：呕吐，吞酸。

（2）穴性主治：胸痛，心悸，怔忡，失眠，健忘，癫狂痫（心之募穴）。

操　作

向下斜刺 0.5~1 寸，临床以平补平泻法为常用；不可深刺，以免伤及肝脏。

临床运用及发挥

本穴内应腹膜，上应膈肌，为胸腹交关，分别清浊之格界，下部为肝、胃，所以本穴有宽胸理气，和胃利膈的作用，用于治疗胸中痰饮，膈中不利，上气咳逆，胸满短气，翻胃呕吐等胃气上逆、胸闷不舒等疾病。临床常与中脘、内关、公孙等穴配用治疗恶心、呕吐、噎膈、胸闷、嗳气。

本穴为心经经气汇聚之募穴，故能治疗心脏病，尤其治疗心痛之疾最效。早在《医学入门·治病要穴》有言："巨阙，主九种心痛，痰饮吐水，腹痛息贲。"刺之宽胸止痛，理气畅中，心疼而愈。心主血脉，藏神，本穴为心之募，心神之宫城，所以本穴宁心安神的作用较好，治疗心神疾患。如临床配神门、内关、心俞宁心安神，治疗心悸不宁；配百会、大椎、神门、三阴交治疗癫痫。早在《扁鹊心书》中就有关于用本穴治疗狂证、郁证、惊风病案的记载，如郁证医案 1 例："一人功名不遂，神思不乐，饮食减少，日夜昏默，已半年矣。诸医药不效。此病药不能活。令灸巨阙百壮、关元百壮，病减半。令服醇酒，一日三度，一月安全。盖醺酣忘其所慕也。"

本穴针刺需掌握方法，患者须仰卧扬手取穴、进针，以防刺伤膈肌，或刺伤内脏。所以应掌握正确的进针方法，防止发生意外。

6.关元（别名下纪、三结交、次门、大中极、丹田）

❀ 小肠之募穴，任脉、脾经、肝经、肾经、冲脉之交会穴

定位

在下腹部，脐中下 3 寸，前正中线上（见图 6-6）。

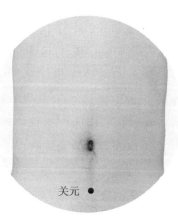

关元

图 6-6

主治

（1）局部主治（近治作用）：五淋，尿血，尿闭，尿频，癃闭，等泌尿系统病证；遗精，阳痿，早泄，不射精，阴缩，白浊，不育等男科病；少腹痛，疝气；月经不调，痛经，经闭，崩漏，带下，阴挺，恶露不尽，不孕，胞衣不下等妇科病证（因其交会有关）。

（2）穴性主治：腹泻，痢疾，脱肛，便血等肠腑病证（小肠募穴）。

（3）其他主治（特殊作用）：水肿，霍乱，气喘；中风脱证，虚劳冷惫，羸瘦无力等元气虚损病证；保健强身之要穴。

操作

直刺 1~1.5 寸，临床以补法为常用。宜灸。孕妇慎用。

临床运用及发挥

本穴最早见于《灵枢·寒热》，为任脉与足三阴经、冲脉之交会穴，又为小肠募穴。穴居丹田，内应胞宫、精室，元阴元阳交关之所，故名关元。所以本穴具有培肾固本、补益元气、回阳固脱的作用，是人身强壮要穴之一，诸虚百损之常用穴，男女妇科病之特效穴。其所治，多为有关人体之虚证。

本穴是任脉与足之三阴和冲脉之交会穴。肾藏精，主生殖，开窍于二阴，与膀胱互为表里；肝藏血，主疏泄，其经脉循股阴，入毛中，环阴器，抵小腹；脾主运化，为气血生化之源，脾统血，使血液正常运行于脉内；冲为血海，任主胞胎，两脉与妊产、生殖功能关系密切，两者相资，故能有子。本穴又居于小腹，正当膀胱与生殖系统的分野，故凡见生殖（遗精、阳痿、早泄、月经不调、恶露不下、产后腹痛、阴挺、痛经、赤白带下、不孕、不育等）、泌尿系统（尿频、尿急、癃闭、淋证、遗尿等）疾病，无论其虚实，皆可用本穴施治。实证用针法，针尖向下，要求向会阴部放散其针感；虚证用灸法或针加灸。如笔者治一患者，女性，31岁，婚后5年未孕，曾于多家医疗机构检查并治疗，未查出相关器质性疾病，中西医治疗多年，始终未孕。平时月经量少，颜色淡，脉沉迟，四肢发凉，诊为阳气虚，宫寒不孕。治则为补肾壮阳、调补冲任。处方：针刺关元、三阴交、命门，并加用温针灸，每月经前5日开始治疗，直到月经结束，共治疗3个月经周期，诸证消失，已怀身孕，顺利产下一女婴。

用关元穴治疗男女泌尿生殖系统疾病是历代针灸临床所总结的经验，古代大量相关文献有相当多的经验之记载，为我们提供了丰富的宝贵经验。总之，本穴是治疗男女生殖、泌尿系统疾病之要穴、效穴、常用穴。

本穴是自古补虚疗损之要穴，是保健之首选穴，有强身健体、延年益寿的功效。《难经》说："脐下肾间动气者，人之生命，十二经之根本也，故名曰原。"关元是关于原气的意思，为元阴元阳交关之所，所以有补肾阴肾阳的作用，肾为先天之本，多灸令人长寿不病。尤其是夏秋之交，作用最效。陈修园曰："灸关元一穴，以助元阳之气，盖火之源，以消阴翳。"朱丹溪曾说："大病虚脱，本是阴虚，用艾灸丹田者，所以补阳，阳生阴长、故也。"窦材曾言："阳精若壮千年寿，阳精若在必长生。"提倡常灸关元穴，以补肾气。艾火温热作用能直入病所，补益肾脏、激发元气、回阳固脱、温通经络、补火散寒、祛湿逐湿的功效，故本穴是人身重要的保健要穴。

本穴为小肠募穴，具有调节小肠、分泌清浊的功能，根据"六腑病首取其腹募穴或下合穴"的治疗原则，小肠病常取本穴用之，故凡泄泻、痢疾等小肠病变，均可取用本穴施治。

关元乃元气所聚之处，与元气关系最为密切，而元气是人体生命活动的基础，元气一虚，则百病丛生，尤与肺肾两脏关系最为密切。肺主呼吸，肾主纳气，肾不纳气则见咳嗽气喘；肾阴虚导致肺阴虚，肺络被虚火所伤，可见咳血。肾虚水火不能相济，可见心悸气短，记忆力减退。元气不足则见腰酸腿软，周身无力。上述诸症皆因元气不足所致，所以均可用关元穴为主穴进行治疗。临床所见之霍乱、呕吐、急性腹泻、中风、中暑、失血等慢性久病或大病的脱证，关元穴均是首选之要穴。

总之，本穴治证广泛，疗效强大，可波及临床各科，根据其经脉（任脉与足厥阴、足少阴、足太阴、冲脉之交会）、穴性（小肠募穴、元气所聚之处）、穴位所在（对应生殖系统）等特点，本穴以温肾壮阳，大补元气，益气固脱为治疗核心，为补肾壮阳第一要穴，保健效穴，男女生殖系统疾病之常用穴，本穴宜补宜灸，是临床重要灸穴之一。

7. 中极（别名气原、玉泉）

❀ 膀胱之募穴，任脉、脾经、肝经、肾经之交会穴

定位

在下腹部，脐中下 4 寸，前正中线上（见图 6-7）。

主治

（1）局部主治（近治作用）：遗精，阳痿，不育等男科疾病；月经不调，痛经，闭经，崩漏，阴挺，阴痒，不孕，产后恶露不尽，赤白带下，胞衣不下等妇科病证（因其交会有关）。

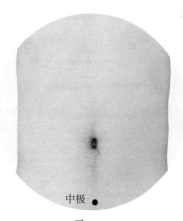

中极 ●

图 6-7

（2）穴性主治（特殊作用）：遗尿，小便不利，癃闭等泌尿系统病证（膀胱之募穴）。

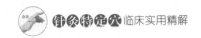

操 作

直刺1~1.5寸，临床以泻法为常用；本穴深部为膀胱，应注意针刺深度，尤其当膀胱充盈时应排尿后针刺。宜灸。孕妇禁刺。

临床运用及发挥

本穴与关元穴均为任脉与脾、肝、肾四经之交会穴，两穴相距甚近，也都属于丹田之部位，但其作用有很大的不同。关元穴偏于补虚，具有温肾壮阳，培元固本的作用；而本穴偏于化瘀，具有调理下焦，化胞宫之瘀，祛下焦之瘀血的作用。

本穴属任脉，位于少腹部，内应胞宫、精室，根据"局部穴位主治局部的病"，任主胞胎等作用，所以本穴可治疗月经不调、带下、阴挺、遗精、阳痿等男女生殖系统疾病。因本穴特性善祛瘀，故尤其适宜瘀证所致的上述疾患为最对症的治疗。

中极为膀胱的募穴，募穴是脏腑之气汇聚于胸腹部的腧穴，大多分布于任脉。针灸治疗疾病的基本治疗规律中有：五脏病多是首取其背俞穴，其次取其十二原穴；而六腑病时多首取下合穴与腹募穴治疗。因此本穴是治疗小便不利、淋证、遗尿、癃闭等泌尿系统疾患之常用要穴。如笔者治一患者，申某，男，76岁。有前列腺肥大、增生病史20余年，病情时轻时重，曾间断性服药治疗。本次突发排尿不能3小时，感小腹胀急，欲解不能，烦躁不安，表情痛苦，舌苔黄，脉数。立用五指指腹由轻至重逐渐按揉中极，每次1分钟左右，反复按揉15分钟左右即排出尿液，症状完全缓解。可见本穴其功效确实，笔者以本穴为主穴治疗数例小便不利之患者，疗效满意。

8. 京门（别名气府、气俞、肾募）

肾之募穴

定 位

在上腹部，当第12肋骨游离端的下方（见图6-8）。

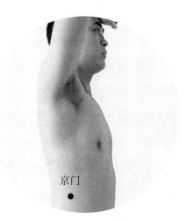

京门

图 6-8

主 治

（1）局部主治（近治作用）：腰痛，胁痛。

（2）穴性主治：小便不利，水肿等水液代谢失调的病证（肾的募穴）。

（3）其他主治：腹胀、肠鸣，腹泻等胃肠疾患。

操 作

直刺或斜刺 0.5~1 寸，临床以补法为常用。可灸。

临床运用及发挥

本穴所记载的治疗功效颇多，其所治可涉及大肠、小肠、膀胱、肾、肩背、腰、胯、髀诸处之疾，但临床一般以益肾利水、胁肋腰痛为主用，其他所治较少用之。

本穴为肾经之募穴，肾气汇聚出入之处，阳病行阴，故令募在阴，针刺宜从阴引阳，以治腑病，所以针刺京门穴能补益肾气，通利水道，临床主要以治疗肾不化气而致的膀胱腑病。正如《千金要方》所载："京门、照海，主尿黄、水道不通。"用于小便不利、尿黄、水肿等水液代谢障碍所致诸疾。

《针灸甲乙经》言："腰痛不可以久立俯仰，京门及行间主之。"《针灸大成》也有载："肩背寒……腰痛不得俯仰久立。"均是记载用京门穴治疗腰痛之经验。临床多与肾俞、腰阳关、太溪合用，以补肾气通经络而达治疗腰痛；配天枢、中脘、支沟，治疗脘腹胀满。

9. 膻中（别名元儿、胸膛、气儿、元见、上气海）

✿ 心包之募穴，气会，任脉、小肠经、三焦经、脾经、肾经之交会穴

定 位

在胸部，横平第4肋间隙，前正中线上（见图6-9）。

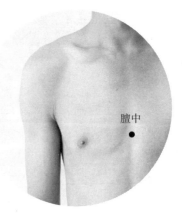

图 6-9

主 治

（1）局部主治（近治作用）：产后乳少，乳痈，乳癖等乳房疾病。

（2）穴性主治：咳嗽，气喘，胸闷，胸痛，心悸，噎膈，呃逆等气机不畅的病证（八会之气会及心包之募穴）。

操 作

平刺0.3~0.5寸，临床以平补平泻或泻法为常用。可灸。

临床运用及发挥

《灵枢·胀论》云："膻中者，心主之宫城也。"膻中为心包之募穴，故是心脏之疾常用穴。又是宗气聚会之处，为气之会，有上气海之称，凡一切气机不调之病变均可取膻中穴治疗，所以本穴是临床重要穴位之一。

本穴位于两乳间陷中，并为气之会，能行气解郁，宽胸通乳的作用，用治一切胸气闭阻而致的乳房疾病。如产后缺乳、乳癖、乳核等各种乳房疾病，相当于西医学中的乳汁不足、乳腺增生、乳腺结节、乳腺瘤等，是治疗乳腺疾病常用要穴。本穴治疗乳腺疾病既能疏通乳腺局部之气血，又能疏通经络之气机，临床所用以起到通经活络、行气散结之功效，所以临床运用有标本兼治之功，故能收到良好的治疗效果，是笔者治疗乳腺疾病

之首先穴位。无论虚实皆能治之，虚当补之，盛当疏之。

《类经·胀论》云："膻中者，心主之宫城也。"是指本穴居于心之外围的心包络，有保护心脏，代心受邪的作用。《素问·灵兰秘典》谓："膻中为臣使之官。"在此喻心脏外卫充盈之气。本穴是心包的募穴，为本脏经气汇聚之处，所以本穴有调理心包经经气之作用，心包代君行令，亦能代君受邪，是治疗外邪侵犯心脏所致诸证之要穴，尤其因心气郁滞而致的胸闷、胸痛为最对症的治疗。

本穴自古就是平喘止咳之要穴，古代医家曾为我们留下了丰富的经验，如早在《医学入门·治病要穴》中载曰："膻中，主哮喘肺痈，咳嗽、瘿气。"《玉龙赋》中言："天突、膻中医喘嗽。"其穴在胸部，属气之会，胸部正为肺之所在（肺主气，司呼吸），故为治疗咳嗽、哮喘等呼吸系统病证的常用穴。特别在降逆平喘作用方面最为有效，是治疗急性喘憋之要穴。如笔者治一患者，男性，48 岁，突发哮喘 4 小时左右，呼吸困难，心悸气短，不能平卧，呼吸时张口抬肩，双肺布满哮鸣音。首先于膻中、天突刺血拔罐，后加用定喘、尺泽、肺俞用毫针针刺，经治疗 5 分钟后，症状明显缓解，10 余分钟已基本平息。

《灵枢·海论》载："膻中者为气之海。"本穴位居上焦，善理气宽胸，故有"上气海"之称。《行针指要歌》言："或针气，膻中一穴分明记。"膻中为八会之气会，所以是治疗各种气病之要穴。凡一切气机不调之病变均可取用本穴治疗，如肺气不降（常配尺泽、天突、鱼际运用）、胃气上逆（常配内关、公孙、中脘运用）、肝气不舒（常配太冲、期门运用）、心气郁滞（常配内关运用）等证皆是治疗要穴，具有调气降逆、活血通络、宽胸利膈、止咳平喘等作用。

本穴与气海穴皆是治疗气病之要穴，二穴同中有异：本穴有"上气海"之称，偏于理气祛瘀，多用于治疗气逆（胃气上逆、肺气不宣）、气滞（肝气郁滞）等气机不利之实证，偏于上焦病证的治疗；气海穴有"下气海"之称，偏于中焦、下焦的治疗，多用于中气不足、元气虚损而致的虚证，具有补元气，壮元阳的作用，是补虚保健之要穴，偏于灸法。

10. 石门（别名利机、精露、丹田、命门）

❁ 三焦之募穴

定 位

在下腹部，脐中下2寸，前正中线上（见图6-10）。

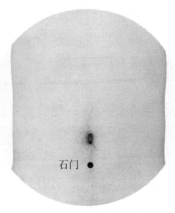

石门

图6-10

主 治

（1）局部主治（近治作用）：腹胀，腹泻，痢疾，绕脐腹痛等肠腑病证；遗精，阳痿男科病证；奔豚气，疝气；经闭，带下，崩漏，产后恶露不尽等妇科病证。

（2）穴性主治：水肿，小便不利（三焦募穴）。

操 作

直刺1~1.5寸；可灸。孕妇慎用。

临床运用及发挥

石，喻坚硬之义，不能生长谷物之地称为石田，女子天阉。成为石女。因针此穴可使人绝育不孕，犹如石门不开，闭门不受，故名石门。古代针灸家一般言本穴针刺可使人绝育不孕。如《铜人腧穴针灸图经》所载："妇人不可针，针之终身绝子。"有现代实验针刺雌性大鼠石门穴对生育能力有影响，所以临床应当注意。现代有人研究得出结论，浅刺轻刺，反使人受孕，深刺重刺则使人不孕。孕妇针刺可使人坠胎，故孕妇禁用。

本穴位于小腹部，内应生殖、膀胱和小肠，所以是调理下焦之要穴。根据"腧穴所在，主治所在"的理论，可用于泌尿、生殖及肠道疾病，无论虚实皆能调治，最适宜元气不足而致的相关疾病。

本穴与气海、关元的别名都有丹田之称，丹田是养生家修炼元气之所，所以本穴有培补元气、温肾壮阳之功，有强身健身之效。

11. 日月（别名胆募、神光）

胆之募穴，足少阳、足太阴经交会穴

定 位

在胸部，第 7 肋间隙中，前正中线旁开 4 寸（见图 6-11）。

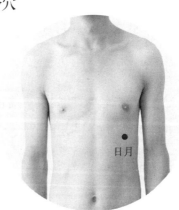

日月

图 6-11

主 治

（1）局部主治（近治作用）：胁肋疼痛及胀满。

（2）脏腑病证（远治作用）：黄疸；呕吐，吞酸，呃逆等。

操 作

斜刺或平刺 0.5~0.8 寸，不可深刺，以免伤及内脏；临床以平补平泻法为常用。可灸。

临床运用及发挥

本穴为特定穴之一，是胆之募穴，募穴是脏腑精气会聚于腹部之穴。临床常与背俞穴相合为用，形成固定配穴法，为俞募配穴法，用于本脏腑相关病证，也就是说本穴常与胆的背俞穴胆俞配用。胆俞为胆之精气输注于背部的腧穴，可调整胆腑的功能，清泻肝胆之邪，疏泄肝胆气机，而行气活血，散瘀定痛。二穴伍用，一前一后，一阴一阳，相得益彰，直达病所，疏调肝胆，通络止痛。用于一切肝胆之疾患。

本穴以疏肝利胆，理气降逆为主要运用，主治较为广泛，《针灸大成》主治记载：用于善太息、善悲、小腹热、多唾、言语不正、四肢不收症。

本穴以治疗肝胆之实证、热证为要点，以降逆、疏肝利胆为特性，以治疗肝胆实热为主，所以临床宜泻不宜补，并应注意针刺深度，以免伤及脏器。

12. 期门（别名肝募）

❀ 肝之募穴，肝经、脾经、阴维脉之交会穴

定 位

在胸部，第6肋间隙，前正中线旁开4寸（见图6-12）。

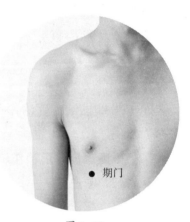

图 6-12

主 治

（1）局部主治（近治作用）：乳痈，乳癖，胸胁胀痛。

（2）脏腑主治及穴性主治：呕吐，吞酸，呃逆，腹胀，腹泻等肝胃病证。

（3）其他主治（特殊作用）：伤寒热入血室，奔豚气。

操 作

斜刺或平刺0.5~0.8寸，不可深刺，以免伤及内脏；临床以泻法或平补平泻法为常用。可灸。

临床运用及发挥

期门穴为足厥阴肝经经气汇聚之募穴，足厥阴、太阴与阴维脉之会，是疏肝、清肝、泻肝之要穴，有疏肝理气，活血化瘀，消痞散结的作用，是治疗肝气郁结之特效穴，故为临床常用重要穴位之一。

本穴治证广泛，《针灸大成》总结本穴的治证为："主胸中烦热，贲豚上下，目青而呕，霍乱泻痢，腹坚硬，大喘不得安卧，胁下积气，伤寒心切

痛，喜呕酸，食饮不下，食后吐水，胸胁痛支满，男子妇人血结胸满，面赤火燥，口干消渴，胸中痛不可忍。伤寒过经不解，热入血室，男子则由阳明而伤，下血谵语，妇人月水适来，邪趁虚而入，及产后余疾。"通过以上所看，所治内容非常广泛，虽然所治内容繁多，就其具体所用无非是以疏肝理气，化瘀散结为目的，功在于"舒"与"散"，长于治疗胸胁瘀滞与血臌（肝脾肿大），这是本穴特性作用。

足厥阴肝经内络于胆腑。作为六腑之一，肝胆相互表里，两者同居胁肋部，无论生理功能，还是病理表现，两者都具有相关性。胆为阳木，肝为阴木，一阳一阴，互为相应，调节人体全身气机。当肝气郁结，疏泄失常，就常常表现为胸胁胀满、胁肋部疼痛，或进一步的发展，出现病理的表现肝脾肿大。因期门理气散结的功效强大，故是这类疾病之特效穴。

由于本穴处于胸壁上，操作的风险性增大，由此限制了临床的广泛运用。

第七章

背俞穴

《灵枢·背俞》言："则欲得而验之,按其处,应在中而痛解,乃其俞也。"这说明了背俞穴是内脏疾病的病理反应点。

一　背俞穴的内容

背俞穴的记载最早见于《灵枢·背俞》，其中已提到了五脏俞和膈俞。其记载："肺俞在三焦之间（焦即椎的意思）；心俞在五焦之间；膈俞在七焦之间；肝俞在九焦之间；脾俞在十一焦之间；肾俞在十四焦之间。"上述记载是后世针灸定背俞穴的根据。在《素问·气府论》中就较全面提到了五脏六腑的背俞穴，说："夹背以下至尾二十一节，十五间各一。五脏之俞各五，六府之俞各六。"此时已提到了六腑之背俞穴，但尚无列出穴名。在《脉经》中明确了心、肝、脾、肺、肾五脏俞及大小肠、膀胱、胆、胃五腑之背俞穴的名称和位置。之后《针灸甲乙经》填补了三焦俞，并记载了背俞穴的刺灸方法。至唐朝《备急千金要方》时补充了厥阴俞，至此才为完备。六脏六腑各有一对腧穴，总称为十二背俞穴。这些背俞穴均分布在膀胱经循行于背部的第一侧线上（旁开 1.5 寸的位置），《黄帝内经》对此是这样记述的"挟脊相去三寸"，就是在脊椎两旁左右相距三寸，单侧即是一寸半。每侧的背俞穴距后正中线（督脉）一寸半，它是脏腑经脉之气输注的关键所在。十二背俞穴分布特点基本上是和脏腑位置高低相近，内外相应；各脏腑背俞穴均以脏腑命名由上而下，易记而常用，是临床重要腧穴，各脏腑背俞穴见下表（表 7-1）。

背俞穴是脏腑之气输注于背腰部的部位，是脏腑之气而不是经络之气，也就是说，背俞穴是直接与脏腑相通的部位所在。背俞穴皆在膀胱经脉上，但不能叫膀胱经的背俞穴，因各背俞穴是与各脏腑相对应，是各脏腑相通应的部位，所以背俞穴应称为脏腑之背俞，不能称某经背俞穴，也不能叫膀胱的背俞穴，如肺俞应称为肺的背俞穴，而不能称为肺经背俞穴。

总之，背俞穴是内脏反应于背部的一个重要特殊点，对于临床诊断和疾病治疗有着重要的作用。

表 7-1　脏腑背俞穴表

六脏	背俞穴	六腑	背俞穴
肺	肺俞	大肠	大肠俞
心包	厥阴俞	三焦	三焦俞
心	心俞	小肠	小肠俞
脾	脾俞	胃	胃俞
肝	肝俞	胆	胆俞
肾	肾俞	膀胱	膀胱俞

附：十二脏腑背俞穴歌

三椎肺俞四厥阴，心五肝九胆十临；

十一脾俞十二胃，腰一三焦腰二肾；

腰四骶一大小肠，膀胱骶二椎外寻。

二　背俞穴的临床运用意义

（一）背俞穴的诊断作用

背俞穴是五脏六腑之气转输、聚集于背部的重要腧穴，各背俞穴与各脏腑内外相应，因此各脏腑无论在生理还是病理上都与相应的背俞穴密切相关。脏腑有病就能在相应的背俞穴上表现出来，背俞穴的发现与多数疾病证候反应有关，如急性心、腹痛则往往会出现"心痛彻背"，哮喘患者则常会出现背冷如水淋漓、肾气亏虚则会有腰酸腰痛等临床表现。古医家就是根据内脏疾病在与背部这种表现关系而逐渐认识这一规律，随着进一步的认识，以按压法等找到了具体的反应点，也就是所说的观其外而知其内。《灵枢・背俞》说："则欲得而验之，按其处，应在中而痛解，乃其俞也。"

此句中的"解"读作懈，为酸软懈散之意。即按压时出现的敏感点、压痛点，与内部相应。即用手指按压所取的背俞穴有酸胀痛之感，或按压时其病缓而痛解，均为病与穴相应之征。张介宾对此注释曰："按其俞穴之处，必痛而且解，乃其俞也。"这些皆说明取背俞穴不要生搬硬套定位分寸，最能准确的取穴就是应寻按"反应点"而取之。就其相关的运用在《灵枢》中也曾多次提及，如《灵枢·五邪》说："咳动肩背……以手疾按之，快然乃刺之。""快然"也是一种感应，表明按压相应的背俞穴就能获得相应的感觉，正是这些异常的反应，是古人确立背俞穴的基础，所以通过诊察背俞穴可以有效地协助诊断疾病。如在肺俞穴按压有异常的感觉，可能就是肺脏的相关疾病，按压心俞有异常的感觉可能就心脏有问题。所以，背俞穴有诊断内脏疾病的作用。凡诊断脏腑疾患均可在背部俞穴进行探查，如发现压痛、酸胀、麻木、条索、结节等变化，则为重要的诊断信息。也可以用知热感度、经络测定仪器来协助诊断。

在背俞穴上拔罐、刮痧等方法也能起到很好的诊断作用。不但能够诊断是哪一脏哪一腑的疾病，且能通过背俞穴发生的相应变化可以来协助诊断疾病的虚实寒热情况。如在胃俞穴发现颜色紫暗变化，表明胃有实有热，如在脾俞穴发现苍白色的变化，那说明脾有虚有寒，若发现脾俞穴有大量水汽变化，说明体内有湿，如在肝俞有结节、条索、肌肉僵硬等弹性度等变化，说明肝脏有瘀证实性变化。可见背俞穴的实用性很强，通过多种手段在背俞穴中灵活运用，既能治疗，又能明确疾病寒热虚实之变化。

背俞穴的诊断作用有较强的特异性，是各类特定穴诊断作用最强的一类，在临床运用时常与其他类特定穴相互参照结合，则有效地提高诊断率。

（二）背俞的治疗作用

1. 背俞穴治疗特点

背俞穴与五脏六腑内外相应，关系密切，是五脏六腑之气转输聚会于背部的特要穴位，因此背俞穴是治疗各脏腑病证之常用要穴。凡脏腑有病可以取用相关的背俞穴。《素问·刺疟》言："疟脉满大，急刺背俞。"《灵枢·五邪》载："邪在肺，则病皮肤痛，寒热，上气喘，汗出，咳动肩背。取之……背三节五脏之旁。"《灵枢·癫狂》说："咳而动手者，与背俞，以手按之，立快者是也。"皆言其背俞的运用。《素问·长刺节论》言："迫脏刺背，背俞也。"就是指邪气迫近脏腑，针刺背部俞穴的作用能够直达内脏。《素问·咳论》言："治脏者治其俞。"就是《难经》中的阴病行阳的运用，治疗五脏病取用其背俞穴，为治脏病重要取穴方法。如肺病的咳嗽、喘憋取用肺俞，心悸、胸闷等心脏病取用心俞、厥阴俞，脾脏疾病取用脾俞，肝脏疾病取用肝俞，肾脏疾病取用肾俞治疗等，就是病在哪一脏，就取用那一脏之背俞穴，这是背俞穴最基本的治疗作用。

由于背俞穴能够直接调节内脏的功能，所以通过这一作用，针刺背俞穴不但能调理相应的内脏，而且也能调理相应的所属器官组织之疾病。如用肺俞不但能治疗肺脏疾病，而且还能治疗皮肤病（因为肺主皮毛）、鼻子疾病（肺开窍于鼻）；肝开窍于目，可以用肝俞治疗各种眼疾，肝主风，所以用肝俞治疗头晕目眩、癫狂痫等肝风内动之疾；肾开窍于耳，取肾俞可治疗耳聋、耳鸣；脾主四肢，取脾俞可治疗四肢乏力、肿胀等，所有背俞穴均有以此类推的作用。这是背俞穴治疗的又一基本规律。

所有背俞穴均在足太阳膀胱经脉上，"太阳主一身之表，为开"，系人身之藩篱，外邪入侵首犯太阳，而从背俞穴侵入不同的脏腑。《素问·风论》说："风气与太阳俱入，行诸脉俞，散于分肉之间……风中五脏六腑之俞，亦为脏腑之风。"所以背俞穴能治疗各种外感急性病证。

《灵枢·背俞》言："灸之则可，针之则不可。"最早皆言背俞穴仅灸不针，并且提倡重灸法，随着对解剖学的认识，开始逐渐运用针刺法。如明代凌云针派提出"俞穴针一分向外寸半，或平针三分"之法。后医家根据临床实践提出了背俞穴不同用法，刺灸方法根据疾病之虚实而定，虚则灸之，实则以针泻之（可以刺血，也可以针刺）。目前对背俞穴的用法更多，可以拔罐、艾灸、刮痧、刺血、一般针刺、电针、贴敷、埋线、挑治、指压、推拿按摩等多种用法，临床根据实际疾病选择适宜的方法，是所有穴位中用法最广的腧穴。

"历有背部薄似饼，腹部深入井"之说，所以针刺背俞穴应加强注意，因为内有各脏腑，肌肉非常表浅，防止刺入胸腔。《素问·诊要经络论》："凡刺胸腹者必避五脏。"《刺禁论》说："刺中心，一日死，其动为噫。""刺中肺，三日死，其动为咳"，"陷中肺为喘逆仰息"。故有"灸之则可，刺之则不可"之说。针刺时一定注意针刺深度与方向，具体深度要根据患者胖瘦而定，瘦弱者宜采取斜刺法。

2. 背俞穴的配穴运用

（1）俞募配穴法的运用

背俞穴在临床既可以单独运用，也可以和其他特定穴配合运用，在临床用之最广的当属俞募配穴法，最具有代表性。

俞、募穴是五脏六腑之气转输、聚积的重要腧穴，二者脉气相通，滑伯仁早在《难经本义·六十七难》中说："阴阳经络，气相交贯，脏腑腹背，气相通应。"募为阴，均分布在胸腹部位，是阳病行阴的重要处所；俞为阳，均在背部的膀胱经内，为阴病行阳的重要部位。二者皆与其相关的内脏密切相连，既是脏腑之气转输聚积部位，又是病邪出入之门户。《标幽赋》云："岂不闻脏腑病，而求门、海、俞、募之微。"说明背俞穴、募穴用以治疗脏腑病证。俞募配穴法就是按脏腑各自所属的俞穴和募穴进行相互配合应用。二者的配用充分体现了经络的调节阴阳作用。二者一前一后，一阴一阳，相互协调，相得益彰，是前后配穴法最典型的代表。《灵枢·五邪》载："邪在肺，则病皮肤痛，寒热，上气喘，汗出，咳动肩背，取之膺中外腧（中府），背三节五脏之旁（肺俞），以手按之，快然，乃刺之。"《素问·奇病论》载："口苦者……夫肝者，中之将也，取决于胆，咽为之使。此人者，数谋虑不决，故胆虚气上逆而口为之苦，治之以胆募俞。"二者均是记载俞募配穴法的具体实用。这种配穴方法，不仅可以治疗脏腑病变，而且还可以用来治疗与其脏腑经脉相连属的组织器官疾病，这是针灸临床处方配穴最基本方法之一，这一组穴法一直指导着临床的实践运用。

（2）背俞穴与其他类特定穴的配合运用

俞募配穴法仅是背俞穴一种常用之法，也可以与其他类特定穴配合运用。如《针灸甲乙经》载："肾胀者，肾俞主之，亦取太溪；肝胀者，脾俞主之，亦取太白；肺胀者，肺俞主之，亦取太渊。"这一用法就是背俞穴与原穴配穴运用具体体现。俞原配穴法最适宜于各脏病的治疗，尤其是脏病之虚证非常适合，如肺气虚可取用肺的背俞穴肺俞配肺的原穴太渊治疗，脾虚可取用脾的背俞穴脾俞配脾的原穴太白治疗；在临床也经常与郄穴配用，用于各脏腑之急性病证如急性胰腺炎发作，常取用脾经之背俞穴脾俞配其郄穴地机治疗，这也是背俞穴的常用配穴法。

在临床上既可以单独选用背俞穴，也可以与其他特定穴彼此相互配合应用，组成有效的配方。总之，要"师其法，而不泥其方"，才能应变于无穷。

三　十二脏腑背俞穴运用经验集结

1. 肺俞（别名肩中外俞）

🏵 肺的背俞穴

【定位】

在脊柱区，第3胸椎棘突下，后正中线旁开1.5寸（见图7-1）。

【主治】

（1）穴性主治：咳嗽，气喘，咳血，痰多，鼻塞（肺之背俞穴）；皮肤瘙痒，瘾疹（肺主皮毛）。

（2）其他主治（特殊作用）：骨蒸潮热，盗汗等阴虚病证。

【操作】

斜刺0.5~0.8寸，不宜直刺深刺，临床以平补平泻法为常用。宜灸宜刺血。

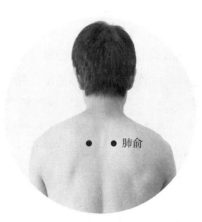

图 7-1

临床运用及发挥

肺俞穴为足太阳膀胱经背部的腧穴，因其内应肺脏，是肺气转输、输注之处。为治疗肺脏疾病的重要穴位，故名肺俞。

背俞穴与脏腑有特殊的关系，在临床上最能反映五脏六腑的虚实盛衰。当背俞穴局部出现各种异常反应，如结节、陷下、条索状物、压痛、过敏、出血点、丘疹及温度或电阻变化时，就能反映相关脏腑的功能异常。《灵枢·背俞》说："则欲得而验之，按其处，应在中而痛解，乃其俞也。"若肺脏有问题时，在本穴处可能就有异常的反应。所以可用来协助诊断疾病。

《素问·阴阳应象大论》说："阴病治阳。"意指背俞穴在临床上主要是治疗五脏疾患为主，五脏有病首取其背俞穴，即"治脏者治其俞"，这是针灸治疗学的原则之一。因此用肺俞穴治疗咳嗽、咳痰、咳血、气喘等肺部各种疾病有显著疗效，是临床首选之穴。《玉龙歌》言："咳嗽须针肺俞穴，痰多宜向丰隆寻。"《百症赋》："咳嗽连声，肺俞须迎天突穴。"这些歌赋皆是用肺俞治疗咳嗽的临床经验。临床根据不同的疾病及辨证确定病之虚实，可针刺、挑刺、贴敷、刺血、艾灸、埋线等方法作用于肺俞穴来治疗各种肺部疾病。临床所用疗效满意，笔者治疗肺部疾病，均以本穴为主穴用于临床。并将国医大师贺普仁所治一相关病案摘录于下，期与同道共赏贺老针法之妙，并见证本穴的独到之效。

陈某，女，41岁，该患者约20岁时，在春季出现喘憋气短，经治未愈。以后每逢春季及秋季冷热变化时，喘憋加重，且喉中有声，痰多。发作前有胸闷，鼻塞流涕等先兆。哮喘终日不休，需用氨茶碱药物注射方能止喘，待夏季气候变热时哮喘方止。查患者痛苦面容，呼吸急促，张口抬肩，汗多，舌苔薄白，脉沉细。辨证为肺气不足，气机失调。仅取肺俞一穴。中等粗细火针，施用速刺法，每日1次。三诊后，患者自觉喘憋好转，喉中痰鸣减轻。七诊之后喘憋基本消失，听诊哮鸣音减轻。十诊之后喘憋哮鸣音基本消失，巩固治疗数次。

背俞穴不仅对脏腑病证有良好的治疗作用，同时也经常用于治疗与之相应脏腑有关的五体、五官疾患。肺主皮毛，开窍于鼻，故用肺俞能治疗外感疾病，外邪侵袭必先犯皮毛，肺虚者就易患感冒，所以用肺俞可以治疗和预防感冒；也常用于鼻疾的治疗；也是治疗皮肤病的要穴之一，常与曲池、合谷、血海、三阴交等穴配用，治疗皮肤瘙痒、荨麻疹等。

消渴病在中医中分为上中下三消，其中上消与肺有重要的关系，其病因是肺阴不足所致，所以本穴对上消的治疗就非常重要，是常用的主穴。

由此可见，肺俞穴是治疗肺脏疾病之首选主穴，凡肺气不足，风寒侵袭，经络凝滞，由表入里之病证，皆可取之，是治疗肺脏内伤、外感诸症的主穴和风邪及瘀热所致皮肤病的要穴。

斜刺 0.5~0.8 寸，不可深刺。古有"腹部深似井，背部薄似饼"之说，所以一定注意针刺深度。本穴既适合艾灸，也适宜刺血及针刺，根据病证灵活运用。

2. 厥阴俞（别名厥俞、阙俞、心包俞）

✿ 心包之背俞穴

❋ 定 位

在脊柱区，第 4 胸椎棘突下，后正中线旁开 1.5 寸（见图 7-2）。

❋ 主 治

（1）部位主治（近治作用）：咳嗽，胸闷，呕吐。

（2）穴性主治：心痛，心悸，失眠。

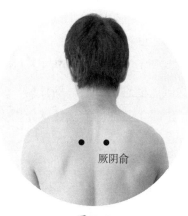

图 7-2

❋ 操 作

斜刺 0.5~0.8 寸，不宜直刺深刺，临床以平补平泻法为常用。宜灸。

❋ 临床运用及发挥

厥阴俞为心包络经气输注之处，内应心包，心包为心之外围，有保护心脏营养心脏的作用，有代心用事，代心受邪之功。所以用本穴配心俞可以治疗心脏的疾病，尤偏重于治疗心痛。本穴配内关治疗心痛、心悸；配阴郄、内关治疗心绞痛及心烦热燥；配内关、膻中、太冲、期门治疗胸闷、怔忡。

因本穴处于上焦的心肺区，所以还能治疗肺和胸部疾病。

本穴针刺时仍然要重视安全性，防止伤及内脏。本穴适宜用灸法。

3. 心俞（别名背俞、伍焦之间）

❀ 心之背俞穴

定 位

在脊柱区，第5胸椎棘突下，后正中线旁开1.5寸（见图7-3）。

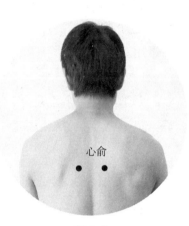

心俞

图 7-3

主 治

（1）部位主治（近治作用）：咳嗽，气喘，吐血。

（2）穴性主治：心痛，心悸，心烦，失眠，健忘，梦遗，癫狂痫。

（3）其他主治（特殊作用）：盗汗，遗精。

操 作

斜刺0.5~0.8寸，不宜直刺深刺；临床以平补平泻法为常用。宜灸。

临床运用及发挥

本穴属心的背俞穴，根据背俞穴的基本理论，用本穴就能治疗心痛、心悸、心气虚损等心血管疾病。根据心主神明的原理，用之本穴还能治疗失眠、多梦、健忘、癫狂痫、神经衰弱等神志性疾病。心俞配内关，或用心俞配巨阙用于治疗心血管系统疾病。现将针灸名家吕景山老师运用本穴而治疗一病案摘录于下，来品味其中之奥妙。

　　1976年在喀麦隆工作期间治一中年男性，近2年来心胸憋闷，气短，心慌，心跳，呈阵发性发作，时轻时重，近1个月来，发作频繁，伴有头昏，乏力，失眠，寐而不实，纳谷不香，舌淡苔白，脉细数，每分钟心跳120次。脉症合参，证属心脾两虚，气血双亏，心失所养。治疗以补益心脾，疏调心气。处方：针刺心俞、内关、三阴交；中药天王补心丹、人参归脾丸各10粒，早晚各服1次。治疗经过：针刺以单手快速进针，在得气的基础上，双手同步行针1分钟，留针10分钟后，患者自云：心胸憋闷减轻，心慌、心悸已除，心跳每分钟恢复到80次，留针30分钟，诸症明显好转，嘱依法服药。5天后二诊，告云：这几天未再犯病，睡眠良好，体力倍增，纳食如常。前后依法治疗月余，症除病愈。

　　本穴处于上焦心肺区，除了治疗心脏疾病，根据腧穴所在治疗所在的理论，还能治疗咳嗽、气喘、咳血等肺部疾病和胸闷、胸痛等胸部疾病。心俞穴近于食管分野处，当呕吐、呃逆、嗳气、饮食不下等消化系统疾病与心肺疾病并见时，取之本穴疗效佳。

　　本穴不宜深刺，适宜用灸法。

4.肝俞（别名感念）

🏵 **肝之背俞穴**

定 位

　　在脊柱区，第9胸椎棘突下，后正中线旁开1.5寸（见图7-4）。

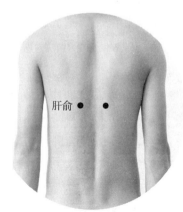

图7-4

主 治

　　（1）部位主治（近治作用）：脊背痛。

　　（2）经络主治（经脉循行）：癫狂痫，眩晕（足太阳从颠入络脑）。

　　（3）穴性主治：黄疸，胁痛，目赤，目视不明，夜盲，迎风流泪。

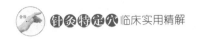

（4）其他作用（特殊作用）：吐血，衄血。

操 作

斜刺 0.5~0.8 寸，不可深刺，临床以泻法为常用；适宜刺血。可灸。

临床运用及发挥

本穴近于肝脏，是肝经之气输注之处，主治肝病，故名肝俞。其治在肝。

"治脏者治其俞"，如果肝脏有病就可以取其肝气输注之处的腧穴肝俞，这是背俞穴最基本的运用，因此取肝俞可以治疗急慢性肝炎、肝硬化、肝癌、胆囊炎等脏腑系统疾病。

《玉龙歌》言："肝家血少目昏花，宜补肝肾力便加，更把三里来泻动，还光益血自无差。"这一经典总结运用是根据肝肾两虚，精血不能上荣目所致的原理。肝藏血开窍于目。肝之经脉系于目，肝之精血濡养于目，"肝气通于目，肝和则目能辨五色矣"（《灵枢·脉度》）。"肝受血而能视"（《素问·五脏生成》）。若肝功能失调，肝不藏血，则就会出现系列的眼病，如眼睛昏花、目视不明、流泪、干涩、眼睛胀痛、红赤肿痛等诸多眼疾。当肝血不足，目失所养就会出现视物昏花，夜盲，常与睛明、光明、太溪、足三里相配，宜补肝养血而明目；暴怒伤肝，气血郁闭则致暴盲，常与太冲、睛明相配，以平肝降逆而明目；水亏火旺而致的肝火上炎之目赤、青盲，常与复溜、行间、侠溪配用，以清肝火而明目。可见，肝俞是治疗眼疾的要穴。

根据经脉循行而用于临床，肝俞是膀胱经脉之腧穴，是肝经之气输注之处。肝经"布两胁"，膀胱经脉循腰脊、"挟脊"，故本穴可治疗胁肋疼痛、脊背疼痛。膀胱经与肝经均"上颠"，所以用本穴还能治疗头部疾患，头痛、眩晕等。

肝藏血主筋，为罢极之本，肾藏精，主骨，为作强之官，经血充盛则筋骨坚强。肝肾亏虚，经血不能濡养筋骨经脉，会出现下肢痿软、腰脊酸软等痿证。此时可以选用本穴治之。

本穴以疏肝木为要，具有肃降之力，有清泻肝胆、平肝息风、疏肝通络、调肝明目之功，尤长于调理肝脏之气血，是诊治肝病之重要穴位，治疗目疾之要穴。

本穴针刺深度一般控制在 0.5~0.8 寸深，不可深刺。本穴虽然可灸，但是一般不用灸法，以刺血较常用。

5. 胆俞

✿ 胆之背俞穴

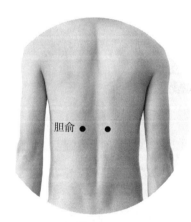

图 7-5

定 位

在脊柱区，第 10 胸椎棘突下，后正中线旁开 1.5 寸（见图 7-5）。

主 治

（1）穴性主治：黄疸，口苦，呕吐，食不化，胁痛。

（2）其他主治（特殊作用）：肺痨，潮热。

操 作

斜刺 0.5~0.8 寸，临床以泻法为常用。可灸。

临床运用及发挥

本穴内应于胆腑，为胆腑经气输注之处，善治胆腑疾病，故名胆俞。是治疗胆腑疾病常用穴，如胆囊炎、胆石症、胆绞痛等，因胆附于肝，故肝胆病多同治，功效近于肝俞，二穴常同用于肝胆疾病。

《古今医统大全》记载："胆俞……治胆热口苦善太息。"胆内藏胆汁，胆汁分泌不畅，疏泄功能失常就会出现口苦、身黄的表现。胆汁瘀滞则就出现身黄，用之本穴就能清利胆汁，所以可治疗口苦、黄疸、胁痛的症状。黄疸又分为阴黄和阳黄，治疗阴黄用本穴常配阴陵泉、三阴交、足三里运用；治疗阳黄常用本穴配腕骨、丰隆、内庭、曲池运用。

胆热上攻，则会出现头痛，舌咽干痛，呕吐，食不下，潮热等症状，用本穴则能清热利胆，解除症状。

胆俞以清泻肝胆之邪为要，能清利肝胆之邪而退黄，疏调肝胆气机而解郁，是治疗胆病之要穴。

本穴仍以斜刺为主，不宜深刺。本穴和肝俞一样，不适宜用灸法。

6.脾俞

❀ 脾之背俞穴

定 位

在脊柱区，第 11 胸椎棘突下，后正中线旁开 1.5 寸（见图 7-6）。

主 治

（1）部位主治（近治作用）：背痛。

（2）穴性主治：腹胀，呕吐，泄泻，痢疾，便血，纳呆，食不化，怠惰嗜卧；水肿，黄疸；咳嗽痰多（脾为生痰之源）。

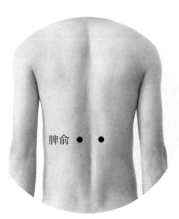

图 7-6

操 作

斜刺 0.5~0.8 寸，临床以补法为常用。宜灸。

临床运用及发挥

本穴内应于脾脏，为脾气输注之处，所治内应于脾病，故名脾俞。因为脾胃生理功能密切相关，病理相互影响，经脉相为表里，所以脾胃多同病，脾主运化，胃主受纳，脾失健运则消化功能异常，故本穴是脾胃同病的重要穴位。

脾主运化，输布水谷精微，升清降浊，为生化之源，若脾失健运，则人体水液代谢、输布就会出现障碍，如脾虚水失司化而见水湿内停，可致水肿；气机阻滞于腹则见呕吐、腹痛；生化失职，气血亏虚则见头痛、头晕、乏力、经闭；水湿停聚，凝练成痰，可见痰多、喘憋、头脑不清、高血压、高血脂、身体沉重的表现。用之本穴可健脾利湿，使诸症而消。

脾主统血，脾的功能失调，统摄无权，则见血不归经的临床现象，如崩漏、月经过多、便血、鼻衄、皮下出血、贫血等现象，此时本穴就是重要的穴位之一，根据出血部位和疾病的虚实配以相关穴位。

本穴也是补虚重要穴位，根据脾多虚，为后天之本的理论，所以临床脾见多虚的问题，多需要补之，本穴是脾气输注之处，因此是补脾的重要穴位。《针灸甲乙经》言："配太白、足三里，治疗脾胀。"《针灸大成》："主腹胀，引胸背痛，多食身瘦……黄疸，善欠，不嗜食。"《千金方》："配三焦俞、肾俞、章门，治疗虚劳尿白浊。"这些所用均是脾虚而致的症状，可见本穴确实是补脾虚之重要穴，尤其是灸法最为适宜。凡脾胃虚弱、气血亏虚、中阳不振、水湿停聚之证，皆可取用。

7. 胃俞

✿ 胃之背俞穴

【定位】

在脊柱区，第 12 胸椎棘突下，后正中线旁开 1.5 寸（见图 7-7）。

【主治】

穴性主治：胃脘痛，呕吐，腹胀，肠鸣，胸胁痛。

【操作】

斜刺 0.5~0.8 寸，临床以平补平泻法为常用。宜灸。

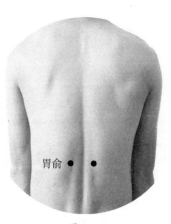

胃俞

图 7-6

临床运用及发挥

本穴内应于胃腑，为胃气输注之处，所治内应于胃病，故名为胃俞。本穴是治疗胃病常用穴，具有调中和胃，扶中补虚的作用。常与脾俞合用，治疗脾胃虚弱，消化不良之症，如《针灸资生经》言："胃俞、脾俞，治腹痛不嗜食。"《针灸大成》："食多身瘦，脾俞、胃俞。"二穴配用善治慢性胃病及脾胃不健所致的虚证；本穴也常和中脘穴合用调理肠胃，二穴合用为俞募配穴法，具有和胃降逆、健胃补中的作用，治疗胃腑功能失常诸疾。

在临床中治疗胃腑病多以腹部穴位和胃腑的下合穴足三里合用，本穴在实际临床运用中相对较少，这是符合针灸治疗的基本规律：六腑病首取其下合穴，再取其腹募穴，也可以取背俞穴，所以胃腑背俞穴胃俞在治疗胃腑病中就不如其下合穴和腹募穴用之多，临床主要用于虚证的治疗。

本穴针刺深度一般不超过 1 寸深，对于寒证虚证加用灸法疗效佳，适宜灸法。

8. 三焦俞

❀ 三焦之背俞穴

定 位

在脊柱区，第 1 腰椎棘突下，后正中线旁开 1.5 寸（见图 7-8）。

主 治

（1）部位主治（近治作用）：腰背脊痛。

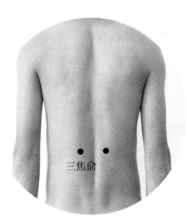

图 7-8

（2）穴性主治：水肿，遗尿，小便不利等三焦气化不利病证。

（3）其他主治（特殊作用）：腹胀，肠鸣，呕吐，泄泻，痢疾，胸胁痛，阳痿，遗精，早泄，闭经。

直刺 0.5~1 寸，临床以平补平泻法为常用。可灸。

临床运用及发挥

本穴居于上焦之下，下焦之上，中焦之居，为三焦经气输注背部之处，所治应于三焦之病，故名三焦俞。

三焦者，决渎之官，水道出焉。三焦者，元气之别使也，主运水液。故三焦是调理人体水液代谢的脏腑，那么本穴就主要用于三焦水道不利之全身代谢障碍之疾，如水肿、小便不利、淋证等证。

三焦俞为三焦之气转输之处，以通调三焦之气，而疏利水道为要，是治疗三焦气化失常所致水液代谢障碍之重要穴，功在于通利。

9. 肾俞（又名高盖）

肾之背俞穴

定 位

在脊柱区，第 2 腰椎棘突下，后正中线旁开 1.5 寸（见图 7-9）。

主 治

脏腑主治及穴性主治：遗精，阳痿，早泄，精冷不育等男科病证；月经不调，带下，不孕等妇科病证；遗尿，尿闭，小便频数，小便不利等泌尿系统疾病；耳鸣，耳聋，气喘少气，五劳七伤，消渴，五更泄泻，腰膝酸痛，下肢痿软无力，水肿等肾虚病证。

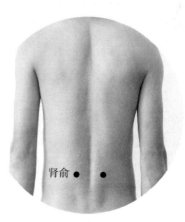

图 7-9

操作

直刺 0.5~1 寸，临床以补法为常用。宜灸。

临床运用及发挥

本穴内应于肾脏，是肾气输注之处，也是诊治肾病的重要腧穴，故名肾俞。由于肾为先天之本，临床所用甚广，故本穴是临床常用的重要穴位。

由于肾为先天之本，故肾气亏虚的问题就是致病的一个重要根源。中医理论而言，肾多虚，无实，故补肾是中医临床非常重要的问题。补肾的针灸穴位也相对的较多，但侧重点各有不同，有补肾阴补肾阳之分，如太溪重于补肾阴，照海则完全补肾阴，关元偏于补肾阳，只有本穴肾阴肾阳同补，滋补力平和，是肾气亏虚诸疾首选之要穴。

腰为肾之府，肾主骨，足少阴肾与足太阳相为表里，足少阴肾经"挟脊抵腰中"。《太平圣惠方》言"肾俞主腰痛不可俯仰，转侧难……"。肾俞为肾经输注之处，故用肾俞能治疗腰痛，尤其是肾虚性腰痛效果最佳，为首选穴位。如治一患者，女性，44 岁，反复腰痛 3 年余，病情时轻时重，曾于多家医疗机构检查并治疗，疗效不佳。来诊检查：腰部酸痛不适，弯腰久坐及劳累后均加重，严重影响生活起居，感觉腰部发空发凉。月经过后腰痛加重，眠差、多梦，白带清稀而多，舌苔薄白，脉沉细。诊断为肾虚腰痛，在肾俞、命门针加灸，隔日 1 次，治疗 5 次症状明显缓解，共治疗 12 次，症状完全消失，后陪多名患者来诊，问其原来病情，一切良好。

肾藏精主生殖，为先天之本，生殖发育之缘，"男子以藏精，女子以系胞"（《难经三十·六难》）。所以肾与男女生殖系统疾病有密切的关系，男性的遗精、早泄、阳痿、不育，及女性的月经不调、痛经、不孕、带下等，本穴常作为主穴用于临床。

肾开窍于耳，耳窍的功能正常与否有赖于肾经的充盈，所以肾气亏虚易导致耳鸣、耳聋的症状，此时选用肾俞则有较好的疗效。

肾为先天之本，各脏腑器官均需要依赖肾气的濡养，若肾气亏耗，髓海不足，经血亏虚，则会导致骨、髓、脑、齿、舌、咽喉、耳、目、腰的相关病证。肾俞功专补肾、填精益髓，凡男子精室之疾，女子经带胎产之病，以及脑髓五官筋骨之病与肾虚有关者，皆为本穴主病之所宜。临床若遇因肾气亏耗诸症，均可选用本穴治疗。

本穴宜灸宜补，而不宜泻。

10. 大肠俞

🏵 **大肠之背腧穴**

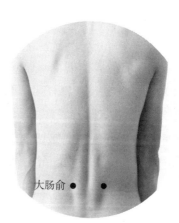

图 7-10

定 位

在脊柱区，第4腰椎棘突下，后正中线旁开 1.5 寸（见图 7-10）。

主 治

（1）经络主治（经脉循行）：腰腿痛，痔疾。

（2）局部主治：腰骶疼痛，遗精，阳痿，遗尿，癃闭，月经不调。

（3）穴性主治及脏腑主治：腹痛，腹胀，肠鸣，泄泻，便秘，痢疾，便血。

操 作

直刺 0.8~1.2 寸，临床以平补平泻法为常用。宜灸。

临床运用及发挥

本穴是大肠之气输注之处，内应于大肠。诸症之关于大肠者，皆可取此以舒之，故名大肠俞。大肠之为病主要见于泄泻、痢疾、便秘、绕脐切痛的问题，皆可以取用本穴以治之。临床常取本穴和大肠的腹募穴天枢配用治疗肠道相关疾患，形成了固定的配穴法，俞募配穴法，在治疗肠道疾患方面本穴的功效不如天枢疗效高作用广。针灸名家吕景山医师将本穴与阴陵泉合用，组成对穴用于急性泄泻、痢疾、水肿及寒湿性腰痛的治疗，言获效显著。

大肠俞处于下焦之部位，在生殖、泌尿系统器官之分野处，根据"腧穴所在，主治所在"的取穴原理，可用于泌尿生殖系统疾病。尤其是痔疮疾患疗效非常确实。针刺本穴能疏导肛门瘀滞气血，通大肠湿热之气，起到通络止痛、清热化瘀之效，以此达湿热祛气血通痔疾可愈的目的。

本穴无论是从中医角度还是西医角度来言，都是治疗腰痛的重要穴位。从解剖学来看，本穴正处于第 4 腰椎棘突旁，第 4 腰椎是椎体损伤最多见的部位，是导致腰痛的重要原因。从中医角度而言，本穴正处于腰背阳气（腰阳关）通路之旁，具有化湿行气，温阳通络的作用，所以治疗腰痛就具特效。是历代临床治疗腰痛的要穴之一。早在《针灸大成》言："主脊强不得俯仰，腰痛，腹中气胀，绕脐切痛，多食身瘦。"本穴是笔者在临床治疗腰痛非常善用的穴位之一，常配气海俞、关元俞和肾俞同用，临床获效满意。这一运用是受到著名针灸家武连仲教授的启发，著名针灸家武连仲教授将气海俞、大肠俞、关元俞合用组成了小腰六针，用于各种腰痛的治疗，特别是西医学中的腰椎疾病所致的腰痛疗效非常好，笔者在临床经常以此三穴组用于腰痛的治疗。如治一患者，男性，39 岁，反复腰痛 1 年余，曾于某医院检查，腰椎 CT 显示：L3、L4、L5 椎间盘突出，行电疗、按摩、服药及贴膏药等治疗未缓解，本次发作加重 20 余天，于以上三个椎体处按压疼痛，以 L4 处为显著，针刺肾俞、气海俞、大肠俞、关元俞，每日 1 次，共治疗 5 次而愈。

11. 小肠俞

🔅 小肠的背腧穴

定 位

俯卧位，在骶区，横平第 1 骶后孔，骶正中嵴旁开 1.5 寸（见图 7-11）。

主 治

（1）部位主治（近治作用）：腰骶痛，遗精，遗尿，尿血，带下。

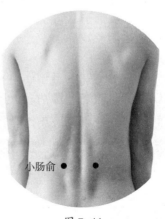

小肠俞

图 7-11

（2）穴性主治及脏腑主治：腹痛，泄泻，痢疾，疝气。

操 作

直刺 0.8~1 寸，临床以泻法为常用。可灸。

临床运用及发挥

本穴是小肠之气输注之处，与小肠相应，凡病有关小肠者，皆可取此。故名小肠俞。所治相应于小肠之病，故对便秘、泄泻均能治疗。

本穴处于腰骶下缘，对应泌尿生殖系统，所以对男女生殖及泌尿系统疾病均能有效。也能治疗腰骶痛，这是穴位最基本的治疗功效。

12. 膀胱俞

膀胱之背腧穴

定 位

在骶部，横平第 2 骶后孔，骶正中嵴旁开 1.5 寸（见图 7–12）。

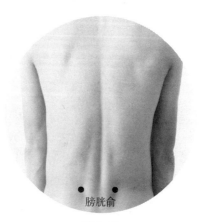

膀胱俞

图 7–12

主 治

（1）部位主治（近治作用）：腰脊强痛。

（2）穴性主治及脏腑主治：小便不利，尿频，遗尿，遗精。

（3）其他主治（特殊作用）：泄泻，痢疾，便秘。

操 作

直刺或斜刺 0.8~1.2 寸，临床以平补平泻法为常用。宜灸。

临床运用及发挥

其穴与膀胱相应，为膀胱之气输注于背部之处，凡病有关膀胱者，皆

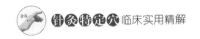

可用。故名膀胱俞。

　　本穴是膀胱之气转输之处，内应于膀胱腑，所以用之则能疏调膀胱，通利水道，凡膀胱气化失职所致的癃闭、遗尿、淋浊等疾，皆可治之，在治疗膀胱病方面确具其效，是治疗膀胱病之常用穴。临床常与膀胱之腹募穴中极合用治疗上述疾病，而组成固定腹募配穴法，作为一组基础方用于各种膀胱疾患；配伍肾俞、委中用于膀胱炎、膀胱结石、肾炎、遗尿、尿潴留等病的治疗。

　　根据穴位所在主治所在的理论，也常用于腰骶痛的治疗。

第八章

下合穴

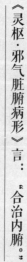

《灵枢·邪气脏腑病形》言："合治内腑。"

《素问·咳论》言："治腑者治其合。"均言明

了下合穴是治疗六腑病之首选穴。

一 下合穴的内容

下合穴又称六腑下合穴、六合穴，是六腑之气汇注的腧穴，与六腑关系密切。共有六个穴名，其中三个就是足三阳经的合穴，胃、膀胱、胆属于足三阳，它的下合穴与五输穴中的合穴相同；还有三个是手三阳经的下合穴，大肠、小肠、三焦，它的下合穴却处于足三阳经上。这就是《灵枢·本输》所言的："六腑皆出于足三阳，上合于手者也。"其详细记载见《灵枢·邪气脏腑病形》："胃合于三里，大肠合入于巨虚上廉，小肠合入于巨虚下廉，三焦合入于委阳，膀胱合入于委中央，胆合入于阳陵泉。"胃腑的下合穴足三里，大肠腑的下合穴上巨虚，小肠腑的下合穴下巨虚，膀胱腑的下合穴委中，三焦腑的下合穴委阳，胆腑的下合穴阳陵泉。此为六腑之下合穴，六腑下合穴见下表（表 8-1）。

表 8-1 下合穴表

六腑	下合穴	属经
胃	足三里	足阳明
大肠	上巨虚	足阳明
小肠	下巨虚	足阳明
膀胱	委中	足太阳
三焦	委阳	足太阳
胆	阳陵泉	足少阳

附：下合穴歌赋

胃经下合三里乡，上下巨虚大小肠，

膀胱当合委中穴，三焦下合属委阳，

胆经之和阳陵泉，腑病用之效必彰。

六个下合穴均在膝关节以下，手足三阳六腑之气下合于足三阳经的腧穴，对六腑病的治疗有重要的作用，可疏导经气，调整六腑。为什么有六腑之下合穴？为什么六腑下合穴均处于下肢？为什么下合穴是治疗六腑病的特效穴呢？虽然仅有六个穴位，但却有深刻的内涵，由此也说明了中医之严谨性，针灸理论系统完整性。

首先我们回忆一下手三阳经在《足臂阴阳十一脉灸经》中的称谓，那时手三阳经分别是齿脉（手阳明大肠经）、耳脉（手少阳三焦经）、肩脉（手太阳小肠经）之称，这三经脉均与身体某个部位联系，这种称谓实际更直接，通过临床实际治疗来看，确实如此。如手阳明大肠经脉的穴位大多数均能治疗牙齿的疾病，如商阳、二间、三间、合谷、阳溪、偏历、温溜等均能治疗牙齿的病；手少阳三焦经脉与耳朵紧密相连，相当多的穴位均能治疗耳朵疾病，如关冲、液门、中渚、阳池、外关、会宗、支沟、翳风、耳门等均能治疗耳疾；手太阳小肠经脉与肩部联系密切，肩部绝大部分是小肠经脉所过，相当多的穴位均能治疗肩背部疾病，如前谷、后溪、腕骨、阳谷、养老、支正、肩贞、秉风、肩外俞、肩中俞等均能治疗肩背痛，这些治疗作用在临床确有实效性。到了《黄帝内经》时代，手三阳经脉分别与脏腑相联系，由此经脉与脏腑相互一一对应，至此经脉脏腑统一起来，但是这种统一有些牵强之意，因为手三阳经脉与腑的联系并不直接，只是无穴通路不经过各腑（大小肠、三焦），在临床治疗来看，手三阳经脉的穴位也极少用于治疗相关腑病，如手阳明大肠经脉没有一个非常特效的穴位治疗大肠腑病，在三焦经和小肠经脉也找不到非常有效的相关穴位治疗相应腑病，那如何才能两全其美呢？善于思考的古医家就有了另一套理论弥补这一缺失，既把脏腑系统联系起来，又确能找到有效的穴位治疗相关疾病，故此有了下合穴的理论。

所谓六腑的合穴，除了足三阳经——胃、胆、膀胱三腑，其合穴与本经五输穴中的合穴相符外，其手三阳经均与本经五输穴中的合穴不同，这样的设置理念有确实的意义。因为足三阳经脉与脏腑联系非常直接，这些经脉的穴位完全就可以治疗相应的腑病，如胃经上这些穴位配上其他特定穴（腹募、背俞等）可治疗胃腑的病，胆经的穴位配上其他特定穴（腹募、背俞等）可治疗胆腑的病，膀胱经的穴位配上其他特定穴（腹募、背俞等）可治疗膀胱腑的病。但手三阳经脉的穴位还不能有效的治疗相应的腑病，因为手三阳经脉没有直接经过腹部的原因，与此产生了相关的理论。

这样大肠、小肠合入于胃经，三焦合入于膀胱经。《灵枢·本输》载："六腑皆出足之三阳，上合于手者也。"又载："大肠、小肠皆属于胃，是足阳明也。"盖因大肠、小肠皆承受从胃腑传化而入的水谷之气，在生理上有着直接密切的联系，故其下合穴皆在胃经。三焦属手少阳经，为中渎之腑，水道所出，属于膀胱而约束下焦，所以其下合穴在膀胱经内。由此六腑之下合穴便产生了。

下合穴的出现对六腑病的治疗具有重要的价值，是不可缺失的一条重要理论，一直指导着临床的实践运用。

二　下合穴的临床运用意义

（一）下合穴作用特点

《灵枢·邪气脏腑病形》载："荥输治外经，合治内腑。"《素问·咳论》载："治脏者治其俞，治腑者治其合。"均直接指出了六腑病基本取穴原则，六腑有病首取其下合穴为基本治疗原则，这一原则一直指导着临床实践，有确实的临床价值。

为什么六腑之下合穴能治疗六腑病？并且疗效如此确实呢？这是因为六腑之下合穴与六腑直接相通，对这一点解释，著名针灸家高树中老师在其《一针疗法》中说得非常明确："自胃经足三里别处了一条支脉，直达胃腑；从胃经的上巨虚穴处别出了一条支脉，直达肠腑；从胃经的下巨虚出别出了一条支脉，直达小肠腑；从膀胱经的委阳处别出了一条支脉，直达三焦腑；从膀胱经委中穴处别出了一条支脉，直达膀胱腑；从胆经的阳陵泉处别出了一条支脉，直达胆腑。"也就说每个下合穴都有一条专属通道与相应的腑直接联系，有专一性，发挥直接治疗作用。由此可见，下合穴与各腑是直接相连，有自己专属通道，不是经脉的关系，所以下合穴应称之为某腑之下合穴，不能称为某经之下合穴，如大肠腑的下合穴为上巨虚，上巨虚不能称为大肠经的下合穴，本身上巨虚就不是大肠经脉之穴，所以在临床应当注意。明确了这一点，就明确了六腑与下合穴之间的真正关系。

目前，通过现代实验手段检测发现六腑之下合穴均对相应脏腑有明显的干扰作用，这说明六个穴位与六腑确有相通的作用。《黄帝内经》所言的"合治内腑"，"治腑者治其合"是有道理的。如胃痛、腹胀、呕吐等胃腑病可首取足三里，腹泻、痢疾、便秘、肠痉挛、肠痈等肠腑疾病取上下巨虚，胁痛、口苦胆腑疾病取阳陵泉，癃闭取委中，水肿等三焦不利之疾取委阳等。在临床还常根据腹部疼痛的位置选取六腑之下合穴，如当以胃脘为中心的疼痛常取足三里；以天枢为中心的腹痛，常取用上巨虚治疗；如以脐为中心的疼痛常取用下巨虚治疗；如以胁肋部位为中心的疼痛常取用阳陵泉来治疗；如以膀胱区的疼痛常用委中治疗；当腹痛无定处、窜行无常者常取用三焦下合穴委阳治疗，这就是下合穴在临床的具体运用规律，这些规律用到临床疗效非常确实。这一临床运用理论是来源于《灵枢·邪气脏腑病形》之记载："大肠病者，肠中切痛而鸣濯濯……当脐而痛，不能久立……取巨虚上廉。胃病者……胃脘当心而痛……取之三里也。小肠病者，小腹痛，腰脊控睾而痛……取之巨虚下廉。三焦病者，腹气满，小腹尤坚，不得小便……取委阳。膀胱病者，小腹偏肿而痛，以手按之，即欲小便而不得……取委中央。"以上所用均属于腑病选取下合穴治疗原则，是临床经常采用、行之有效的方法。

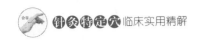
（二）下合穴的配穴运用

下合穴可以单独运用，也可以与他穴配合运用，无论单独运用还是配合运用都是治疗六腑病的有效穴位，在临床中最常用到的是与腹募穴配合运用治疗六腑病，这种组合被称为合募配穴法。如大肠有病常取用下合穴上巨虚和腹募穴天枢配用；小肠有病常取用下合穴下巨虚和腹募穴关元配用；三焦有病常取用下合穴委阳和腹募穴石门配用；胃腑有病常取用下合穴足三里和腹募穴中脘配用；胆腑有病常取用下合穴阳陵泉和腹募穴日月配用；膀胱有病常取用下合穴委中和腹募穴中极配用。所以在现代临床中有六腑病首取其下合穴或腹募穴的选穴原则，由此可见，下合穴与腹募穴配用也是针灸临床配穴的基本方法之一。

下合穴除了与腹募穴在临床常相合而用外，还与背俞穴经常联合运用治疗六腑病证。如胆囊炎、胆石症之胆绞痛患者，可取用其下合穴阳陵泉配其背俞穴胆俞合用，胃痛、胃胀等慢性胃病患者，常取用其下合穴足三里配其背俞穴胃俞合用，这就是下合穴与背俞穴的配伍运用。其他所用以此类推。

无论下合穴独用，还是与他穴的配合运用，皆是治疗六腑病的有效方法。

三　六腑下合穴运用经验集结

六腑下合穴皆已明确，其中包括足三阳经脉的五输穴之合穴，足三里、阳陵泉、委中3穴，这3个穴位已在五输穴章节详细讲述，故此3穴不再赘述，就穴位内容参考前面相关章节，下仅将手三阳经之下合穴：上巨虚、下巨虚、委阳予以讲述。

1.上巨虚（别名巨虚上廉、上廉、巨虚）

❀大肠之下合穴

定 位

在小腿外侧，犊鼻下 6 寸，犊鼻与
解溪连线上（见图 8-1）。

主 治

（1）部位主治（近治作用）：下肢
痿痹。

（2）穴性主治及脏腑主治：肠鸣，
腹痛，腹胀，腹泻，痢疾，便秘，肠痈
等肠胃疾患（大肠腹募穴）。

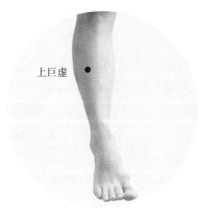

上巨虚

图 8-1

操 作

直刺 1~2 寸，临床以平补平泻为常用。可灸。

临床运用及发挥

《灵枢·邪气脏腑病形》言："大肠合入于巨虚上廉。"《素问》中说"治
腑者，治其合。"就是治疗腑病用其下合穴，说明下合穴主要用来治疗六腑
的病证。所以在针灸临床中有"六腑有病，首取其下合穴"之用的治疗原则。
《素问·灵兰秘典论》中说："大肠者，传导之官，变化出焉。"就是说大肠
是主传导的。大肠的传导功能失常，就会出现肠道的系列异常变化，或腹
泻，或便秘，或疼痛。《灵枢·邪气脏腑病形》言："大肠病者，肠中切痛而
鸣濯濯，冬日重感于寒即泄，当脐而痛，不能久立，与胃同候，取巨虚上
廉。"这句古文将上巨虚治疗肠道病已写得非常明确。如果翻译成现代文的
语译就是说："如果大肠有病，会出现腹部微微阵痛，并伴有因水气在肠中
激荡而发响的肠鸣，但无饮食之患，是为虚证；寒湿内积不化，瘀滞肠腑，

略受寒邪，则腹中冷痛并作泄泻，是为实证；积滞内停肠腑，热壅痈肿，多见连脐周围腹痛拒按，腿屈不能伸，属热证；阴寒凝结胃肠，传导失常，肠胃消化功能减弱，而恶饮食寒凉，属寒证，均可取大肠的下合穴上巨虚治疗。"

上巨虚是大肠的下合穴，用于治疗各种肠道疾患，如泄泻、便秘、痢疾、肠鸣、阑尾炎、肠胃炎等。其用早在《灵枢·本输》中就指出："大肠属上廉，此以邪在大肠，故当刺巨虚上廉。"临床常与天枢、足三里、大肠俞合用以调理大肠功能，疏通腑气，解决各种肠道相关疾患。

《灵枢·本输》言："大肠小肠皆属于胃。"大小肠皆承受从胃腑传化而来的水谷之气，属于胃，故其下合穴（上巨虚、下巨虚）同在足阳明胃经上，因此用上巨虚可以肠胃病同调，临床常配足三里、公孙、天枢来调胃通腑。

根据局部的穴位治疗局部的病，"痿证独取阳明"的理论，常用于治疗下肢经脉气血运行不畅之疾，是下肢不遂、痿痹、浮肿的常用穴位。

2. 下巨虚（别名巨虚下廉、下廉）

❀ 小肠之下合穴

【定位】

在小腿外侧，犊鼻下9寸，犊鼻与解溪连线上（见图8-2）。

【主治】

（1）部位主治（近治作用）：下肢痿痹。

（2）穴性主治及脏腑主治：腹泻，完谷不化，痢疾，小腹痛（小肠的腹募穴）。

（3）经脉主治（经脉循行）：乳痈。

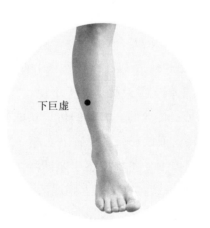

下巨虚

图 8-2

操作

直刺 1~1.5 寸，临床以平补平泻法为常用。可灸。

临床运用及发挥

《灵枢·邪气脏腑病形》："小肠合入于巨虚下廉"，下巨虚合于小肠，是小肠之下合穴，故用于治疗小肠腑的病证。常用于腹泻、痢疾、小腹胀痛等，临床运用不如上巨虚所用之广，常作为配穴用于临床，多与天枢、上巨虚、足三里合用。

足阳明经脉从"缺盆下乳内廉"，过乳房，阳明经脉的穴位则能治疗乳房疾病与经络循行有重要的关系，本穴自古也是治疗乳痈之效穴，早在《针灸甲乙经》有载："乳痈，惊痹，胫肿，足跗不收，根痛，巨虚下廉主之。"《针灸大成》也有："乳痈，下廉、三里、侠溪、鱼际、委中、足临泣、少泽。"这些历代经验一直在指导着临床的运用。所以下巨虚也是治疗乳腺疾病之常用效穴。

就其穴位所处的部位而言，本穴也常用于下肢痿痹证的治疗。

3. 委阳

三焦之下合穴

定位

在膝部，腘横纹上，股二头肌腱的内侧缘（见图 8-3）。

主治

（1）经络主治（经脉循行）：腰脊强痛，下肢挛痛。

（2）穴性主治：腹满，水肿，小便不利（三焦的下合穴）。

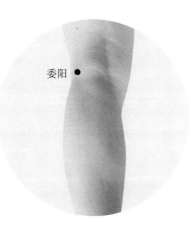

委阳

图 8-3

操作

直刺 1~1.5 寸，临床以平补平泻法为常用。可灸。

临床运用及发挥

穴居腘横纹外侧端，与委中相平，因穴在委中外侧，故名委阳。本穴是三焦之下合穴，功善疏调三焦气机、通利水道。三焦乃六腑之一，六腑所治应首取其下合穴。《素问·刺法论》云："三焦者，决渎之官，水道出焉。"三焦的主要功能是疏通水道，运行人体水液的作用。《灵枢·邪气脏腑病形》："三焦病者，腹气满，小腹尤坚，不得小便，窘急，溢则水留，即为胀，候在足太阳之外大络，大络在太阳少阳之间，亦见于脉，取委阳。"所以三焦运行失常就可见小便不利、水肿、腹满的异常现象，就可以取用本穴来调整。临床常与中极、三焦俞等穴相配而用，是治疗小便不利、水肿之常用要穴。

《针灸大成》载曰："主腋下肿痛，胸满膨膨，痿厥不仁，小便淋漓。"可用本穴治疗水道不利所致的淋证，常配行间、阴陵泉或其他相关穴位配用，是治疗石淋之经验效穴。

也可用于腰背腿痛，临床常与膀胱经脉其他穴位配合运用，在腰背腿痛治疗方面以委中用之更多，本穴相对用之较少。

第九章

八会穴

《难经·四十五难》言："热病在内者，取其会之气穴也。"这说明八会穴是治疗脏腑之内热疾病首选穴。

一　八会穴的内容

八会穴之记载首见于《难经·四十五难》，其载曰："经言八会者何也？"，这说明曾经有"经"书对八会穴有所记述，但流传下来的《黄帝内经》中并没有八会穴之记载，这说明所言"经"书还另有相关古籍，并已对八会穴有记载，可能此书已被遗失。目前，对八会穴有记载最早而流传下来的就是《难经》一书，但穴名与现代腧穴名称略有不同，其载曰："腑会太仓（中脘），脏会季胁（章门），筋会阳陵泉，髓会绝骨，血会膈俞，骨会大杼，脉会太渊，气会三焦外直两乳内也（膻中）。"这是《难经》一书对八会穴所记载的穴名。八会穴的出现又进一步完善了中医理论，使人体更加系化，并且拓宽了以上8穴的治疗功效，这是《难经》在针灸学上其中一大贡献。后到了《针灸甲乙经》时将中脘、章门、膻中等穴名统一起来，运用至今。八会穴共8个穴名，其八会穴名称见下表（表9-1）。它分布在胸、腹、背和四肢的5条经脉上，除在任脉经之穴以外都是双穴。

古代医家根据五输穴、背俞、腹募穴等特定穴的相关理论基础上逐渐发展起来的一类特定穴。将人体更进一步系统条理化，归类总结，更能有效地进行治疗。这八大脏器组织无论在生理上还是在病理上都密切联系，如脏腑相为表里，气血相互协调，筋为脉之使，筋动则脉急，他们之间有相互协调，相互为用的作用，共同维持着人体生命物质。

"会"乃精气聚会之意，凡脏、腑、气、血、筋、骨、脉、髓人体八种重要的组织器官各有一个精气聚会之处，这个所在就是会穴。这8穴与其所属的8种脏器组织的生理功能有着密切的关系，当八者发生病变时，都可取其各自精气相会聚的会穴进行治疗。如脏病取章门，腑病取中脘，气病取膻中，血病取膈俞，筋病取阳陵泉，髓病取绝骨，脉病取太渊，骨病取大杼。

表 9-1　八会穴表

八会	穴名	主治
脏会	章门（季胁）	主治六脏疾病
腑会	中脘（太仓）	主治六腑疾病
气会	膻中	一切气病、呼吸系统疾病
血会	膈俞	一切血病
骨会	大杼	一切与骨有关的疾病
髓会	绝骨	治疗与骨髓和脑髓相关疾病
筋会	阳陵泉	治疗所有与筋相关的疾病
脉会	太渊	治疗血管脉搏疾病

附：八会穴歌

脏会章门腑中脘，髓筋绝骨阳陵泉。

骨会大杼脉太渊，血会膈俞气膻中。

二　八会穴的临床运用意义

　　八会穴是人体重要八大类脏器组织精气会聚之处，对各自的生理功能有着特殊的关系，因此八会穴的临床运用主要是以所关联而取用，如各种与血相关的疾病可取膈俞来治疗，包括各种出血、瘀血、贫血等血病。不但能直接调理与血相关的疾病，而且也能调理因血所相关的系列病变。因其是血会，能理血，所以对于各种风证所致的相关疾病也能治疗，这是根据治风先行血，血行风自灭的原理而用。可见八会穴的作用理论是非常确实的，治证是非常广泛的，对临床治疗有重要的指导价值。再如髓会悬钟穴，本穴是胆经的穴位，若从经络疗效来看，只能治疗与肝胆经相关的疾病，但因其有八会穴的原理，所以就拓宽了悬钟穴的治疗作用，可以用悬钟治疗贫血、白血病、紫斑、造血功能低下、头晕、目眩、记忆力减退、大脑发育不全、脑瘤等多种顽固性疑难杂症，这些所用皆是根据髓之会的原理，髓能生血、骨能生髓，脑为髓之海等系列中医相关理论，所以就能治疗上述系列相关疾病，临床所用，皆起到有效的治疗作用，这说明八会穴确有实际功效，所以能成为针灸中十大类特定穴之一。

《难经·四十五难》提出了"热病在内者，取其会之气穴也"的治疗原则，这说明这8个会穴还可用来治疗某些热病，这些所谓的热病则是因脏腑、经脉、气血、骨髓之病变而产生的内热。如用大杼穴可以治疗热汗不出、伤寒汗不出、遍身发热、身热目眩等诸热证；如《针灸甲乙经》记载章门穴可以治疗"胁痛不得卧、烦热、中燥"等证；如血会膈俞能治疗血热妄行而致的出血之症。以上皆为八会穴治疗热病之具体运用。

在《难经》时代，其八会穴局限在热病的治疗，其实这八穴不仅仅治疗热病，他们治疗的范围非常广泛，正如著名针灸家李鼎对此所言："按理既能治其热证，也应可治其寒证，才不失于全面。"后世医家把这8穴主治范围扩展到8种脏器组织之一切病变，使八会穴理论成为针灸临床常用的取穴原则。

三　八会穴运用经验集结

1. 腑会中脘（又为胃募）

主要以通调六腑为用。

胃居六腑之首，属中焦。胃为水谷之海，主受纳、腐熟水谷。故为后天之本，气血生化之源，位居中州，土旺则能润泽四旁。所以中脘穴的作用十分广泛，是调中之首选穴，既可以升清又可以降浊，使六腑得以通降，保持六腑的正常功能，也就是胃调则腑病得安，所以就有以胃募作为腑之会。

关于中脘穴之具体运用已在腹募穴章节详解，故在此不再赘述。

2. 脏会章门（又为脾募）

主要以调养五脏为用。

脾与胃同属中土而应于四旁，为五脏之母，五脏以脾为中心，故五脏有疾，当先理脾之用，所以就有以脾募作为脏会之用，强调了脾的重要性。本穴主要利胁、健脾、消痞为要。临床主要应用于脏病中虚实夹杂诸证，尤其是消瘦、不欲食、胁痛、肝炎、脂肪肝为常用。

本穴的具体运用也已在腹募穴章节讲述，所以也在此从略。

3. 筋会阳陵泉（又为足少阳合穴、胆腑之下合穴）

主要以舒筋理气为用。

其穴位于膝部，在膝下筋骨之间。膝部为足三阳经筋和足三阴经筋结聚之处，故有《素问·脉要精微论》"膝者筋之府"之说。阳陵泉其治疗不但能治疗膝部筋病，也能治疗远部的筋病，正如《类经图翼》所载"能治筋挛、筋软、筋缩、筋疼诸症。"所以故有筋会阳陵泉之说。对此解释最到位应见于《古法新解会元针灸学》中，对其描述到："阳陵者，在少阳经阳面，膝膊骨外侧下陷中，筋肉环聚，通肝布胁，络胃之下口，六阳经筋之连系，化精汗如甘泉，内和脏腑，外润经筋，含天然春日正阳冲和之气。"

本穴的具体运用已在五输穴章节讲述，对穴位具体作用不再赘述，参见前面相关章节即可。

4. 髓会绝骨

主要以益精填髓为用。

本穴又名为悬钟，归属于足少阳胆经，《灵枢·经脉》言足少阳胆经"主骨所生病"，骨能生髓，骨为髓府。《针灸甲乙经》言本穴为三阳之大络，与足阳明胃经和足太阳膀胱经经脉相通，可疏通足三阳经经络之气血，所以本穴就有髓之会之称，临床也确有体现，能担当起髓之会这一责任，对本穴具体运用详述如下。

绝骨（又名悬钟）

定 位

在小腿外侧，外踝尖上 3 寸，腓骨
前缘（见图 9-1）。

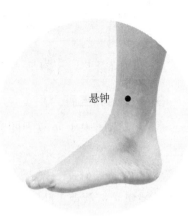

悬钟

图 9-1

主 治

（1）局部主治（近治作用）：小腿
及外踝周围痛。

（2）经脉主治（经脉循行）：下肢痿痹，胸胁胀痛，颈项强痛，偏头痛；
咽喉肿痛（足少阳经别"上挟咽"）；痔疾，便秘（足少阳经筋"结于尻"）。

（3）穴性主治（特殊作用）：头痛，头晕，中风，贫血，白血病，痴呆
等疾患（八会穴之髓会）。

操 作

直刺或向上斜刺 0.5~0.8 寸，临床以补法或平补平泻法为常用。可灸。

临床运用及发挥

本穴首见于《针灸甲乙经》，归属于足少阳胆经，是八脉交会穴之一髓
会。具有行气补血，疏经通络，填精益髓的功效，临床治证非常广泛，可
用于腹胀、胃热、胪膝挛痛、足不收、咳逆、喉痹、颈项强、二便涩、手
足不遂等症。

本穴是髓之会，骨能生髓，髓能养骨，所以能治疗骨与髓的疾病。《灵
枢·经脉》中认为"胆经主骨所生病"，所以用本穴能够治疗肢体瘫痪、麻
木、痹证等。

本穴有益髓生血的功效，可用于治疗贫血、白细胞减少症、白血病等
血液系统疾病，其原理均与髓之会有关。这些疾病属于中医学的"虚劳""气
血虚"等范畴，其病因为先天禀赋不足、后天失于调养，元气亏虚，精血

虚少，脏腑功能衰退，气血生化不足而致。髓会悬钟穴有益髓补血的作用，故能调理。

足少阳胆经"起于目锐眦，上抵头角，下耳后，循颈，至肩上"。足少阳经筋"结于尻，其直者上乘䏚、季胁，上走腋前廉，系于膺乳，结于缺盆"。根据经脉所过主治所及的规律，临床常用于偏头痛、耳鸣、耳聋、颈项强痛、缺盆中痛、乳腺疾病、胸胁及腰骶疼痛等。临床所用疗效确实，如笔者治一患者，中年男性，因于工地躺于木板上而睡，伤及颈项部，转动头部严重受限，患者呈痛苦面容，舌苔薄白，脉弦紧。辨证为寒凝经络，气血瘀滞，运行不畅。立取双侧悬钟穴，同时进针，得气后，嘱患者逐渐活动颈项部，施以捻转泻法，经治疗 1 次而愈。笔者临床仅用悬钟穴治疗数例落枕患者，疗效非常满意。再如治一女性患者胸痛，于右侧第 3 肋骨处有一拇指面积疼痛数月，曾口服药物及膏药治疗，一直无效，即针刺本穴，1 次明显缓解，3 次症状消失。

足少阳经别"上挟咽"，中医认为"胆热移于脑，则鼻渊（脑漏）"。本穴为胆经腧穴，具有清热散风之功，又为髓之会，故可治疗鼻渊、鼻衄等鼻疾。如《针灸资生经》所载病案："王执中的母亲长年患病，感觉鼻中干涩，有冷气，于是求治了很多的医生，但是无寸效。后来因自己灸了悬钟穴，此病便痊愈了。后来王执中也患此病，按压悬钟穴有疼痛反应，于是也灸了此穴，病也痊愈了。"所以有《千金方》中的"鼻干之去，因绝骨也"之用。

本穴配伍足三里对中风先兆及高血压病有较好的预防及治疗作用，临床所用来源于《针灸大成》之启示"未中风时，一两月前或三四月前，不时足胫上发酸重麻，良久方解，此将中风之候也，便急灸足三里、绝骨，四处各三壮"。通过临床实践确有较好的效果。足三里有培补后天之功；悬钟有培补先天之力。所以二穴伍用疗效满意。

本穴为八会穴之髓会、足三阳之大络，其特性善舒筋活络，壮骨益髓，是治疗髓病骨痿之要穴、颈项强痛之常用穴。

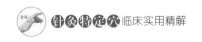

5. 血会膈俞（别名七焦之间）

本穴主要以活血养血为用。

膈俞在第 7 胸椎旁，其上方为肺、心，下方为肝、脾、肾，此穴在上下之间，与血的生化密切相关。谢坚白注说："上则心俞，下则肝俞，故为血会。"滑寿在《难经·四十五难》注解中言："血者心所统，肝所藏。膈俞位于心俞之下，在中焦之分，为食物精微化生为血之地。"《类经图翼》对本穴运用曾载曰："此血会也，诸血病者皆宜灸之。如吐血、衄血不已，虚损昏晕，血热妄行，心肺两经呕血，脏毒便血不止。"总结本穴可治疗诸血证的作用，具有和血理血之功，是治疗血证之疾重要穴位。下将本穴的具体运用详解如下。

膈俞（别名七焦之间）

定 位

在脊柱区，第 7 胸椎棘突下，后正中线旁开 1.5 寸（见图 9-2）。

主 治

（1）穴性主治：贫血，便血，咳血，吐血（八会之血会）；瘾疹，皮肤瘙痒（治风先治血）。

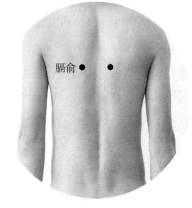

图 9-2

（2）局部主治：脊强，背痛，胸闷，胁痛，心痛，心悸。

（3）其他主治（特殊作用）：胃脘痛，呕吐，呃逆，饮食不下；咳嗽，气喘，潮热，自汗，盗汗。

操 作

斜刺 0.5~0.8 寸，不宜直刺深刺；临床以平补平泻法为常用。宜灸。

临床运用及发挥

本穴穴近膈肌、内应横膈膜，且主治膈肌之疾。故名膈俞。本穴又为八会穴之一血会，所以本穴在临床非常常用，是极为重要的穴位。

本穴所处于膈肌处，与横膈关系密切，膈之功在于隔塞上下，使气与谷不相乱也，膈间气机以降为顺，若膈肌功能失调，气机就会发生逆乱，造成各种气逆之证。如呃逆、呕吐、饮食不下、腹部痞积、两胁胀痛等一切痞塞诸疾，《针灸甲乙经》言："食不下，呕吐多涎，膈俞主之。"尤对呃逆疗效最佳，常配内关、太冲、膻中、中脘治疗。

本穴是八会之血会，八会是脏、腑、筋、脉、气、血、骨、髓八者精气会聚之处，调理这些穴位就能调理与之相关疾病。用血会膈俞就能治疗各种与血相关的疾病，《循经》言："治诸血症妄行。"《医宗金鉴》说："更治一切失血证。"在针灸临床中调理血证的穴位有许多，这些穴位之间有共性，也有各自的特性。本穴偏于调理脏腑之血，血海偏于调理经脉之血，三阴交偏于治疗妇科血证，地机偏于治疗瘀血，在临床常根据患者的具体疾病配合运用于血证相关疾病的治疗。

中医认为皮肤病多为风邪侵袭肌肤所致，膈俞因之是血会，与血相关，所以根据"治风先治血，血行风自灭"的理论，用于皮肤病的治疗，这一点与血海作用特性一致。如用于荨麻疹、湿疹、皮肤瘙痒等证。

膈俞最基本特性善守降，功善调理脏腑之血，和血养血，理血化瘀，开通关格，为治疗膈肌病变和血证之要穴，尤长于补血。

其穴下面有肺脏，故不可深刺，以免伤及肺脏，造成气胸。本穴既适宜刺血又适宜艾灸。

6. 大杼（别名大腧、背俞、杼骨）

本穴主要以疏风宣肺为用。

关于骨会大杼穴的说法尚有争议，有人说骨会应是大椎穴不是大杼穴，最早对此提出质疑的见于张景岳在《类经图翼·奇经·八会穴》记载，认为大椎穴为肩脊会聚之处，肩能任重，故骨会应为大椎而非大杼。就其相关理论也确能符合，就实际疗效来看，在治疗骨病方面大椎穴确实优于大杼穴。著名针灸家王启才老师对此有更为详细的论述，值得参考。关于针灸方面还有许多有争议的学术问题，针灸界应该对此应该引起重视，对相关问题进行论证，得到认证后，最后应及时进行深入修改，一是得到学术的统一，二是改正一些遗留下来的错误，能更有效更正确的服务于临床，使针灸更加完善。目前所有教材及刊物中均以大杼穴为骨会，在此仍将大杼穴的运用解释如下。关于大椎穴的功用在交会穴中论述。

❀ 骨会大杼

足太阳、手太阳交会穴。

〔定 位〕

在脊柱区，第 1 胸椎棘突下，后正中线旁开 1.5 寸（见图 9-3）。

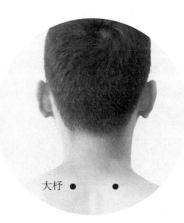

大杼 ●   ●

图 9-3

〔主 治〕

（1）部位主治（近治作用）：咳嗽，头痛，颈项强痛，肩背痛。

（2）其他作用（特殊作用）：感冒，发热。

〔操 作〕

斜刺 0.5~0.8 寸，不宜直刺深刺，临床常以泻法为用。可灸。

临床运用及发挥

大杼为足太阳背部之腧穴，处于上焦部位，内应于肺，太阳主开主表，外邪侵袭先犯太阳，所犯脏腑首为肺脏。故擅长治疗外邪犯表伤肺所引起的咳嗽、发热、头痛、咽喉肿痛等。著名医家贺普仁老师善用本穴配风门、肺俞治疗咳嗽有奇效。并根据临床辨证分型加配相关穴位用于临床：风寒袭肺加配风池、合谷；风热犯肺加大椎、曲池；痰湿蕴肺加中脘、丰隆；

肝火灼肺加阳陵泉、行间；肺阴亏耗加太渊、太溪。并将贺老所治一病案摘录于下供读者品味。

患者女性，48岁，于1年前出现咳嗽，吐白色痰，夜间及晨起后症状加重，冬季寒冷时病情也加重，经胸透诊断为慢性支气管炎。舌苔白，脉沉滑。中医辨证是肺气不足，外受风寒，肺失清肃。治疗益肺祛寒、宣肺止咳，取大杼、肺俞、风门。以毫针刺，先补后泻，留针30分钟，隔日治疗1次。一诊后症状减轻，咳嗽减少，痰量未减。穴法不变，加用大椎拔罐，6诊后症状明显减轻，咳嗽少，痰量减少。继续治疗12次，症状消失。

本穴还是八会穴之骨会，根据八会穴的理论认为，用本穴还能治疗各种骨病，但在实际临床中关于骨病时很少用大杼穴来治疗，翻看古往今来的医案，很少用本穴治疗骨病的记载，所以有人认为骨会大杼是一个误用，不是大杼，应是大椎穴。

本穴不宜深刺，以免伤及内部重要脏器。

7. 脉会太渊（又为肺经的原穴）

本穴主要以理气调脉、宣开解郁为用。

本穴处于寸口动脉之处，是人身脉搏搏动最为明显之处，为肺经之原。"肺朝百脉"，具有理气、活血、通脉之功。《针灸甲乙经》记载本穴能治"臂厥，肩、膺、胸满痛"，这些病证均与血脉不和有关。臂厥而寒，胸闷而痛，肩臂不利，取太渊以利血脉、宜肺气。关于用本穴治疗无脉证的运用就是取其本穴为脉会之理。

关于本穴的具体运用已在五输穴章节讲述，故在此从略。

8. 气会膻中（又为心包募穴）

本穴主要以调气降逆为用。

本穴在宽胸理气、行气解郁方面有确实的作用。故在《行针指要歌》中言"或针气，膻中一穴分明记"。具有调畅气机，宽胸降逆之功。《难经》

谢坚白注说："凡上气不上，及气噎、气膈、气痛之类，均宜求此穴灸之。"由此本穴却能起到调气行气之用，而担负起气会的功能。本穴在临床主要以宽胸、利膈、通乳、解郁为用。关于本穴具体临床功效见腹募穴章节，在此也不再赘述。

第十章

八脉交会穴

李梴的《医学入门》中曰："周身三百六十穴，统于手足六十六穴，六十六穴又统于八穴。"八脉交会穴之重要性由此可见一斑。

一 八脉交会穴的内容

八脉交会穴是奇经八脉（任脉、督脉、冲脉、带脉、阴维脉、阳维脉、阴跷脉、阳跷脉）通于四肢（奇经八脉与四肢部的八穴相会合），交会于正经的穴道，就是八穴通于八脉。一般称为八脉交会穴。原称"交经八穴""流注八穴"，或称"八脉八穴"。

早在《针灸甲乙经》中载有申脉、照海两穴"为阴阳跷脉所生"，以后医家根据以上相关理论逐渐完善发展，总结了相关理论，目前所见到八脉交会穴最早的内容首见于窦汉卿《针经指南》中。故又称为"窦氏八穴"。当时称为"交经八穴"。据说"乃少室隐者之所传也"，得之于"山人宋子华"之手，但此书已亡失，所以窦氏的《针经指南》就成为八脉交会穴记载最早的书籍。此后，明代刘纯《医经小学》和徐凤《针灸大全》始称为八脉交会穴。这里说的交会是指的脉气相通，不是指十二经脉与奇经八脉在分布路线上的直接交合。在这八穴中，只有申脉、照海分别是足太阳膀胱经与阳跷及足少阴肾经与阴跷直接交经汇聚之处，余六穴均未直接在所在穴处与奇经交会，只是通过所属经脉与奇经在躯干等部位相交而通会于其穴，故而称为脉气之相通。因此窦氏所称的"交经八穴"非常合理。这分别为：公孙通冲脉，内关通阴维脉，足临泣通带脉，外关通阳维脉，后溪通督脉，申脉通阳跷脉，列缺通任脉，照海通阴跷脉。见八脉交会穴表（表10-1）。后来，明代刘纯在《医经小学》中载有一名为《八脉交会穴歌》的歌诀。如下：

> 公孙冲脉胃心胸，内关阴维下总同；
>
> 临泣胆经连带脉，阳维目锐外关逢；
>
> 后溪督脉内眦颈，申脉阳跷络亦通；
>
> 列缺任脉行肺系，阴跷照海膈喉咙。

表 10-1 八脉交会穴表

通八脉	穴位名称	属经	会合部位
冲脉	公孙	足太阴	胃、心、胸
阴维	内关	手厥阴	
阳维	外关	手少阳	目外眦、颊、颈、耳后、肩
带脉	足临泣	足少阳	
督脉	后溪	手太阳	目内眦、项、耳、肩胛
阳跷	申脉	足太阳	
任脉	列缺	手太阴	胸、肺、膈、喉咙
阴跷	照海	足少阴	

八个穴位在四肢部，而奇经八脉主要分布在躯干及头面部，那么这八穴是如何通八脉呢？

1. 公孙通冲脉

公孙是脾经之络穴，与胃相联络，足太阴脾经入腹，会关元，与冲脉通。《素问·举痛论》："冲脉起于关元，随腹直上。"《灵枢·逆顺肥瘦》："冲脉者……并与少阴之经，渗三阴，下循跗入大趾之间。"脾之络穴公孙与冲脉相通。

2. 内关通阴维脉

为手厥阴之络穴，络脉"上系心包，络心系"，手厥阴心包经起于胸中，在胸部与阴维相通，心包经之络穴内关与阴维脉脉气相通。

3. 足临泣通带脉

本穴为足少阳胆经之穴，胆经过季胁，在此处有带脉、五枢、维道穴交会于带脉，胆之输穴足临泣也与带脉之气相通。

4. 外关通阳维脉

外关为三焦之络穴，手少阳三焦之脉"循外上肩"，阳维脉则"过肩前与手少阳会与臑俞、天髎。并会手足少阳、足阳明之交会肩井……"可见三焦经与阳维脉在肩臂部与臑会、天髎相交，三焦之络穴外关与阳维脉脉气相通。

5. 后溪通督脉

后溪为小肠经之输穴，手太阳小肠脉"起于小指之端，循手外侧……交肩上"。督脉"起于下极之腧……并于脊里上行，经腰俞……陶道、大椎，与手足之阳会合"，小肠经脉与督脉在大椎穴相交，小肠经之输穴后溪与督脉脉气相通。

6. 申脉通阳跷脉

申脉为膀胱经之腧穴，《针灸甲乙经》言"申脉为阳跷脉所生"，说明阳跷脉从此穴分出，申脉则与阳跷脉直接相交。

7. 列缺通任脉

列缺为肺经之络穴，手太阴之脉"起于中焦，下络大肠，还循胃口，上膈属肺，从肺系横出腋下……"。任脉经脉"起于胞中……循腹里，上关元，至咽喉"，循行过腹里、胃脘、中焦、喉咙，可见肺经与任脉在腹部中焦胃脘、喉咙相交，肺经之络穴与任脉脉气相通。

8. 照海通阴跷脉

照海为肾经腧穴，《针灸甲乙经》言"照海为阴跷脉所生"，说明阴跷脉从此穴分出，故照海穴与阴跷脉直接相交。

这八个穴位，有四个在上肢的腕关节附近（内关、外关、后溪、列缺），有四个在下肢的足踝以下处（申脉、照海、足临泣、公孙）。八穴通八脉，是以四肢部八穴为出发点，说明其治疗上的联系。上下配穴，两穴一组，同时使用，就称为八脉配穴法。八穴临床运用既有很强的理论性，更有确实的临床实用价值，由此可见中医之博大精深。

二　八脉交会穴的临床运用意义

《针经指南·定八穴所在》中对八脉交会穴的具体运用记载的非常全面，记载了用八脉交会穴主治的213种病证以及相配使用的取穴先后，对临床有重要的指导作用。用公孙穴可治疗27证：九种心痛、痰膈涎闷、脐腹痛并胀、胁肋疼痛、产后血迷、胎衣不下、泄泻不止、里急后重、伤寒结胸、水膈酒痰中满不快反胃呕吐、腹胁胀满痛、肠风下血……先取公孙，后取内关；内关二穴，主治25证……临泣穴；临泣穴，主治25证……先取临泣，后取外关；外关二穴，主治27证……后溪二穴，主治24证……先取后溪，后取申脉；申脉二穴，主治25证……先取申脉，后取后溪；列缺穴，主治31证……先取列缺，后取照海；照海二穴，主治29证……先取照海，后取列缺。从这些主治运用来看，一是说明这些穴位搭配后可有广泛的治疗作用，且在治疗时应当先刺主证之穴，随病左右上下所在取之，仍循扪导引，按法祛除，如病未已，必求合穴。

奇经八脉与十二正经构成了经脉之主题部分，两者密不可分，有相互协调、相互为用的功效。奇经八脉的主要作用体现在两个方面：其一，沟通了十二经脉之间的联系，将部位相近、功能相似的经脉联系起来，起到统摄有关经脉气血、协调阴阳的作用；其二，对十二经脉气血有着蓄积和渗灌的调节作用。这八脉具有统帅和调整十二经脉气血的功效，但在奇经八脉中仅任督二脉中有自己专属的穴位，其余6条奇经无自己的专属穴位，调节各奇经之气血就靠八会穴的作用，由此可见，八脉交会穴之重要性。

这八穴是奇经与正经的经气相通的部位，由此加强了经脉之间的沟通与联系，拓宽了穴位的治疗作用。用这八穴既能治疗本经之病，又能治疗奇经之病。如后溪属于手太阳小肠经的穴位，用之自然能治疗小肠经脉之病。因本穴与督脉的沟通，所以就拓宽了后溪在督脉上的治疗功效，用后溪就可镇静，可以治疗癫痫、头痛及痉挛性疾病，并且还是治疗督脉循行之痛证的要穴，用于治疗颈椎病、落枕、腰扭伤等，这些功用的实现就是后溪通督脉的原理；再如照海为足少阴肾经之穴，除了能治疗肾经之病，还能用于失眠、嗜睡、夜发性癫痫、足跟痛、足痿不用等跷脉疾病。跷脉的功能主要为"司眼睑之开合"和主肢体运动，故能治疗上述相关疾病，其原理就是八脉交会所用。以此类推，其八穴的作用非常广泛，大有涉及全身之势，广泛用于全身疾病的治疗，由以上所摘录《针经指南·定八穴所在》的治疗内容就可明确各穴的广泛作用，正如李梴在《医学入门·针灸子午八法》中记载："八法者，奇经八脉为要，乃十二经之大会也。"又说："周身三百六十穴，统于手足六十六穴（指的是五输穴），六十六穴又统于八穴（就指的此八穴）。"由此表明这8个穴位的重要性。

临床所用八穴有确实的功效，有取穴方便安全（因8穴均在四肢部）、取穴少（两穴配用有协调作用）、治疗作用广泛（8穴与全身经脉相互贯通，统调周身）之优势特点，是笔者临床非常善用的穴位，具有较高的临床运用价值，在临床运用中能起到执简驭繁的作用，值得临床高度重视。

三　八脉交会穴的配伍特点

（一）阴经与阴经相配用，阳经与阳经相配用

八脉交会穴在临床所用主要是二穴对用，一般是公孙配内关、列缺配照海、外关配足临泣、后溪配申脉各4对组穴运用。公孙为足太阴脾经，内关为手厥阴心包经，二经均为阴经，列缺为手太阴肺经，照海为足少阴肾经，二经也均为阴经，并且相配用的二经且是相生之关系，足太阴脾为土，手厥阴为火，乃是相生关系；手太阴肺为金，足少阴肾为水，也是相生之关系。这种相生配穴法，具有相互促进、相得益彰的功效，这样不会伤其五脏的精气。还有两对为阳经配用，即外关与足临泣、后溪与申脉的配用，外关为手少阳之穴，足临泣为足少阳胆经之穴，二穴均为少阳之经

脉，是同名经配穴法；后溪是手太阳小肠经之穴，申脉为足太阳经之穴，两穴也为同名经之用。同名经同气相求，其中后溪与足临泣都是阳经之输穴，"输主体重节痛"，所以对经脉循行之痛证有较好的疗效。这种配用有同气相应，经气贯通，达到通经止痛的作用。

（二）八脉交会穴为何以络穴为主

在 8 个交会穴中，其中有 4 个是络穴（内关、外关、公孙、列缺），为何以络穴为主呢？这是因为络穴有联络表里两经的作用，这样加强了与各经的联系，扩大了穴位治疗范围。

（三）奇经八脉如何与没有出现穴位的经脉相联系

在八脉交会穴中缺少 4 条经脉的穴位，分别是手足阳明、足厥阴、手少阴，那么奇经八脉如何与之沟通呢？

八脉交会中虽然没有手足阳明经之穴，但是依然能与奇经相联系，这是因为有列缺穴的作用，首先与经络有关，手太阴肺经，起于中焦，下络大肠，还循胃口……肺经与肠胃紧密联系，自然与之相联系了。再就是列缺为肺经之络穴，故能联络大肠经脉；心包代心行事，所以不用心经直接联系，在临床治疗心脏病主要以心包经之穴所用，这也能完全看出其关系的存在；没有与肝经联系的原因，是因中医之理论，见肝之病，必传于脾，所以临床以治脾无令肝受邪，当见肝病，先以实脾气为治，故也不用肝经之穴。

四　八脉交会穴运用经验集结

（一）八脉交会穴单穴的治疗作用

八穴因与八脉相通，由此拓宽了这 8 穴的治疗作用，不但能治疗本经脉之病，也能治疗所通之经脉疾病。如公孙乃是脾经之络穴，主要治疗脾胃之疾病，但是本穴与奇经之冲脉相通，所以用公孙穴就能治疗冲脉上的疾病。《素问·骨空论》："冲脉为病，逆气、里急。"《难经》："冲之为病，逆气而里急。"就是说当冲脉发生病变，就会出现气上逆而腹中有胀急不舒服的感觉，可表现为胸腹胀满、呃逆、嗳气、恶心、呕吐、腹痛、气上冲心等相关症状，这些疾病之症状就属于公孙穴治疗适应证。临床根据患者的具体表现可以单独选用一穴，也可以与其他穴位配合运用，尤其与内关穴的配用作用最佳，故形成了有效的配方组合，其具体运用见八脉交会穴对穴运用。

在这 8 穴中，有 4 穴原为络穴（列缺、公孙、内关、外关），有 2 穴原为五输穴之输穴（后溪、足临泣），所以这 6 穴的单独运用已在络穴篇和五输穴篇分别讲解过，所以在这里仅将申脉和照海二穴之具体功用再单独讲述，其余 6 穴见前述相关章节即可。

1. 申脉（别名阳跷、鬼络、鬼路、巨阳）

🏵 八脉交会穴之一（通阳跷脉），膀胱经、阳跷脉之交会穴

🈯 定 位

在踝区，外踝尖直下，外踝下缘与跟骨之间凹陷处（见图 10-1）。

🈯 主 治

（1）经络主治（经脉循行）：头痛，眩晕，癫狂痫，目赤痛，眼睑下垂，腰腿痛，项强脊痛，足外翻。

（2）穴性主治：失眠，嗜卧（八脉交会穴，通于阳跷脉）。

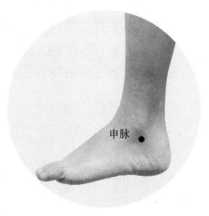

申脉

图 10-1

🈯 操 作

直刺 0.3~0.5 寸，临床以平补平泻法为常用。可灸。

临床运用及发挥

申脉为足太阳膀胱经腧穴、八脉交会穴之一，通于阳跷脉。临床所用主要抓住通阳跷为用，所治之证多是以此为根据，成为临床极为重要的穴位。

《灵枢·大惑论》言："卫气不得入阴，常留于阳。留于阳则阳气满，阳气满则阳跷盛，不得入于阴则阴气虚，故目不瞑……留于阴则阴气盛，阴气盛则阴跷满，不得入于阳，则阳气虚，故目闭也。""阳气盛则瞋目（清醒），阴气盛则瞑目（入睡）。"阴跷脉与阳跷脉二者濡养眼目，司眼睑闭合。若阴跷阳跷失其调和，则会阴阳交错失调，出现嗜睡或失眠之症状。申脉乃阳跷生，照海则阴跷生，两者调节阴阳平衡，若阴阳失调就会所见上述之症状，故就调节此二穴。失眠时就以补照海泻申脉为用，若嗜睡时就补申脉泻照海为用。针刺两穴能平衡阴阳，达到"阴平阳秘，精神乃治"的效果。如治一患者，男性58岁，嗜睡10余年，近3年症状加重，患者每当安静坐着，几分钟即可入睡，严重时甚至走路骑车时都能入睡，患者十分苦恼，曾反复治疗数年未见任何疗效，故来诊。笔者就以本穴组为主穴（泻照海补申脉）治疗20天而愈。

阳跷脉司眼睑之开阖，并能助阳，升阳，所以用本穴还能调理眼睑下垂、眼肌无力的问题，包括西医中的重症肌无力等所致的症状皆能调理，是治疗眼睑下垂之特效穴。

阴阳跷脉分布于下肢的内、外侧，上行止于目内眦，有调节人体阴阳平衡的作用，阳跷脉的病候是"阳急阴缓"，阴跷脉的病候是"阴急阳缓"。申脉是膀胱经与阳跷的交会，并是阳跷脉所发而通入阳跷之处，所以是治疗下肢瘫痪及足内外翻的重要穴位。临床也常与照海合并运用，是八脉交会穴运用的典型代表。

"后溪督脉内眦颈，申脉阳跷络亦通"。两穴相合而用，可治疗目内眦、肩膊、颈项、耳部、小肠、膀胱病证，这是根据经络所行（任督二脉和大小肠经脉的循行）的原理，膀胱经脉分布于目、头、项，所以用申脉治疗这些部位的疾病，若与后溪合用，作用更广，疗效更强，具有相互协调相互为用的功效。

2. 照海（别名阴跷、漏阴）

❀ 八脉交会穴通阴跷脉，肾经、阴跷脉之交会穴

定 位

在踝区，内踝尖下 1 寸，内踝下缘边际凹陷中（见图 10-2）。

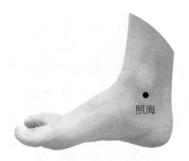

照海

图 10-2

主 治

（1）脏腑主治（远治作用）：月经不调，痛经，带下，阴挺，阴痒，小便频数，癃闭。

（2）经络主治（经脉循行）：咽喉干燥，咽痛（足少阴之脉入肺中，循喉咙）；足内翻，足外翻，足踝痛。

（3）穴性主治：眼睑下垂，眼疾，失眠，夜发性癫痫。

操 作

直刺 0.5~0.8 寸，临床以平补平泻法为常用。可灸。

临床运用及发挥

照海为八脉交会穴之一，通阴跷，其功善于滋阴，临床所用甚广，正如高式国老先生在《针灸穴名解》所言"本穴治证极为复杂，犹江海之大，包含细流也"。临床主要以通阴跷善滋阴为要。

《玉龙歌》言："大便秘结不能通，照海分明在足中，更把支沟来泻动，方知妙穴有神功。"这是记述本穴与支沟合用治疗便秘的妙用，二穴伍用，相辅为功，照海滋肾阴，支沟通降三焦之火，一滋阴一泻火，支沟以通为主，照海以降为要。两穴组合，通降相依，清润相滋，则热祛便通。临床所用，疗效甚佳，尤其对肾阴亏虚而致的便秘疗效最佳。是笔者临床善用

治疗便秘的效穴组合，功效确实。

"列缺任脉行肺系，阴跷照海膈喉咙"。又是一组对穴的配用，最早记载来自明代刘纯《医经小学》。列缺乃肺经之穴，与咽喉关系密切，又通于任脉上咽；照海为足少阴肾经之腧穴，足少阴"入肺中，循喉咙，挟舌本"，又通于阴跷，阴跷脉"循内踝上行，入喉咙"，阴跷主人体一身之水液，所以有滋肾水清热的作用。所以两穴合用，具有疏泄肺热、滋肾养阴、清利咽喉的功效，尤其对慢性咽喉疾病、燥邪犯肺及肺肾阴虚之咳嗽则有针到病除之功。如笔者治一患者，男性，58 岁，咽痒干咳近 1 个月。因感冒后出现咽干发痒，阵发性咳嗽，曾输液及口服药物治疗无效，经针刺本穴组配廉泉治疗 1 次，症状改善，经治疗 4 次而愈。

本穴还有一组实用对穴，是与申脉的合用，也是八脉交会的运用，已在申脉下所述，故不再赘述。

本穴所用主要抓住滋肾阴特性而用，善滋肾阴泻火。利咽安神、补肾益精、调理经血，治疗肾阴亏虚而致的失眠、癫痫、咽喉肿痛以及妇科经带诸疾。

（二）八脉交会穴对穴运用

八脉交会穴运用的一个核心就是对穴组合运用，这样非常有效地加强了穴位的作用疗效，拓宽了穴位的治疗范围。其组合运用均是上下配合，两穴一组，同时使用，具有上下呼应，相互协调，相得益彰之效，则称为八脉配穴法。其具体运用如下。

1. 内关与公孙

内关为心包经之络穴，有疏理三焦，宽胸理气，宁心安神的作用，与阴维脉相通，阴维为病苦心痛，主治内脏疾病。阴维脉从足至腹，行于胁肋，胸膈和咽喉，维络一身之阴；公孙为脾经之络，并通于冲脉，冲脉也行于胸腹、咽喉，二穴合于胃心胸。冲脉为病逆气里急，因此具有理气降逆的作用。内关专走上焦，公孙专行下焦。二穴均为络穴，心包属火，脾属土，二穴相合，为五行相生配穴，二穴直通上下，理气降逆，统治胃、心、胸疾病。故有"公孙冲脉胃心胸，内关阴维下总同"之经典运用。临床可用于恶心、呕吐、嗳气、呃逆、胃胀、妊娠呕吐、胸部胀满、冠心病、梅核气、反流性食管炎等疾病。

2. 足临泣与外关

足临泣属于足少阳胆经之输穴，通过足少阳胆经"过季胁"，与带脉相通，带脉围腰一周管理约束诸经脉。外关属于手少阳络穴，经脉"循臑外上肩"，与阳维脉相通，阳维为病苦寒热，统治一切外感表证。两脉相合于目外眦、耳后、颈、颊、肩、缺盆、胸膈部，善治手、足少阳经脉所过部位，以及所络属之脏腑的病证，二穴伍用治疗耳、目外眦、偏头、胸胁的病证以及外感风邪诸症。二穴同经相应，同气相求，相互促进，相互为用，疗效大大增强。故有"临泣胆经连带脉，阳维目锐外关逢"之经典运用。临床可具体运用于外眼角痒及红肿、偏头痛、耳鸣、耳聋、颈项强痛、胁肋胀满、胁痛、肋痛、围腰痛、腰部发凉、带状疱疹等相关疾病。

3. 申脉与后溪

申脉属于足太阳经，为阳跷脉所起之处，故与阳跷相通。阳跷之功能司目之开阖和肢体运动。后溪属于手太阳之输穴，通过经脉"出肩解，绕肩胛，交肩上"，于大椎穴处与督脉相通。督脉行于后正中线，并入脑，所以后溪能治疗督脉循行之病证，并能治脑部疾病。阳跷脉与督脉系通过手、足太阳经的连属关系，而相合于目内眦、头项、耳、肩膊、腰背，所以治症十分广泛，可用于耳、目内眦、头项、肩胛、腰背、癫狂、抽搐、头痛、失眠等多种疾病。二穴伍用，同经相应（手足太阳），同气相求，相互协调，相得益彰。故有"后溪督脉内眦颈，申脉阳跷络亦通"之经典运用。临床可具体运用于内眼角痒、痛及红肿、后头痛、颈项痛、肩臂痛、腰痛、背痛、腿痛等相关疾病。

4. 照海与列缺

照海属足少阴肾经，为阴跷脉所起之处，故与阴跷脉相通。列缺属于手太阴肺经之络穴，通过经脉从肺系（喉咙、气管）与任脉相通。阴跷脉与任脉足少阴、手太阴的连属关系，而相合于肺系、咽喉、胸膈。二穴通过与任脉、阴跷之间的联系，使四条经脉在肺与喉咙处相会合，可用于咳嗽气喘、咽喉疼痛、咽喉干燥、胸膈胀满、声音嘶哑、失音、梅核气等。二穴伍用上下呼应，具有宣肺平喘，宽胸理气，清利咽喉的作用。故有"列缺任脉行肺系，阴跷照海膈喉咙"之经典运用。

（三）古典针法——灵龟八法、飞腾八法的运用

这种针法就是古代灵龟八法，这一针法最早记载见于明代徐凤的《针灸大全》中，该方法是将八穴与八卦相配，按照干支时日的数字来推算取穴，就是专用这八个穴，治疗一切疾病。这是因为这八个穴是与八条奇经交会的穴，能治本奇经脉所发生的病候。又因奇经八脉和十二经脉错综复杂，关系密切，对十二经有蓄溢、渗灌、主导、调节的作用，所以治病很广泛，由此扩大了八穴的主治病候，所以可以专用这八个穴位治疗全身疾病，具有重要的临床应用价值，这种方法比较复杂，与子午流注针法相辅相成，构成了古典时间针灸疗法的重要内容，有专著专门论述，独成一种特殊针法体系，针灸爱好者可参阅相关专著，故这里不再详述。

第十一章

交会穴

交会穴具有治疗相交经脉病证的特异性作用。

交会穴为数条经脉经气汇集之处，据"经脉所过，主治所及"的原则，交会穴既可治疗本经病变，又能兼治所交会经脉的疾病，从而扩大了经穴的治疗范围。

一 交会穴的内容

交会穴是指两条或两条以上经脉交会通过的腧穴。其中主要的一经,即腧穴所归属的一经称为本经,相交会的经称为他经。交会穴内容首见于《黄帝内经》中,书中对此已有相关描述,如《灵枢·寒热》曰:"三结交者,阳明、太阴也,脐下三寸关元也。"这里是说脐下三寸关元穴是足阳明胃经、足太阴脾经与任脉相交会。对于交会穴正式全面记载是到了《针灸甲乙经》中,对此已有专门论述,本书中共记载交会穴92穴,自此之后相关针灸专著便有诸多的论述,如《外台秘要》《针灸聚英》《针灸大成》皆有交会穴之记载,至今为止,交会穴约有108个。但基本以《针灸甲乙经》为主,所以本书所谈及的交会穴仍然主要以《针灸甲乙经》一书内容为主。交会内容见下表(见表11-1)。

表11-1 十四经交会穴数目

经脉	交会穴数(个)	经脉	交会穴数(个)
任脉	12	督脉	10
手阳明经	4	手太阴经	1
足太阳经	8	足少阴经	14
手太阳经	4	手少阴经	0
足少阳经	26	足厥阴经	2
手少阳经	4	手厥阴经	1
足阳明经	6	足太阴经	5

各经脉交会穴如下：

（一）任脉与其他经脉交会穴（12个）

1. 承浆：为任脉之穴，手阳明大肠经、足阳明胃经之交会，最早见于《针灸甲乙经》中。还应与足厥阴肝经交会。

2. 廉泉：为任脉之穴，与阴维脉之交会，最早见于《针灸甲乙经》中。

3. 天突：为任脉之穴，与阴维脉之交会，最早见于《针灸甲乙经》中。

4. 膻中：为任脉之穴，与足太阴脾经、足少阴肾经、手太阳小肠经、手少阳三焦经之交会，最早见于《针灸大成》中。还应与手三阴经之交会。

5. 上脘：为任脉之穴，与足阳明胃经、手太阳小肠经之交会，最早见于《针灸甲乙经》中。

6. 中脘：为任脉之穴，与手太阳小肠经、手少阳三焦经、足阳明胃经之交会，最早见于《针灸甲乙经》中。

7. 下脘：为任脉之穴，与足太阴脾经之交会，最早见于《针灸甲乙经》中。

8. 阴交：为任脉之穴，与足少阴肾经、冲脉之交会，最早见于《针灸甲乙经》中。

9. 关元：为任脉之穴，与足太阴脾经、足厥阴肝经、足少阴肾经之交会，最早见于《针灸甲乙经》中。

10. 中极：为任脉之穴，与足太阴脾经、足厥阴肝经、足少阴肾经之交会，最早见于《针灸甲乙经》中。

11. 曲骨：为任脉之穴，与足厥阴肝经之交会，最早见于《针灸甲乙经》中。

12. 会阴：为任脉之穴，与督脉、冲脉之交会，最早见于《针灸甲乙经》中。

（二）督脉与其他经脉交会穴（10个）

1. 神庭：为督脉之穴，与足阳明胃经、足太阳膀胱经之交会，最早见于《针灸甲乙经》中。

2. 水沟：为督脉之穴，与手阳明大肠经、足阳明胃经之交会，最早见于《针灸甲乙经》中。

3.龈交：为督脉之穴，与手阳明大肠经、足阳明胃经、任脉之交会，最早见于《针灸聚英》中。还应与足厥阴肝经之交会。

4.百会：为督脉之穴，与足太阳膀胱经、足少阳胆经、足厥阴肝经之交会，最早见于《类经图翼》中。还应与阳维脉、阳跷脉之交会。

5.脑户：为督脉之穴，与足太阳膀胱经之交会，最早见于《针灸甲乙经》中。

6.风府：为督脉之穴，与阳维脉之交会，最早见于《针灸甲乙经》中；与足太阳、阳维之会，见于《奇经八脉考》中。

7.哑门：为督脉之穴，与阳维脉之交会，最早见于《针灸甲乙经》中。还应与足太阳膀胱经之交会。

8.大椎：为督脉之穴，与手足三阳经之交会，最早见于《针灸甲乙经》中。

9.陶道：为督脉之穴，与足太阳膀胱经之交会，最早见于《针灸甲乙经》中。

10.长强：为督脉之穴，与足少阴肾经之交会，最早见于《针灸甲乙经》中。

（三）手太阴与其他经脉交会穴（1个）

中府：为手太阴肺经之穴，与足太阴脾经之交会，最早见于王冰注《素问·气穴论》中。

（四）手阳明与其他经脉交会穴（4个）

1.臂臑：为手阳明大肠经之穴，与手足太阳、阳维之会，最早见于《奇经八脉考》中。

2.肩髃：为手阳明大肠经之穴，与阳跷之会，最早见于《针灸甲乙经》中；与手少阳和阳跷脉之交会，最早见于《奇经八脉考》中；于手太阳、阳跷之会，见于《类经图翼》中。

3.巨骨：为手阳明大肠经之穴，与阳跷脉之交会，最早见于《针灸甲乙经》中。

4. 迎香：为手阳明大肠经之穴，与足阳明经之交会，最早见于《针灸甲乙经》中。

（五）足阳明与其他经脉交会穴（6个）

1. 承泣：为足阳明胃经之穴，与任脉、阳维脉之交会，最早见于《针灸甲乙经》中，还应与手少阴经、足厥阴经之交会。

2. 巨髎：为足阳明胃经之穴，与阳跷之会，最早见于《针灸甲乙经》中；与手阳明经、阳跷脉之交会，最早见于《针灸大成》中。

3. 地仓：为足阳明胃经之穴，与手阳明经、阳跷之会，最早见于《针灸甲乙经》中；与任脉、手阳明、阳跷脉之交会，最早见于《奇经八脉考》中。

4. 下关：为足阳明胃经之穴，与足少阳经之交会，最早见于《针灸甲乙经》中。

5. 头维：为足阳明胃经之穴，与足少阳胆经、阳维脉之交会，最早见于《针灸甲乙经》中。

6. 气冲：为足阳明胃经之穴，与冲脉之交会，最早见于《黄帝八十一难经》中。

（六）足太阴与其他经脉交会穴（5个）

1. 三阴交：为足太阴脾经之穴，与足少阴肾经、足厥阴肝经之交会，最早见于《针灸甲乙经》中。

2. 冲门：为足太阴脾经之穴，与足厥阴肝经之交会，最早见于《针灸甲乙经》中。

3. 府舍：为足太阴脾经之穴，与足厥阴肝经、阴维脉之交会，最早见于《针灸甲乙经》中。

4. 大横：为足太阴脾经之穴，与阴维脉之交会，最早见于《针灸甲乙经》中。

5. 腹哀：为足太阴脾经之穴，与阴维脉之交会，最早见于《针灸甲乙经》中。

（七）手太阳与其他经脉交会穴（4个）

1. 臑俞：为手太阳小肠经之穴，与阳维脉、阳跷脉之交会，最早见于《针灸甲乙经》中。

2. 秉风：为手太阳小肠经之穴，与手阳明、手少阳、足少阳之交会，最早见于《针灸甲乙经》中。

3. 颧髎：为手太阳小肠经之穴，与手少阳之交会穴，最早见于《针灸甲乙经》中。

4. 听宫：为手太阳小肠经之穴，与手少阳、足少阳之交会，最早见于《针灸甲乙经》中。

（八）足太阳与其他经脉交会穴（8个）

1. 睛明：为足太阳膀胱经之穴，与手太阳、足阳明之会，最早见于《针灸甲乙经》中；与手太阳、足阳明、阴阳跷脉之交会，最早见于王冰注《素问·气府论》中。

2. 大杼：为足太阳膀胱经之穴，与手太阳之会，最早见于《针灸甲乙经》中；与手太阳、手足少阳、督脉之交会，最早见于《奇经八脉考》中。

3. 风门：为足太阳膀胱经之穴，与督脉之交会，最早见于《针灸甲乙经》中。

4. 附分：为足太阳膀胱经之穴，与手太阳经交会，最早见于《针灸甲乙经》中。

5. 跗阳：为足太阳膀胱经之穴，与阳跷脉之交会，最早见于《针灸甲乙经》中。

6. 申脉：为足太阳膀胱经之穴，与阳跷脉之交会，最早见于《针灸甲乙经》中。

7. 仆参：为足太阳膀胱经之穴，与阳跷脉之交会，最早见于《外台秘要》中。

8. 金门：为足太阳膀胱经之穴，与阳维脉之交会，最早见于《针灸甲乙经》中。

（九）足少阴与其他经脉交会穴（14个）

1. 照海：为足少阴肾经之穴，与阴跷脉之交会，最早见于《针灸甲乙经》中。

2. 交信：为足少阴肾经之穴，与阴跷脉之交会，最早见于《针灸甲乙经》中。

3. 筑宾：为足少阴肾经之穴，与阴维脉之交会，最早见于《针灸甲乙经》中。

4. 横骨：为足少阴肾经之穴，与冲脉之交会，最早见于《针灸甲乙经》中。

5. 大赫：为足少阴肾经之穴，与冲脉之交会，最早见于《针灸甲乙经》中。

6. 气穴：为足少阴肾经之穴，与冲脉之交会，最早见于《针灸甲乙经》中。

7. 四满：为足少阴肾经之穴，与冲脉之交会，最早见于《针灸甲乙经》中。

8. 中注：为足少阴肾经之穴，与冲脉之交会，最早见于《针灸甲乙经》中。

9. 肓俞：为足少阴肾经之穴，与冲脉之交会，最早见于《针灸甲乙经》中。

10. 商曲：为足少阴肾经之穴，与冲脉之交会，最早见于《针灸甲乙经》中。

11. 石关：为足少阴肾经之穴，与冲脉之交会，最早见于《针灸甲乙经》中。

12. 阴都：为足少阴肾经之穴，与冲脉之交会，最早见于《针灸甲乙经》中。

13. 腹通谷：为足少阴肾经之穴，与冲脉之交会，最早见于《针灸甲乙经》中。

14. 幽门：为足少阴肾经之穴，与冲脉之交会，最早见于《针灸甲乙经》中。

（十）手厥阴与其他经脉交会穴（1个）

1.天池：为手厥阴心包经之穴，与足少阳胆经之交会，最早见于《针灸甲乙经》中；与足少阳和足厥阴之交会，最早见于《针灸聚英》中。

（十一）手少阳与其他经脉交会穴（4个）

1.天髎：为手少阳三焦经之穴，与阳维脉之交会，最早见于王冰注《素问》中。

2.翳风：为手少阳三焦经之穴，与足少阳胆经之交会，最早见于《针灸甲乙经》中。

3.角孙：为手少阳三焦经之穴，与足少阳胆经之交会，最早见于《针灸甲乙经》中。

4.耳和髎：为手少阳三焦经之穴，与足少阳胆经之交会，最早见于《针灸甲乙经》中。

（十二）足少阳与其他经脉交会穴（26个）

1.瞳子髎：为足少阳胆经之穴，与手少阳之交会，最早见于《针灸甲乙经》中。

2.上关：为足少阳胆经之穴，与足阳明胃经之交会，最早见于《针灸甲乙经》中。

3.颔厌：为足少阳胆经之穴，与手少阳三焦经、足阳明胃经之交会，最早见于《针灸甲乙经》中。

4.悬厘：为足少阳胆经之穴，与手少阳三焦经、足阳明胃经之交会，最早见于《针灸甲乙经》中。

5.曲鬓：为足少阳胆经之穴，与足太阳膀胱经之交会，最早见于《针灸甲乙经》中。

6.天冲：为足少阳胆经之穴，与足太阳膀胱经之交会，最早见于《针灸甲乙经》中。

7.率谷：为足少阳胆经之穴，与足太阳膀胱经之交会，最早见于《针灸甲乙经》中。

8. 浮白：为足少阳胆经之穴，与足太阳膀胱经之交会，最早见于《针灸甲乙经》中。

9. 头窍阴：为足少阳胆经之穴，与足太阳膀胱经之交会，最早见于《针灸甲乙经》中。

10. 完骨：为足少阳胆经之穴，与足太阳膀胱经之交会，最早见于《针灸甲乙经》中。

11. 本神：为足少阳胆经之穴，与阳维脉之交会，最早见于《针灸甲乙经》中。

12. 阳白：为足少阳胆经之穴，与阳维脉之交会，最早见于《针灸甲乙经》中；与手少阳三焦、足阳明、阳维脉之交会，最早见于《奇经八脉考》中。

13. 头临泣：为足少阳胆经之穴，与足太阳、阳维脉之交会，最早见于《针灸甲乙经》中。

14. 目窗：为足少阳胆经之穴，与阳维脉之交会，最早见于《针灸甲乙经》中。

15. 正营：为足少阳胆经之穴，与阳维脉之交会，最早见于《针灸甲乙经》中。

16. 承灵：为足少胆经之穴，与阳维脉之交会，最早见于《针灸甲乙经》中。

17. 脑空：为足少胆经之穴，与阳维脉之交会，最早见于《针灸甲乙经》中。

18. 风池：为足少阳胆经之穴，与阳维脉之交会，最早见于《针灸甲乙经》中；与手少阳三焦、阳维脉之交会，最早见于《奇经八脉考》中。

19. 肩井：为足少阳胆经之穴，与手少阳三焦、阳维脉之交会穴，最早见于《针灸甲乙经》中；与手少阳、足阳明、阳维之会，最早见于《奇经八脉考》中。

20. 日月：为足少阳胆经之穴，与足太阴脾经之会，最早见于《针灸甲乙经》中；与足太阴、阳维脉之交会，最早见于《铜人腧穴针灸图经》中。

21. 带脉：为足少阳胆经之穴，与带脉之交会，最早见于王冰注《素问·气府论》中。

22.五枢：为足少阳胆经之穴，与带脉之交会，最早见于王冰注《素问·气府论》中。

23.维道：为足少阳胆经之穴，与带脉之交会，最早见于《针灸甲乙经》中。

24.居髎：为足少阳胆经之穴，与阳跷脉之交会，最早见于《针灸甲乙经》中。

25.环跳：为足少阳胆经之穴，与足太阳膀胱经之交会，最早见于王冰注《素问·气穴论》中。

26.阳交：为足少阳胆经之穴，与阳维脉之交会，最早见于《针灸甲乙经》中。

（十三）足厥阴与其他经脉交会穴（2个）

1.章门：为足厥阴肝经之穴，与足少阳胆经之交会，最早见于《针灸甲乙经》中。

2.期门：为足厥阴肝经之穴，与足太阴、阴维之交会，最早见于《针灸甲乙经》中。

交会穴有其共同的特点：交会穴其分布以头面部、躯干部为主，在四肢的交会穴极少，并且五输穴及原络穴无交会穴。一般阴经多与阴经相交会，阳经多与阳经相交会。交会经以任脉、督脉及足少阳、足少阴4经最多，交会经以足太阳相交最多。经脉交会，加强了经脉之间的联系，使经络系统更加紧密完整。

二 交会穴的临床运用意义

交会穴就是两条以上经脉的交会之处，因此交会穴主治作用非常广泛，不仅仅能治疗本经（脏腑）的病证，而且还能同时治疗交会经脉及其脏腑的病证。如三阴交，属于足太阴脾经的穴位，又与足少阴、足厥阴相交会，因此本穴主治作用非常广泛，具有健脾补肾疏肝的作用，成为临床重要的穴位。关元、中极均是任脉经穴，又与足三阴经相交会，所以既能治疗任脉的病，又能治疗足三阴经之病，沟通了任脉与三阴经之间的关系，使得足三阴经穴位能治疗任脉病，也能使任脉穴位治疗足三阴经之病。经脉交会的越多，主治范围就越广，"经脉所过，主治所及"，因此交会穴可治疗所交会之经脉病，起到了一穴治多经的作用，扩大了穴位主治作用，且起到了精穴疏针的功效。如三阴交是足之三阴之交会，关元、中极为 4 条阴经之交会，大椎是诸阳经之交会，百会则是手足三阳与督脉之交会，所以这些穴位皆是临床特要的穴位，用途极广，作用极强。

因此交会穴加强了各经脉之间的相互联系，起到了相互沟通的作用，使人体周身联系更加密切，拓宽了穴位的治疗作用，能使一穴而治多经之病，为针灸治疗精简取穴奠定了理论基础，所以这些交会穴也是临床特别重要的穴位，被归入了特定穴，而称为交会穴。

三　常用重要交会穴运用经验集结

交会穴虽然重要，但交会穴比较多，在临床中有一部分穴位仍然较少用，所以在这里仅将临床运用广泛，作用疗效高的重要穴位加以精解分析，其余交会穴可参阅《经络腧穴学》。

临床常用的交会穴有：迎香、颧髎、听宫、翳风、地仓、下关、睛明、申脉、风池、肩井、环跳、三阴交、照海、章门、期门、承浆、廉泉、天突、膻中、中脘、关元、中极、水沟、百会、风府、长强、大椎、哑门，共 28 个。

在这些重要的交会穴中有一部分穴位还同时从属于其他的特定穴，如申脉、照海还是八脉交会穴之一，膻中不仅是交会穴，并且是心包之募穴，还是八会之气会，这些穴位已在相关的章节讲解过，故在这里谈及的是尚无讲解的 19 个重要穴位，分别是：迎香、颧髎、听宫、翳风、地仓、下关、睛明、风池、肩井、环跳、三阴交、天突、廉泉、承浆、水沟、百会、风府、哑门、大椎等 19 个穴位。各穴位详解如下。

1.迎香（别名冲阳）

✿ 大肠经、胃经交会穴

❖ 定 位

在面部，鼻翼外缘中点旁（见图11-1）。

❖ 主 治

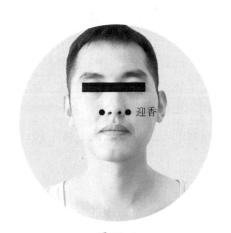

（1）部位主治（近治作用）：鼻塞，鼻渊，衄，口歪。

（2）经脉主治（经脉循行）：粉刺、雀斑。

（3）其他主治（特殊作用）：胆道蛔虫症，面痒。

图 11-1

❖ 操 作

略向内上方斜刺或平刺 0.3~0.5 寸。临床以泻法常用。不宜灸。

❖ 临床运用及发挥

迎香穴治疗鼻疾是针灸从业人员所熟知的最基本作用，古往今来一直为主穴用于鼻子的疾病。早在《针灸甲乙经》记载："鼻鼽不利，窒洞气塞，歪僻多涕，衄有痈，迎香主之。"《针灸聚英》言："鼻有息肉治迎香。"其穴处于鼻子的两旁，直接疏调鼻部之气血，笔者曾以本穴为主穴治疗数例患者，无不效验者。现将高式国老先生所记载的一病案摘录于此，供大家品味。

十余年前，有客来，云患鼻嗅不敏已数年矣。余案上有针，顺手为之点刺迎香两穴，刺后少时，饮茶，客愕然曰："吾又闻茶叶香味矣。旋又入厕，归来喜笑曰：吾与尿臊味相别数年，一旦重逢，颇有恋意。

用迎香穴可以治疗西医学中所言的鼻炎、鼻窦炎、鼻息肉、鼻出血等各种鼻疾。惧针者，不用针刺，按揉即有效，无论老少皆宜。

在临床有一种较为特殊的疾病，有些人经常会无名原因的出现面部发痒的问题，西医学往往束手无策，只能给予镇静安神方法处理，但疗效差，不良反应大，针刺本穴多有佳效。如笔者治的一患者，中年女性，无名原因的出现面部发痒半月余，曾于他院治疗，乏效来诊，经针刺本穴与合谷3次而愈。可见应用本穴治疗面痒疗效确实。

迎香穴乃为手足阳明之交会，两经脉均多气多血，其穴又处于面部之中央，所以针刺本穴调节面部之气血非常有效，临床常用于面部疾病的治疗，如面瘫、面痉挛、面痛、粉刺、雀斑等，都是临床常用主穴。

本穴还有一特殊功效，能治疗胆道蛔虫症，在历代文献主治中都曾记载这一功效，但因本病目前发病大大下降，所以现代针灸临床中因此病就诊的患者非常少，笔者一直没有机会用本穴治疗胆道蛔虫的经验，在这里仅录用这一功效，有机会的读者可以试用这一特效作用。

2. 颧髎

✿ 三焦经、小肠经交会穴

❦ 定 位

在面部，颧骨下缘，目外眦直下凹陷中（见图11-2）。

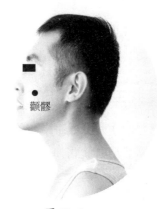

图 11-2

❦ 主 治

部位主治及经络主治：口眼歪斜，眼睑瞤动，齿痛，面痛，颊肿。

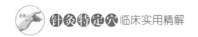

操 作

直刺 0.3~0.5 寸，斜刺或平刺 0.5~1 寸，临床以平补平泻为常用。可灸。

临床运用及发挥

髎，空洞之意，颧，指部位，颧骨部。穴在颧骨下缘之空穴处，名为颧髎。其穴处于面部之中心部位，根据"腧穴所在，主治所在"的理论，可用于治疗面痛、面瘫、面肌痉挛、齿痛、面黄、面部美容等诸多面部疾病，是临床治疗面疾的重要穴位。古代医籍有诸多相关记载可以见证其效。如《针灸大成》中载："颧髎……主治口歪，面赤、黄，眼睑瞤动。"《铜人腧穴针灸图经》载："口歪，面赤目黄，眼瞤动不止。"《循经考穴编》："天吊风，口眼歪斜瞤动。"均为记载本穴治疗面瘫、面肌痉挛的经验，由此说明，本穴确实是治疗面部疾病的一个特效穴。通过长期的临床实践来看，本穴对面肌痉挛更具特效，所以在临床有人将此穴称之为面肌"痉挛穴"，用于治疗面肌痉挛的治疗。

3. 听宫（别名多所闻、耳中、窗聋）

三焦经、小肠经、胆经之交会穴

定 位

在面部，耳屏前，下颌骨髁状突的后方，张口时呈凹陷处（见图 11-3）。

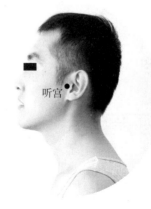

主 治

（1）部位主治及经络主治：耳鸣，耳聋，聤耳，齿痛，面痛。

（2）其他作用（特殊作用）：癫狂痫。

11-3

操 作

微张口，直刺 1~1.5 寸，临床以平补平泻法为常用。可灸。

临床运用及发挥

《灵枢·邪气脏腑病形》："十二经脉，三百六十五络，其血气皆上于面而走空窍……其别气走于耳而为听。"足少阳胆经、手少阳三焦经，均从耳后入耳中，走耳前；手太阳小肠经，由此穴入耳中，而本穴是三经交会穴，都与耳是直接联系的经脉，故治疗各种耳疾具特效。本穴正是被认为是听觉的宫殿而得此名，所以本穴治疗耳疾是最基本的作用。

《针灸大成》记载"主失音"。临床治疗确具其效。如国医大师贺普仁老师就善于用本穴治疗失音的疾病，将其所治疗的一病案摘录于下，以品味贺老针灸之精髓。

患者吴某，男性，63 岁。声音嘶哑 20 年，讲话时声音低微，伴口干、失眠、舌苔薄白，脉沉细。辨证为肾阴不足，治以滋阴增液。先仅用毫针向上斜刺液门穴 2 寸，治疗 4 次后症状稍有改善，第 5 次治疗加双侧听宫穴，直刺 1.5 寸，当起针后，嗓音明显洪亮，唾液增多，共治疗 10 次将 20 年之顽疾治愈。

贺老不但用本穴治疗失音之疾，还将本穴常用于眼疾、面痛、牙痛、落枕、颈痛、肩痛、坐骨神经痛、下颌关节痛等疾病，所用均是根据经脉循行之理。手太阳小肠"起于小指之端，沿手外侧上腕，直上循臑外后廉，出肩解，绕肩胛，交肩上，循咽下膈。其支者，从缺盆循颈上颊，至目锐眦"；手少阳三焦经"起于小指次指之端，循出臂外，上贯肘，循臑外上肩。其支者上颈"；足少阳胆经"起于目锐眦，循颈，至目锐眦后，其支者，别目锐眦，下加颊车，下颈，属肝络胆"。由此可见三经脉与眼、颈项、肩臂皆有重要的联系，三经均会于听宫，故可治疗上述病证。

小肠经与心经相表里，因此泻之本穴能清小肠之实热，这是病在本取之标之意，若当小肠实热伴有手足少阳经和太阳经经气瘀滞者用此穴效佳，尤其当面瘫并体内有小肠实热的患者取之本穴疗效颇佳。

本穴取穴时必须张口取穴，留针期间不宜张口说话，以免弯针或引起疼痛。本穴虽然可灸，但一般不用。

4. 翳风（别名耳后陷中）

定位

在颈部，耳垂后方，乳突下端前方凹陷中（见图 11-4）。

主治

（1）局部主治与经络主治：耳鸣，耳聋，聤耳，口歪，牙关紧闭，齿痛，颊肿。

（2）其他主治：瘰疬，呃逆。

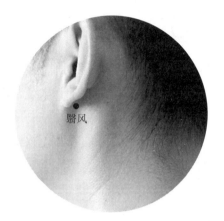

图 11-4

操作

直刺 0.5~1 寸，临床以泻法为常用。不宜灸。

临床运用及发挥

翳，遮蔽之意。能治风邪所致疾患，故名翳风。治证广泛，并且疗效显著，所以是临床非常重要的穴位之一。

本穴是治疗风火牙痛之效穴，用本穴治疗风火牙痛乃是众多针灸名家实践之经验，针灸名家彭静山、王启才、高树中等诸多名家皆有关于用本穴治疗风火牙痛的经验心得。翳风属于三焦经穴，用之可泻三焦之火，本穴是祛风之要穴，用之可直达病所，使风火祛、牙痛止。风火牙痛相当于西医学中的急性牙髓炎、根尖周炎。这类牙痛用一般的穴位难以达到疗效，本穴确有很好的作用，常配用手阳明大肠经的合谷、阳溪、偏历、温溜等穴位而发挥更有效的作用。

《玉龙歌》云："耳聋气闭痛难言，须刺翳风穴始痊。"翳风穴为手足少阳之交会穴，手足少阳经均从耳后入耳中，其穴又居于耳后，用之既可舒调二经之经气，又能直接舒耳内之气血，由此而能疏风清热，宣通耳窍。用之确有实效，是临床治疗耳部疾病之局部所用的特效穴。常与听宫、听会配用治疗各种耳疾。《百症赋》有："耳聋气闭，全凭听会、翳风。"就是临床实用之经验，二穴配用用于肝胆火旺，气机闭阻之耳鸣、耳聋。

面瘫、面肌痉挛的发生多因面部气血不荣，风邪趁虚侵袭面部筋脉，以致气血阻滞而发病。翳风穴是祛风之要穴，针之可有效地祛除面部之风邪，改善面部气血运行，促进面部神经损伤的恢复。《针灸甲乙经》载有："口僻不正，失欠脱颔，口噤不开，翳风主之。"因此翳风穴是临床治疗面瘫、面痉挛、面痛的要穴之一。

翳风穴为手少阳三焦经之腧穴，有疏调三焦之气的功能。呃逆乃胃气上逆之证，针刺或按压翳风穴治疗呃逆，就是通过舒调三焦之气而发挥治疗功效。西医学研究发现，翳风穴深处有面神经、迷走神经和耳大神经分布，刺激该穴能反射性的抑制迷走神经和膈肌的异常兴奋，缓解膈肌痉挛，平息呃逆，是临床治疗呃逆之效穴。著名针灸家王启才老师善用本穴治疗呃逆，并著有许多相关文章，对其机制和运用都写得非常透彻，笔者临床所用，就是受此启发。治疗时可以按压用之，也可针刺。点按翳风时，应以两手拇指按压翳风穴，力度重而强，以患者感觉胀痛难忍为度，按压法简捷便利、安全可靠。

本穴主要作用特性以祛风为主，所以临床所用宜针不宜灸，宜泻不宜补。本穴针感较强，注意针刺手法及针刺强度，出针时宜缓慢，按压针孔以防出血。

5. 地仓（别名会维，胃维）

❁ **胃经、大肠经、阳跷脉、任脉之交会穴**

定 位

在面部，口角旁开 0.4 寸（见图 11-5）。

主 治

部位主治及经络主治：口角歪斜，

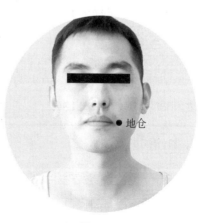

图 11-5

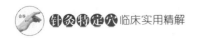

流涎，面痛，齿痛。

操 作

斜刺或平刺 0.5~0.8 寸，或向颊车、迎香方向透刺。临床以平补平泻法为常用。较少用灸法。

临床运用及发挥

地仓穴处于口角旁，是手足阳明经、阳跷脉之交会穴。足阳明经脉从头面下行，广泛分布于面部，手阳明、阳跷脉从手足上行头面，手足阳明皆气血充足。若营卫不和，使阳跷脉失衡，三经脉阻滞，面部经气不畅，易成面瘫。若用本穴，则能调节三经之经气，改善局部气血循环，故治疗口角歪斜、流涎作用特效，古往今来是临床所用之主穴。早在《针灸甲乙经》记载："口缓不收，不能言语……地仓主之。"《针灸大成》载有："地仓能止口流涎。"古今医籍多有相关记载，临床多以透针而用，以透颊车或以颊车透本穴，成为临床有效的固定配方。正如《玉龙歌》载："口眼歪斜最可嗟，地仓妙穴连颊车，歪左泻右依师正，歪右泻左莫令斜。"

本穴一般不直刺，多以透刺法为用。一般不用灸法。

6. 下关

足阳明胃经、足少阳之交会。

定 位

在面部，颧弓下缘中央与下颌切迹之间凹陷中（见图 11-6）。

主 治

部位主治及经络主治：下颌关节痛，面痛，齿痛，口眼歪斜，耳聋，耳鸣，聤耳。

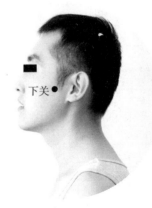

图 11-6

操 作

直刺或斜刺 0.5~1 寸，临床以泻法或平补平泻法为常用。可灸。

临床运用及发挥

下相对于上而言，相对于上关；关为开阖之枢机，本穴关牙齿开阖，故称为"关"。这就是下关之来意。由此可见与牙齿关系的重要性。本穴具有消肿止痛、疏通经络、通关利窍的作用。穴属足阳明经脉，足阳明入上齿中，其穴点又处于上齿部位，因此针刺治疗上牙痛就具特效。

下颌关节紊乱是临床比较常见的一种疾病，其具体病因尚不完全明确。临床主要表现为张口受限、开口偏斜或歪曲，张闭口时下颌关节处疼痛或发出弹响或杂音。西医治疗一般较棘手，针刺本穴有非常好的作用，其穴正当下颌关节处，是牙齿开合之机关，又具有较强的行气活血、通关窍的作用，所以是治疗本病的主穴，临床采用捻转泻法，能使针感向周围扩散，疗效佳。笔者临床治疗本类患者数例，均以本穴为主穴，配用合谷、太冲治疗，获效满意。

下关穴是足阳明与足少阳之交会，足少阳进耳中，针刺本穴既能疏调足少阳之经气，又能通调阳明之气血，阳明多气多血，本穴又居于耳前，所以用下关穴治疗各种耳疾也具特效。

本穴治疗鼻疾有特殊作用，其穴属于足阳明，鼻部是手足阳明之交会所包绕，手足阳明气血充盛，多气多血。因鼻部气血的不足，感受外邪，故而发病。从西医学来看，本穴处深部为蝶腭神经节，蝶腭神经节位于翼腭窝内，其中有来自翼管神经的交感神经和副交感神经支。蝶腭神经节发出鼻支即鼻神经由蝶腭孔入鼻腔，分布至鼻窦薄膜和黏膜下层，支配毛细管的舒缩和腺体分泌。针刺蝶腭神经节可降低副交感神经的兴奋性，恢复其对血管舒缩功能和腺体分泌的正常调控功能，促进鼻窦黏膜和薄膜下层慢性炎症的康复，使疾病快速痊愈。本穴的运用既符合经络理论又符合西医学的理论。针刺时要用斜刺法，自下关穴刺向迎香穴，用 2 寸针，尤其对过敏性鼻炎的疗效甚佳。

针刺本穴时应闭口取穴，属于针灸取穴法中的活动标志取穴法。针刺后，最好保持固定体位，留针时不宜作大幅度的张口动作，以免弯针、折针。本穴较少用灸法。

7. 睛明（别名泪空、泪孔、泪腔、精明、目内眦）

小肠经、膀胱经、胃经、阴跷脉、阳跷脉之交会穴

定 位

在面部，目内眦内上方眶内侧壁凹陷中（见图 11-7）。

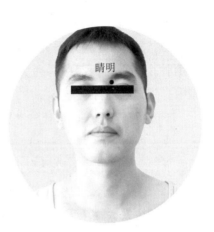

图 11-7

主 治

（1）部位主治（近治作用）：近视，目视不明，目赤肿痛，迎风流泪，夜盲，色盲，目翳。

（2）经络主治（经脉循行）：急性腰痛。

（3）其他主治（特殊作用）：心动过速。

操 作

嘱患者闭目，医者押手向外轻轻固定眼球，刺手持针，于眶缘和眼球之间缓慢直刺 0.3~0.8 寸，不宜提插捻转。禁灸。

临床运用及发挥

本穴近于眼睛，能够复其明，故曰"睛明"。由其穴名和其穴位所居，其功效明了，是以治疗眼疾为主的穴位，可以用于各种眼疾，是治疗眼病最重要最常用的穴位。本穴治疗眼病特效，不仅仅是局部治疗作用，局部所用仅是最基本的原理之一，另外还有多方面的理论功效，才使本穴具有佳效。

睛明穴是足太阳、足阳明、阳跷、阴跷之交会穴。太阳主一身之藩篱。手太阳与心经相表里，泻之能散风清热、清心泻热，补之能补血明目；足太阳与肾经相表里，补之能益肾明目；足阳明多血多气，能够补气养血；

阴阳跷脉均会于目内眦，跷脉司眼睑之开合，《灵枢·脉度》言："气并相还则为濡目，气不荣则目不合。"因其上述多种因素，故用本穴治疗眼疾才具特效。本穴也是历代临床治疗眼疾的要穴。如《针灸甲乙经》载："目不明，恶风日，目泪出憎寒……睛明主之。"《秘传眼科龙木论》言："睛明治……恶风泪出……大人气睛冷泪。"笔者在临床以本穴为主穴治疗数例眼疾患者，作用疗效满意，不但对常见眼病有效，而且对于顽症眼疾也具特效，如斜视、重影、视神经萎缩、眼底视网膜病变，均具特效。如笔者治一患者，女性，41岁，眼前有飞行物5月余，以左侧为重，曾于多家医院检查治疗，诊断为生理性飞蚊症，口服药物及滴眼药治疗，未见效，故来诊，经针刺双侧睛明5次而愈。再例举贺普仁老师所治一病案。患者女性，80岁，近二三年来双眼视物不清，视力逐渐下降，以致影响家务劳动，经某医院眼科诊断为"早期白内障"，患者面黄，舌苔白，脉弦滑。辨证为肝肾亏虚，目失所养。治疗取睛明，针治6次，视力停止下降，又诊治4次，视力提高，能操持家务劳动。后追访，视力仍正常。

笔者用睛明曾治疗一急性腰扭伤患者，经治一次而愈，而受启发。足太阳经脉循行于腰部，这是根据"经脉所过，主治所及"的理论，是临床所用的验穴。

针刺时应嘱患者闭目，医者押手轻轻固定眼球，缓缓刺入。睛明容易引起内出血，造成"熊猫眼"，因此起针后要用消毒干棉球轻轻按压3~5分钟，防止出血。若皮下出血，24小时内及时冷敷，24小时后热敷。眼眶周围血肿青紫，一般在2周内逐渐吸收消退，但不影响视力。针刺不宜过深，不宜提插捻转，也不宜灸。

8. 风池（别名热府）

🏵 胆经、三焦经、阳维脉之交会穴

定 位

在颈后区，枕骨之下，胸锁乳突肌上端与斜方肌上端之间的凹陷中（见图11-8）。

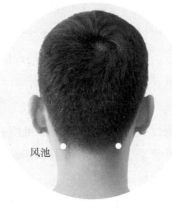

风池

图 11-8

主 治

（1）局部主治（近治作用）：颈项强痛。

（2）其他主治（特效作用）：中风，癫痫，头痛，眩晕，耳聋，耳鸣等内风所致的病证；感冒，鼻塞，鼻衄，目赤肿痛，口眼歪斜等外风所致的病证。

操 作

针尖微向下，向鼻尖斜刺 0.8~1.2 寸，或平刺透风府穴。深部中间为延髓，必须严格掌握针刺的角度与方向；临床以泻法为常用。不宜灸。

临床运用及发挥

风邪所致疾病是临床发病的重要原因，风池为祛风之要穴，因此本穴是临床重要穴位之一。

风为百病之长，可单独致病，也可挟寒、挟热、挟湿、挟痰侵袭机体。颠顶之上，惟风可到，所以在临床可见头项强痛、口眼歪斜、头痛、眩晕、鼻塞、流涕、眼疾等头面五官疾病。由此可见，头面五官疾病与风邪有重要的关系。且风邪在临床有外风和内风之分。就外风而言，风为阳邪多侵袭人体属阳的部位，故发病多在头部、项背部及五官七窍；内风多为肝风内动，表现为手足抽搐而痛、头面抽掣而痛、半身不遂作痛等。外风所致的恶寒发热、头项强痛、口眼歪斜、咽喉肿痛、皮肤病等，内风所致的头痛、眩晕、中风等，皆为该穴的适应证，是临床所用之主穴。临床所用既可祛外风，又可息内风，总之，是祛风之要穴。

关于本穴的临床运用，在历代临床留下了丰富的经验，组成了有效的配方，一直是临床经典之运用。

《伤寒论》中有"太阳病初服桂枝汤，反烦不解者，先刺风池、风府，却与桂枝汤则愈"之记载。二穴合用祛风解表。风池、风府，同居脑后，均为风邪入侵之门户，皆可通经活络，调和气血，疏风散邪，解表清热，醒脑开窍，镇静安神，明目益聪，二穴合用，互相促进，相得益彰。可用于普通感冒、时行感冒、颈项强痛、头昏目眩等症。《席弘赋》："风府风池寻得到，伤寒百病一时消。"李东垣："少阳头痛，风寒伤上，邪从外入，令人振寒，治在风池、风府。"

《卧岩凌先生得效应穴针法赋》："头晕目眩要觅于风池，应在合谷。"《玉龙歌》有："偏正头风有两般，有无痰饮细推观，若然痰饮风池刺，倘无痰饮合谷安。"乃是风池与合谷配用临床验用所得。风池有升清之功，合谷有降浊之效。二穴伍用，一散一清，一升一降，气机和化，气血调和，疏风解表，清热退热，泻火明目。二穴合用可用于伤风感冒、高血压病、鼻疾、头晕目眩等诸疾。

《玉龙赋》言："风池、绝骨，而疗乎佝偻。"二穴相合，一上一下，宣上导下，直通少阳经脉，以起通经活络，疏风止痛的作用。用于颈项强痛，活动不利，高血压病等。

在临床以本穴为主穴的常用配穴还有较多，如风池配曲池、后溪治疗颈椎病、落枕、肩周炎、上肢关节疼痛；配合谷、太冲、风市治疗全身疼痛；配委中、承山治疗腰椎、骶椎增生。

足少阳起于目锐眦，足少阳经别系目系，足少阳经筋结于目外眦，故本穴是治疗目疾常用的要穴，所有目疾皆可选用本穴。常用于目赤肿痛、青光眼、视网膜炎和上眼睑下垂等眼疾。

足少阳经脉"上抵头角，下耳后，循颈"，故是治疗偏头痛有效常用穴。

9. 肩井（别名膊井）

❀ 胆经、三焦经、阳维脉之交会穴

定位

在肩胛区，第 7 颈椎棘突与肩峰最外侧点连线的中点（见图 11-9）。

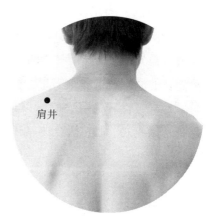

图 11-9

主 治

（1）局部主治（近治作用）：颈项强痛，肩背疼痛。

（2）经脉主治（经脉循行）：上肢不遂。

（3）其他主治（特殊作用）：难产，乳痛，乳痈，乳汁不下，乳癖等妇科及乳房疾病；瘰疬。

操 作

直刺0.5~0.8寸，临床以平补平泻法为常用；内有肺尖，注意针刺深度，以防伤及肺脏或致气胸。宜灸。孕妇禁针。

临床运用及发挥

足少阳经筋系于膺乳，本穴具有理气散结，催产通乳的作用，故是治疗乳腺疾病之要穴，可用于各种乳腺疾病的治疗，尤其是乳汁不足作用最效，常配少泽、乳根、足三里配用治疗乳汁不下；配膻中、太冲、乳根、内关治疗乳腺增生。

《千金方》记载："难产：针两肩井，入一寸泻之，须臾即分娩。"是记载本穴治疗难产之经验。本穴具有通经催产的作用，所以孕妇当禁用。

《针灸甲乙经》载："肩背痹痛，臂不举，肩井主之。"《标幽赋》言："肩井、曲池，甄权刺臂痛而复射。"均是记载用肩井穴治疗肩臂痛的经验。本穴位于肩部，为足少阳、阳维脉之交会穴，根据"经脉所过，主治所在"的治疗规律，用肩井穴可以治疗肩背痹痛、落枕、上肢痿痹证的常用穴。在《八总穴歌》当中言："两足肩井搜。"足病还可用本穴治疗，尤其是西医而言的瘫痪效果非常满意，往往有立竿见影之效。

本穴其性善通降，临床以理气通络、催产通乳为要，是治疗肩胛部和足痿常用要穴、胎产乳疾之常用穴。

10. 环跳（别名环谷、髀厌、髋骨、髀枢）

🏵 胆经、膀胱经之交会穴

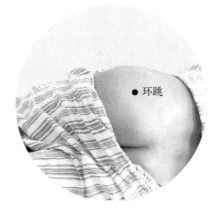

图 11-10

定 位

在臀区，股骨大转子最凸点与骶管裂孔连线的外 1/3 与内 2/3 交点处（见图 11-10）。

主 治

（1）局部主治（近治作用）：腰胯疼痛。

（2）经脉主治（经脉循行）：下肢痿痹，半身不遂等腰腿疾患。

（3）其他主治（特殊作用）：风疹。

操 作

直刺 2~3 寸，临床以泻法为常用。可灸。

临床运用及发挥

环跳穴最早见于《针灸甲乙经》中，其功用记载为："腰胁相引痛急，髀筋瘈胫，股痛不可屈伸，痹不仁，环跳主之。"自此历代针灸医籍皆有本穴相关运用记载。如《针灸大成》载："主中风腿膝无力，脚气，浑身瘙痒，麻痹，厉风疮。"《针灸铜人》："治冷风顽痹，偏风半身不遂，腰胯痛不得转侧。"《玉龙歌》载："环跳能治腿股风。"《席弘赋》："冷风冷痹疾难愈，环跳腰间针与烧。"这均是古医家留给后人的实践经验，至今对我们的临床有重要的指导作用。早在南宋洪遵《洪氏集验方》中就记载用环跳穴治疗的医案："辛酉年，夏中贵患了瘫痪，不能活动行走，有个叫何鹤松的大夫为他治疗，治疗了很久也没有效果。于是就请来洪遵为他医治，洪氏针刺了他的环跳穴，患者立刻就能行走了。"由此见证了环跳穴治疗下肢痿痹证的奇特功效。针刺本穴具有利腰腿、祛风湿的作用，可用于西医学中的坐骨神经痛、腰痛、下肢瘫痪、髋关节及周围软组织疾病等，是针灸临床常用的主穴、要穴。如笔者治一患者，青年男性，腰痛伴右侧少阳经脉坐骨神经痛 1 月余，曾于他院 CT 检查诊断为 L_3、L_4、L_5 椎间盘突出，并口服中西药物治疗，疗效不显，后求于其他医疗机构，采用理疗及膏药，也无寸效，故经人介绍来诊。检查：见 T4 及右环跳穴区周围明显压痛，患者感右腿自臀部至外踝麻木胀痛，不能活动，行动困难。于是取用 4 寸针刺入右侧环跳 3 寸半深，使用较强的提插手法，并让针感传至右足趾部，留针 15 分钟，起针后自述疼痛明显缓解，共治疗 3 次而愈。

　　本穴是足少阳、足太阳之交会穴，一穴沟通两经，针刺一穴就可以疏通调理少阳、太阳之经气，能起到疏通经络、活血化瘀、止痛强筋的功能。故是古今医家治疗腰腿疼痛之首要穴。

　　上述所载均是用环跳单穴治疗腰腿痛的经验，古代医家留下更多的经验是用环跳穴与他穴配合运用的医案，这些组穴的临床运用乃为确实有效的配方。如《长桑君天星秘诀歌》记载："冷风湿痹针何处？先取环跳次阳陵。"是环跳配阳陵泉的合用。二穴皆为胆经的穴位，合而用之，通经接气，调和气血，祛风除湿，舒筋利节，缓急止痛。用于各种冷风湿痹，下肢不遂、痿躄、瘫痪诸症；《百症赋》载曰："后溪、环跳，腿痛刺而即轻。"后溪是手太阳之输穴，"输主体重节痛"，故能通络止痛。又为八脉交会穴之一，通于督脉，有通督镇静，宣通阳气的作用。环跳以疏通少阳经气为要。二穴伍用，舒筋活络，通痹止痛，用于腰背疼痛、下肢痿痹诸证；还有与委中穴的配用，这早在《杂病穴法歌》就有载："腰痛环跳、委中神。"对此《玉龙赋》也有相关的记载："腿风湿痛，居髎兼环跳与委中。"环跳穴与委中穴配合运用治疗腰背腿痛；《胜玉歌》言："腿股转酸难移步，妙穴说与后人知，环跳、风市及阴市，泻却金针病自除。"环跳与风市、阴市配用治疗风湿痹痛，疗效颇佳。环跳治腰腿痛的功效每个针灸工作者所皆知，在临床更关键的是如何与他穴搭配起到更好的作用是我们值得进一步探讨研究的话题。

11. 三阴交（别名太阴、承命、下三里）

⚜ 足太阴、足少阴、足厥阴三经之交会穴

定 位

在小腿内侧，内踝尖上 3 寸，胫骨
内侧缘后际（见图 11-11）。

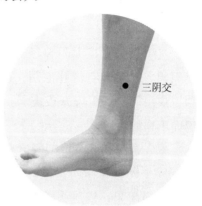

图 11-11

主 治

（1）部位主治（近治作用）：下肢
痿痹。

（2）脏腑主治（远治作用）：肠鸣，
腹胀，腹泻等脾胃虚诸症。

（3）经络主治：月经不调，带下，崩漏，阴挺，经闭，痛经，不孕，滞
产，遗精，阳痿，遗尿，疝气，小便不利等生殖泌尿系统疾患；阴虚诸症。

（4）其他主治（特殊作用）：心悸，失眠，高血压，湿疹，荨麻疹，神
经性皮炎。

操 作

直刺 1~1.5 寸，临床以补法或平补平泻为常用。宜灸。孕妇禁针禁灸。

临床运用及发挥

足之三阴起于足，交会于三阴交穴，上行于腹部任脉，在中极、关元
处再次会聚。脾主运化而统血，肝主疏泄而藏血，肾主水而藏精，任主生
殖、胞胎，根据足三阴经的循行和脾肝肾三脏的生理、病理特点，三阴交
可用于妇科病、男科病及泌尿系统疾病治疗之主穴、要穴。妇科疾病千变
万化，总离不开脾、肝、肾三脏功能失职所致。三阴交正是三经之交会，
所以可治妇科诸疾，如月经不调、崩漏、带下、阴挺、经闭、难产、产后
血晕、恶露不尽、痛经等妇科产科病证，用之皆有效，因此在临床被称为

妇科病的万灵丹，具有双向调节作用，能通利又能收摄，能滋阴又能利湿，能活血又能止血，所以广用于上述妇科疾病；遗精、阳痿、早泄、阴茎痛等男科病证；小便不利、尿失禁、疝气、水肿等泌尿系统疾患。临床根据上述系列功用可总结为：妇科病第一穴；男科病常用穴；泌尿系统疾患特效穴。

三阴交归属足太阴脾经，脾主运化水谷，脾虚失运是脾胃病发生的主要原因。三阴交有健脾滋阴，调和气血的作用，因此调之三阴交可以调理脾胃疾患。对脾胃虚寒或虚弱、气血虚损等能有效地改善，并有补而不滞，温而不燥的特点。

本穴是脾、肝、肾三经之交会穴，肝主筋，肾主骨，脾主肌肉、四肢。故三阴交具有濡养筋骨，调血养筋，强壮肌肉，通达四肢的功能，所以可用于气血闭阻，筋脉失养所致的下肢疾病，凡是瘫痪、痿弱、痹痛等均可选用本穴。

心主神明、主神志，血为水谷所化生，心脾不足所致的失眠、多梦、健忘、心悸、眩晕等神志病，用之则是最对症的穴位。

总之，三阴交穴是临床常用大穴、要穴之一，治病广泛，作用效果良好，上述所用仅择其大要，可涉及消化、泌尿、生殖、神经、皮肤等各科。本穴具有健脾、益肝、补肾之作用，是安神之效穴，调血之要穴，补虚的重要穴位。

由于三阴交是足阴经三经脉之交会点，刺之本穴能够调理三脏之病变。发挥的作用与针刺的深度有重要的关系，因针刺的深度不同，作用的脏器不同，通过现代研究发现，三阴交在脾经上的深度为1~5mm，最浅；肾经的深度为5~10mm，中深；肝经的深度为10~15mm，最深。临床根据所调整的经脉决定针刺深度，如生殖系统属于肝经的病，当治疗这一类患者，针刺的深度就必须深。

孕妇禁针，本穴非常适宜于灸法，是临床常用灸穴之一，针刺时宜缓慢，注意勿刺及胫神经。

12. 天突（别名玉户、天衢）

✿ **任脉、阴维交会穴**

【 **定 位** 】

在颈前区，胸骨上窝中央，前正中线上（见图 11-12）。

【 **主 治** 】

局部主治与经络主治：咳嗽，哮喘，胸痛，咽喉肿痛，暴喑等肺系疾病；瘿气，梅核气，噎膈等气机不畅病证。

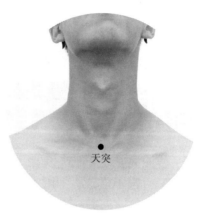

天突

图 11-12

【 **操 作** 】

先直刺 0.2~0.3 寸，当针尖超过胸骨病内缘后，即针尖向下紧靠胸骨柄后缘、气管前缘缓慢向下刺入 0.5~1 寸。必须严格掌握针刺的角度和深度，以防刺伤肺和有关动、静脉。

【 **临床运用及发挥** 】

本穴位于胸腔之最上，肺系之顶，上连咽喉，内应气道，故能通利肺气，是治疗呼吸疾病之效穴。尤其是急性喘憋之证，有针入喘止之功。笔者每遇急性喘憋发作患者，皆针此穴，多能获良效。如笔者治一哮喘患者，于深夜 3 点左右突发急性哮喘，在家经喷雾治疗，症状未缓解，晨起 7 点来诊，患者呼吸困难，气喘不止，双肺布满哮鸣音，不能平卧，脸色苍白。常规针刺本穴，5 分钟后气喘明显改善，10 分钟后基本缓解。本穴由于操作难度大，风险高，临床难以普及运用，限制了临床的运用，实为可惜。其平喘降逆的作用，有着其他腧穴不可替代的功用，值得重视。

根据"腧穴所在，主治所在"的治疗规律，也可用于瘿气、梅核气等局部病的治疗。

13. 廉泉（别名本池、舌本）

❀ 任脉、阴维脉之交会穴

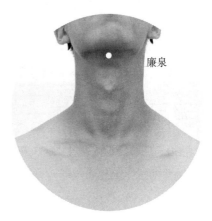

廉泉

图 11-13

【定 位】

在颈前区，喉结上方，舌骨上缘凹陷中，前正中线上（见图 11-13）。

【主 治】

局部主治（近治作用）：中风失语，暴喑，舌强不语；吞咽困难，舌缓流涎，舌下肿痛，口舌生疮，喉痹等咽喉口舌病证。

【操 作】

向舌根斜刺 0.5~0.8 寸，临床以泻法为常用。可灸。

【临床运用及发挥】

廉，边缘，又有清净的意思；泉，泉水。本穴位于喉上舌下，舌下津液如清泉之水源源不断，所以取为此名。本穴有生津之效，如泉水之源，有人体津液发动机之效，所以用于口干、咽干、口舌生疮、咽喉肿痛等咽喉津液不足所致疾病。临床常配少商、液门、合谷、照海、列缺。

本穴位于喉舌之间，内应舌根，为任脉与阴维脉之交会穴，二脉均上达舌咽，通利舌络，为治疗失语、舌强之要穴。临床常配金津、玉液、哑门、通里为用，临床疗效颇著。如笔者治一患者，59 岁，脑出血后致偏瘫、伴失语 3 个月。检查：神志清，舌质紫暗苔黄腻，脉沉细。先于金津、玉液、刺血，再针刺廉泉、哑门、通里、间使，经治疗 9 次能说出清晰单字，偶发双音节词，15 次后能说出简单的语句。

本穴不仅对暗哑、失语有确实的功效，而且对所有舌疾皆有治疗功效，如舌下肿、舌根缩急、舌缓流涎、重舌诸症皆效。如高式国老先生在《针灸穴名解》所记载的医案："余未学医时，曾见某老医治重舌，灸颐下四五壮，则舌上小舌萎缩，渐渐收入而愈。及余学医尤念念此事，迨行医数年，乃知其所灸者即廉泉穴也。由此小小医案可察穴位之功效，赏治病之奇妙，见证了高手在民间所言不虚。"

14.承浆（别名天池、悬浆）

⚜ 任脉、大肠经、胃经、督脉之交会穴

⚜ 定 位

在面部，颏唇沟的正中凹陷处（见图 11-14）。

⚜ 主 治

（1）局部主治（近治作用）：口歪，齿龈肿痛，口舌生疮，面肿，流涎等口部病证；暴喑。

（2）经脉主治（经脉循行）：癫狂，消渴多饮。

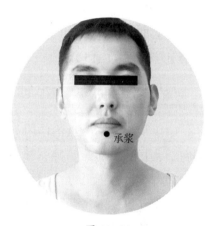

图 11-14

⚜ 操 作

平刺 0.3~0.5 寸，临床以平补平泻法为常用。可灸。

⚜ 临床运用及发挥

承，承接；浆，此指口中津液。本穴位于唇下，内应口腔，能承接津液，功效则能生津敛液，治疗流涎特效，故有承浆之称。

本穴为任督二脉之交会，通调任督，而治癫狂、口噤等症。是十三鬼穴之一鬼市，能治百邪癫狂，镇静安神；又为手足阳明之交会，所以又能治疗口歪（配地仓、颊车合谷）、流涎（配廉泉）、牙痛、口舌生疮（配劳宫）、半身不遂等症；根据前后对应取穴，本穴也常用于颈项强痛的治疗，

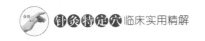

如《胜玉歌》言："头项强急承浆保。"

本穴有生津敛液之效，所以也可用于消渴的治疗。

本穴是治疗面口诸疾常用穴，流涎之效穴。具有祛风通络，生津敛液的功能。

15. 水沟（别名人中、鬼宫、鬼客厅、鬼市）

🔅 督脉、大肠经、胃经之交会穴

定 位

在面部，在人中沟的上 1/3 与下 2/3 交界处（见图 11-15）。

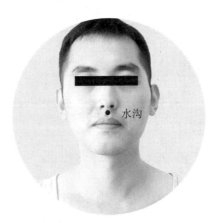

图 11-15

主 治

（1）局部主治（近治作用）：鼻塞，鼻衄，面肿，口歪，齿痛，牙关紧闭等面鼻口部病证。

（2）经脉主治（经脉循行）：闪挫腰痛；昏迷，晕厥，中风，中暑，休克，呼吸衰竭等急危重证，为急救要穴之一；癔证，癫狂痫证，急慢惊风等神志病证。

操 作

向上斜刺 0.3~0.5 寸，强刺激，临床以泻法为常用；或指甲掐按。

临床运用及发挥

本穴原名水沟穴，但临床以人中穴所称为多，以水沟之名称谓者反甚少，这与人中之称更有意义、更形象。其穴处于口鼻之间，鼻通于天气，口通于地气。所谓通天气者，吸则取之于天，呼则还之于天，天气通于鼻；地食人以五味，地气通于口，此穴正当鼻下口上，犹天之下，地之上，人居其中，故有"人中"之名，既雅且显。且通俗易解。

本穴处于任督二脉交接之处，任脉总督诸阴经，督脉总督诸阳经，所以本穴有统督阴阳的作用，任督二脉经气失调，阴阳失于交合，就会导致昏迷、休克、昏厥等阴阳离绝急性病证。本穴的急救作用已被历代针灸人所验证，不但从事针灸的工作者懂得本穴的急救功效，就连一般民众也都明确本穴的急救作用，成为针灸临床公认的急救第一效穴，具有开窍醒神、回阳救逆的功效，用于昏迷、晕厥、痉证、急惊风等各种急性病症证。

《玉龙歌》载曰："强痛脊背泻人中，挫闪腰酸亦可攻。"《通玄指要赋》言："人中除脊膂之强痛。"均是记载本穴治疗腰痛的经验。本穴归属督脉，督脉行于人体腰背正中，由下而上，贯脊属肾，若督脉不和，"实则脊强"，所以用本穴能治疗腰痛、腰扭伤，尤其用于急性腰扭伤作用最效，其作用功效已被临床所公认。用本穴治疗腰痛要注意以下几个方面方能发挥出应有的作用：本穴对急性腰扭作用好，对慢性的效果差；用于病痛点在督脉上的患者；针刺时要配合患者的痛点运动；操作时刺激强度尽量大，能在患者忍受情况下之强度。若能做到以上几点确有立起沉疴的作用。笔者在临床曾治疗数例符合上述条件的患者，无不效者。

根据"局部穴位可以治疗局部的病"，所以也可用于口鼻病的治疗，由于本穴针感较强，所以在这一方面一般较少用之。

本穴治疗某些杂症方面还具有特效作用。如临床常配大陵、劳宫治疗口臭；也常用于水肿性疾病的治疗，尤其是神经性脸面浮肿，有较好的治疗效果，正如《铜人腧穴针灸图经》所载："风水面肿，针此一穴，出水尽即顿愈。"

16. 百会（别名颠上、三阳五会、泥丸宫、天满、维会）

督脉、小肠经、大肠经、三焦经、膀胱经、胃经、胆经、肝经之交会穴

定 位

在头部，前发际正中直上 5 寸（见图 11-16）。

主 治

（1）局部主治及经脉主治：痴呆，中风，瘛疭，失眠，健忘，癫狂痫，瘿证等神志病证；头风，头痛，眩晕，耳鸣等头面病证。

（2）其他主治（特殊作用）：脱肛，阴挺，胃下垂，肾下垂，疝气等气失固摄而致的下陷性病证。

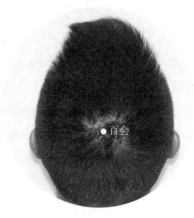

图 11-16

操 作

平刺 0.5~0.8 寸，临床以补法或平补平泻为常用。可灸。

临床运用及发挥

百会属督脉，是督脉、足太阳、手少阳、足少阳、足厥阴五经之交会处，古有"三阳五会"之称。百会者，即言其经脉交会之最，又言其治疗范围之广，正如《针灸资生经》云："百会，百病皆主。"

本穴位于人身最高处，为督脉之极，诸阳之会，所以有升阳举陷、回阳固脱的作用，尤其用灸法疗效更为明显，常用于各种脏器的下垂，如脱肛、子宫脱垂、胃下垂等。也常用于久泻、滑精、遗尿、尿失禁等下元虚寒性疾病。在临床常配关元、气海等一起运用。

头为诸阳之会，百会居于巅顶正中，督脉、足太阳均入于脑。脑为"髓海"，故可治疗头痛、眩晕等脑部疾病，是眩晕之要穴、主穴。眩晕所致的疾病相当于西医学中的内耳性眩晕、颈椎病、椎基底动脉供血不足、高血压、脑血管痉挛等病。督脉入脑，上贯心，脑为"元神之府"，心主神明，所以还能治疗神志性疾病，如失眠、多梦、痴呆症等。

百会位于巅顶，人身最高之处。伤于风者，上先受之，《内经》云："高巅之上，唯风可到。"脑居高巅，风易侵入，其穴在巅顶之上，所以可用于一切风邪上攻所致之症，为治风之要穴，既可用于外风病所指的头风、头痛、眩晕等，又可以用于内风所致的中风、癫痫、瘛疭、急慢惊风等脑内疾病治疗。

17. 风府（别名舌本、惺惺、鬼枕、鬼林、曹溪）

🏵 督脉、膀胱经、阳维脉之交会穴

定 位

在颈后区，枕外隆凸直下，两侧斜方肌之间凹陷中（见图11-17）。

主 治

（1）局部主治及经脉主治：头痛，眩晕，颈项强痛；中风，癫狂痫，癔证等内风为患的神志病证。

（2）其他主治（特殊作用）：咽喉肿痛，失音，目痛，鼻衄等。

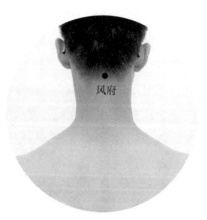

图 11-17

操 作

坐位，头微前倾，项部放松，向下颌方向缓慢刺入0.5~1寸；不可向上深刺，以免刺入枕骨大孔，伤及延髓。临床以泻法为常用。不宜灸。

临床运用及发挥

本穴位居项后风邪易袭之处，为风邪所入之府，又为祛风之要穴，故名风府。为督脉与阳维脉、足太阳之交会，督脉由此上行入脑，内通于脑；足太阳主开主表；阳维主一身之阳络，所以用本穴既可以疏散外风又能平息内风，故是临床治疗各种风证之要穴，凡疾病有关于风者，均可取用本穴。早在窦材的《扁鹊心书》中记载头风一病案："一人患了头风，发作时眩晕呕吐，好多天都不能进食。于是针刺风府穴，向左耳方向刺入3寸，留针大约13次呼吸时间，患者觉得头内发麻发热，于是让其吸气，出针，又给予附子半夏汤服用，此人头风再无复发。"

《行针指要歌》载："或针风，先向风府、百会中。"这里所言的风，是指内风、外风而言。内外风之证均可选用。百会以升清为主；风府以散邪为要。二穴伍用，调理元神气机，醒脑开窍，祛风止痛。

本穴是督脉、膀胱经、阳维脉之交会穴，督脉与膀胱经均入脑，所以本穴治疗脑部疾病有其特效作用，可用于脑病后遗症、大脑发育不全、痴呆之症、癫证、狂证、痫证、聋哑等多种脑部重要疾病，并且常是临床之主穴。著名针灸家谢锡亮医师深刺风府穴治疗重症精神类疾患获得显著疗效，具有针到立效之功，值得研究推广。

《针灸资生经》曰："风府者伤寒所自起，古人每护之。"我们则恰恰相反，不但不加以防护，而且穿衣则都露颈露腰，故使颈项部疾病大大增加的一个重要原因。因人之颈项肌肤较为浅薄，若防护不当，或机体阳气素虚，则往往会自风府之部位侵入人体为害。致患者头项强痛、恶寒发热之外感表证。

在临床有关风穴，一般为禁灸之穴。以火入风穴，则会走窜愈烈。犹如炉灶之火，得风则旺也。故在临床应当注意，慎灸。在《铜人腧穴针灸图经》言本穴为禁灸之穴。本穴深部为延髓，所以针刺时应注意针刺深度与针刺方向，针尖以向下颌方向为正确之法。

18. 哑门（别名喑门、舌厌、舌横）

督脉、阳维脉之交会穴

定 位

在颈后区，第 2 颈椎棘突上际凹陷中，后正中线上（见图 11-18）。

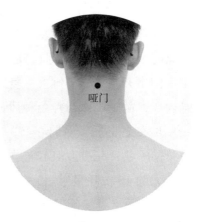

图 11-18

主 治

（1）局部主治（近治作用）：头痛，颈项强痛。

（2）经脉主治（经脉循行）：癫狂痫，癔证等神志病证。

（3）其他主治（特殊作用）：暴喑，舌缓不语。

正坐位，头微前倾，项部放松，向下颌方向缓慢刺入 0.5~1 寸；不可向上深刺，以免刺入枕骨大孔，伤及延髓。不宜灸。

本穴为开喑治哑之要穴，所以名为哑门。督脉入脑系舌本，其穴深部内应延髓，所以功专喑哑失语类疾病，是历代治疗失语之要穴。临床常与廉泉、金津、玉液配用治疗失语性疾病。廉泉主要针对舌肌转运失灵失语；本穴重在开喑哑之门。《玉龙歌》言："偶尔失语，言语难，哑门一穴两筋间。"

本穴属于督脉之穴，是阳维脉的交会穴，督脉入脑，阳维脉维系一身之阳。具有安神镇静之效，也是回阳九针之一，具有回阳救逆、益脑增智之效。常用于癫狂、痫证、瘛疭、尸厥等病证的治疗。

本穴针刺注意其深度，针尖方向以对准口部为宜，不可向前上方深刺。本穴不宜灸，《针灸大成》为禁灸穴，言灸之令人哑。临床一般不用灸法。

19. 大椎（别名颈百劳、上杼）

督脉、大肠经、三焦经、小肠经、胃经、胆经、膀胱经之交会穴

在脊柱区，第 7 颈椎棘突下凹陷中，后正中线上（见图 11-19）。

（1）局部主治（近治作用）：项强，脊痛。

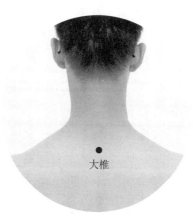

大椎

图 11-19

（2）经脉主治（经脉循行）：癫狂痫证，小儿惊风等神志病证。

（3）其他主治（特殊作用）：热病，疟疾，恶寒发热，咳嗽，气喘等外感病证；骨蒸潮热；风疹，痤疮。

操 作

向上斜刺 0.5~1 寸，临床以泻法为常用，或点刺出血。宜灸。

临床运用及发挥

大椎为督脉之腧穴，又是督脉与手足三阳经之会，其内可通行督脉，外可流走于三阳，既能调节督脉之经气，又能调节六腑之经气。统领诸阳经，主一身之表，宣通诸阳，故是调整全身机能的重要穴位，临床应用范围颇广。

大椎是督脉与手足三阳之会，其穴位于背部极上，背为阳，本穴为阳中之阳，故能统一身之阳，主治热性病。临床可用于各种疾病而致的高热，是退热之要穴，尤其对感冒引起的高热效果最佳。尤其以刺血方法更能发挥其作用，点刺后，加拔火罐，具有清泻肺热血热、活血化瘀的作用，达到有效的治疗目的。如所治疗的一患者，13 岁，高热时发时止 1 周余，经西医检查未发现异常，并采用口服及输液治疗，发热未解，见患者面红口干，精神欠佳。先针刺大椎、肺俞以刺血拔罐法，再针刺曲池、合谷、足三里，共治疗 3 次而愈。

《铜人腧穴针灸图经》云："大椎疗五劳七伤，风劳食气。"大椎穴有益气固表、济阴和营、扶正祛邪的作用，能提高人体免疫力，强壮身体的功效，有预防保健的作用，特别是用灸法，能壮全身之阳，固卫安营。张景岳说："善补阴者，必阳中求阴"。故盗汗、骨蒸潮热等阴虚证也常用本穴施治。

大椎穴是颈椎最后一个椎体之处，是颈背椎骨最大者，又为阳经聚会之处所，所以大椎穴有调整阴阳，活血化瘀，祛邪通络的作用，对西医学中的颈椎病有特殊的疗效，临床以刺络拔罐法为主，配以大椎穴合谷刺法，治疗效果非常满意，特别适宜颈性眩晕，或颈项部疼痛者。

督脉入于脑，其分支联络于心，故可治疗神志病和脑部疾病，如癫狂痫、脏躁、惊风等，尤其对痫证的治疗作用最强，是临床常用的要穴。

本穴有通阳截疟的作用，是历代治疗疟疾之经验效穴，常与陶道、间使、后溪等配用，治疗各种疟证。

附

录

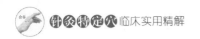

一　特定穴穴名汉语拼音索引

二 按特定穴分类穴名索引

（一）十二经五输穴

手太阴肺经

手阳明大肠经

足阳明胃经

足太阴脾经

参考书目

［1］ 王洪图，贺娟.黄帝内经白话解.人民卫生出版社，2014.

［2］ 山东中医学院校释.针灸甲乙经校释.人民卫生出版社，2014.

［3］ 睢明河，刘温丽.针灸穴位使用详解.中国中医药出版社，2013.

［4］ 杨朝义.70个常用重要穴位临证精解.中国医药科技出版社，2017.

［5］ 李鼎.中医针灸基础论丛.人民卫生出版社，2014.

［6］ 孙国杰.针灸学.人民卫生出版社，2012.

［7］ 黄龙祥整理.针灸大成.人民卫生出版社，2006.

［8］ 王启才，王伟佳.启才针灸.人民军医出版社，2012.

［9］ 吕玉娥，吕运权，吕运东.吕景山对穴.人民军医出版社，2011.

［10］王波，孙爱军，刘希茹等.李国安针灸临床经验撷英.上海科学技术出版社，2014.

［11］张永臣，贾春生.针灸特定穴理论与实践.中国中医药出版社，2014.

［12］梁繁荣.经穴特异性研究与运用.人民卫生出版社，2014.

［13］胡慧.针推专家卷·杨甲三.中国中医药出版社，2014.